看護学入門 **11**

老年看護

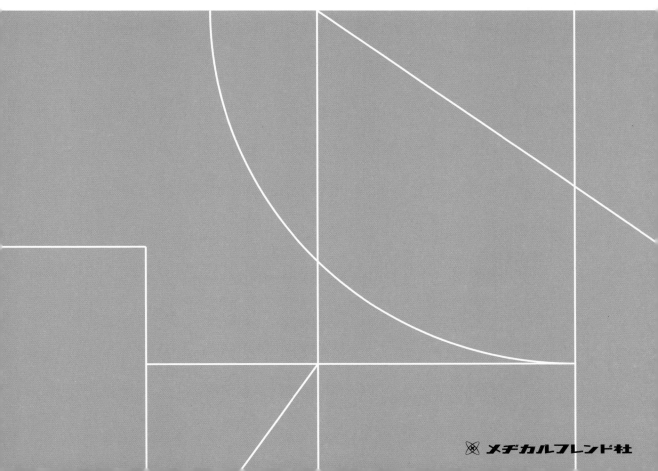

メヂカルフレンド社

■老年看護

小池　妙子	前弘前医療福祉大学保健学部看護学科教授
生野　繁子	九州看護福祉大学看護福祉学部看護学科教授
山本　君子	東京純心大学看護学部看護学科教授
太田　淳子	帝京大学医療技術学部看護学科講師
平川美和子	帝京平成大学ヒューマンケア学部看護学科教授
関戸ひとみ	前東京都健康長寿医療センター看護師長

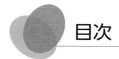

目次

第3章　高齢者看護の原則 山本君子

第4章　高齢者看護の特徴

第5章　高齢者に多い疾患と看護

＊各章末の「ふりかえりチェック」には解答がついておりません。本文中にヒントがありますので，チャレンジしてください。

老年看護

■ 老年看護

第1章 高齢者（老年期）とは何か

▶学習の目標
●進展する高齢社会のなかでの高齢者の諸相を理解する。
●高齢化による高齢者の社会的役割と家庭内役割の変化を学ぶ。
●老化が身体に及ぼす影響と高齢者の身体的特徴を学ぶ。
●老化によって起こる心と知的能力の変化を学ぶ。

I 高齢者とからだ

A 老化の本質

1. 老化とは

わが国の平均寿命は昭和に入って以降，延び続けてきた。1950（昭和25）年は男性58.00歳，女性61.50歳であったのが，2022（令和4）年の簡易生命表によると，男性81.05歳，女性87.09歳となり世界有数の長寿国となっている。

平均寿命が延びても，人の限界寿命（生理的原因によって死亡するまで，最も長く生存した個体の死亡年齢）は，100歳をやや超える程度であまり変わっていない。限界寿命は，不可逆的に進む生理的老化によって決まり，生物種によってほぼ決まっていると考えられている。

老化とは，年齢とともに，からだの諸機能が不可逆的に低下し，生体の恒常性を維持する能力が失われ，死に至る過程をいう。一生涯のどの時期からの変化を老化ととらえるかについては，受精から死までの全過程の変化を指す場合（**加齢**：aging）と，成長・成熟した後の退行期の変化（老化：senescence）を指す場合がある（図1-1）。老化はだれにでも起こり，避けられないものであるが，皆一様に現れるというものではなく，その現れ方の個人差は非常に大きい。

また，老化は生理的老化と病的老化に分類される（表1-1）。**生理的老化**は，20〜30歳頃から徐々に不可逆的に生じる。一方**病的老化**は，病気になったときに比較的急速に生じるが，治癒・回復する可能性があり，可逆的である。

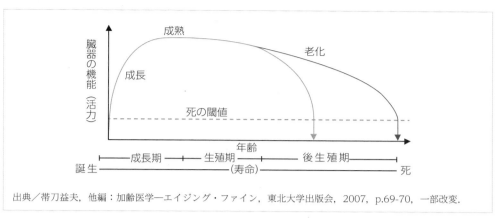

出典／帯刀益夫，他編：加齢医学―エイジング・ファイン，東北大学出版会，2007，p.69-70，一部改変．

図1-1 ● 個体の老化

表1-1 ● 老化の分類

生理的老化	生活環境や生活様式が良好に維持され，かつ，身体や精神の疾患の影響も受けずに，加齢のみの影響によって生じる変化	記憶力の低下，軽度の動脈硬化，生理機能の低下など
病的老化	生理的老化に環境要因や生活様式，遺伝要因が加わることによって引き起こされる病的状態	高血圧症，糖尿病，心臓病，血管性認知障害など

表1-2 ● 生理的老化の４つの原則

①普遍性	生命あるものすべてに起こる現象であり，一部の者に起こる障害や疾病は含まない。
②内在性	出生，成長，死といった現象と同様に個体に内在するものであり，必然的に生じる現象である。
③進行性	突発的なものではなく，個体を構成する細胞や細胞間物質の変化が経年的に蓄積されて徐々に個体に現れてくる過程である。
④有害性	からだの諸機能は直線的に低下し，死の確率は加齢とともに上がる。

　バーナード・L・シュトレーラ（Strehler, B.L.）は，生理的老化の特徴として４つの原則を示している（表1-2）。

　人間の老化において生理機能・知的機能・運動機能，外見上の変化などの様々な加齢変化は必ずしも同じ早さで進むわけではない。このため，人間の老化の進行状態を総合的に評価するためには，様々な機能面からみた客観的な指標が必要となる。総合的な指標の一つとして，生物学的年齢がある。生物学的年齢は，実際の暦年齢ではなく，生体機能の老化の程度から推定された年齢である。たとえば，骨密度は加齢によって低下するが，40歳の人の骨密度測定値が60歳の人の平均的な骨密度の値に等しければ，その人の骨年齢は60歳ということができる。生物学的な年齢を測定し，特定の疾患や生活習慣などが老化の進行に与える影響などが研究されている。

2．高齢者とは

　わが国では，一般に65歳以上の人を高齢者*とよぶ。一方，内閣府の「高齢社会対策大綱」（2018［平成30］年2月16日閣議決定）では，65歳以上を一律に「高齢者」と見る一般的な傾向が現実的なものでなくなりつつあることを踏まえ，年齢区分で人々のライフステージを画一化することを見直すことが必要であるとした。70歳以降でも個々人の意欲・能力に応じた力を発揮できる時代が到来している，との見解である。この背景には，高齢者の定義と区分に関して，日本老年学会が，「近年の高齢者の心身の健康に関する種々のデータを検討した結果」「特に65〜74歳の前期高齢者においては，心身の健康が保たれており，活発な社会活動が可能な人が大多数を占めて」いることから，75〜89歳を「高齢者　高齢期」と区分することを提言したいと発表している（2017［平成29］年1月5日）こともある。

　しかしながら，雇用，年金，医療，介護などの分野では新しい高齢者の区分に不安を示す意見もある。高齢者の年齢区分に関しては，今後も国や社会の動向を見極める必要がある。

3．老年期とは

　一般的に，**老年期**は，定年による社会的役割からの引退，経済力の縮小，子どもの自立などによって，人間関係や生活サイクルを再構築する時期をいう。たとえば，人づきあいは仕事関係から趣味関係や地域へ，生活サイクルは仕事中心からゆとりある社会生活へと移行する。自分がこれまでしてきたことや生きてきたかかわりを内省し，統合していく時期である。

●**エリクソンの発達課題**　エリク・H・エリクソン（Erikson, E.H.）の発達段階説では，老年期は最後の段階に位置する。死を前にして人生を振り返り，統合感覚を抱くことによってアイデンティティが保たれる段階とされ，老年期の発達課題である「統合性」と「絶望」の葛藤を肯定的に乗り越えることによって「英知」が得られる（表1-3）。ここでいう自我の統合とは，自己の人生を総括して積極的な意義を見いだし，死の恐怖を超越して普遍的な自己の存在を肯定することを意味し，自我の統合の失敗は，人生に対する後悔や自己否定につながり人生への固執や死の恐怖を伴う絶望がもたらされるとしている。

表1-3●エリクソンの発達段階説（老年期）

発達課題	危機	概要
自我の統合 「統合性」対「絶望」	・自殺 ・喪失体験 ・健康不安	これまでの自分の人生の意味や価値，新たな方向性を見いだす段階

＊前期高齢者（65〜74歳）と後期高齢者（75歳以上）に分けられる。

表1-4●ハヴィガーストの発達課題

高齢期	①身体的変化への適応
	②退職と収入の変化への適応
	③満足な生活管理の形成
	④退職後の配偶者との生活の学習
	⑤配偶者の死への適応
	⑥高齢の仲間との親和の形成
	⑦社会的役割の柔軟な受け入れ

●ハヴィガーストの発達課題　ロバート・J・ハヴィガースト（Havighurst, R.J.）は，高齢期において乗り越えなければならない発達課題として7項目を示した（**表1-4**）。身体面や社会面での衰退に適応して，同世代との新しい関係性を築くことを挙げ，これらの達成によって人は幸福になり，社会から承認されるとしている。

B 加齢に伴うからだの変化

1. 恒常性維持機能の低下

　生体には本来，外部環境の変化にかかわらず恒常性を維持しようとする働き（**ホメオスタシス**）がある。ホメオスタシスは外部環境の変化にもかかわらず生体内部の環境を一定に保つ機能をいう。この機能は，生きるために最も重要な生命の基礎活動である。たとえば，暑いときは体温を上昇させないよう，皮膚の血管が拡張し，発汗によって体表から水分を蒸発させて熱を逃がすなどである。この機能が減退すると，回復力，予備力，防衛力，適応力が低下する。生体は発熱し，高体温になると皮膚の血管が拡張し，発汗とともに熱の発散を促進させる。高齢者は各器官・臓器の萎縮，細胞数の減少によりホメオスタシスの低下が著明で，内的・外的刺激や環境に対する適応力が弱まる。たとえば，外気温が上昇しても，発汗がみられなかったり，暑さを訴えず厚着のままでいたりする場合などである。それが発熱や脱水など健康障害の原因になる。特定の疾患が認められず，生理的老化によってホメオスタシスが機能せず，死亡する場合が**老衰死**である。

2. 加齢による形態面の変化

　神経系機能の低下や，筋肉・骨の変性によって，姿勢保持能力が低下することで姿勢が変化する。脊柱の萎縮・変形や筋力の低下によって**円背**（猫背），前傾姿勢になりやすい。また，下肢筋力の低下や股関節の可動域の狭小化によって足が上がりにくくなり（**すり足歩行**），歩幅は小さくなる（図1-2）。さらに，脊柱の椎体の圧縮や背筋の萎縮によって，身長も徐々に短縮がみられる。

　毛髪は，新陳代謝が衰えることで髪の寿命が短くなり，薄毛や白髪になる。

　皮膚は，皮脂分泌の機能が低下することで皮脂膜が生成されにくくなり，日光に

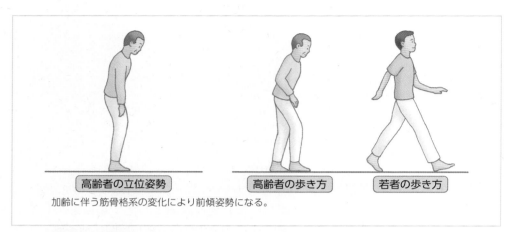

| | 高齢者の立位姿勢　　　高齢者の歩き方　　若者の歩き方 |
加齢に伴う筋骨格系の変化により前傾姿勢になる。

図1-2 ●加齢に伴う姿勢と歩行の変化

column

恒常性維持機能（ホメオスタシス）とは？

　ホメオ（homeo）は「同一」，スタシス（stasis）は「状態」を意味する。**恒常性維持機能（ホメオスタシス）**とは，生物が外部環境（気温，湿度など）や内部環境（体温，血流量，血液成分など）の変動に合わせて自己調節し，常にからだの安定性を保とうとする働きのことである。からだに生じた異常や，刺激に対する反応を元の状態に戻すために，からだの中では，①回復力，②予備力，③防衛力，④適応力という4つの力が働いている。高齢者は，加齢によってこれらの4つの力が低下するという特徴がある（表）。

表 ●高齢者の4つの力の変化

回復力	からだにダメージを受けたとき，修復して元に戻そうとする力である。加齢により機能が低下しているところへさらに異常な刺激が加わることで，回復に時間を要したり元に戻せなかったりすることがある。その場合，慢性疾患として治療が一生続くことになる。回復力が低下すると，病気の回復が遅くなり長期化しやすくなる。
予備力	からだの中に蓄えられた予備の力であり，ダメージを受けても予備が十分にあれば対処することができる。4つの力のなかで，最も早く加齢によって低下する力といわれている。予備力が低下すると，異常な刺激に対処できず，多くの症状を呈するようになる。老化現象の発現と老年病発症の基礎をなしている。
防衛力	からだに生じた異常や，刺激に対してたたかったり回避したりする力である。具体的には，ウイルスや細菌感染から身を守る免疫力や反射神経にあたる。防衛力が低下すると，肺炎などの感染症に罹患しやすい。
適応力	からだにダメージを受けても，過度のストレス状態に陥らないために，外的・内的環境を調整する力である。適応力が低下すると，高体温・低体温になりやすい。また，転居や入院などの新しい環境の変化に適応できず，うつ状態やせん妄，認知症などの症状が現れる。

対する防御能や修復力が低下する。顔や首，手の甲などは，紫外線その他の刺激を受けやすくなり，メラニン色素の沈着によってしみやくすみが現れ，しわやたるみ，乾燥や弾力の低下がみられる。

　爪は，毛細血管が減少することで，硬くなったり，もろくなったり，肥厚したりするなどの変化がみられる。

C 高齢者の身体的特徴

1．加齢による運動機能の変化

　外界からの危険を察知し，素早く回避する行動をとるための運動機能は，30歳以降に低下していく。歩行など，負荷の少ない動作は低下の度合いは少ないが，飛ぶ，跳ねるなど，瞬発力を必要とする動作では低下が著しい（図1-3）。また，高齢者は，複雑な動作ほど遅くなる。

　筋骨格系の変化をみると，骨は，構成するカルシウムやリン，コラーゲンなどが減少し，骨量が減少する（図1-4）。また，運動不足により骨強度は低下し，骨粗鬆症や骨萎縮を引き起こす。骨粗鬆症による骨の脆弱化，筋力低下や中枢神経の変化により骨折しやすくなる。

　筋線維数や筋肉量の減少，骨格筋の萎縮により，基礎代謝や身体活動，熱産生能力，貯蔵水分量が低下し，脱水を起こしやすくなる。

　関節の滑液粘性が高まり，関節可動域の低下を招く。特に，椎間板や股関節，膝関節は，関節軟骨の膠原線維が変性し，弾力性が低下する。関節軟骨の摩耗や，半月板の断裂によって変形性膝関節症が発症する（図1-5）。関節痛や靱帯のゆるみは

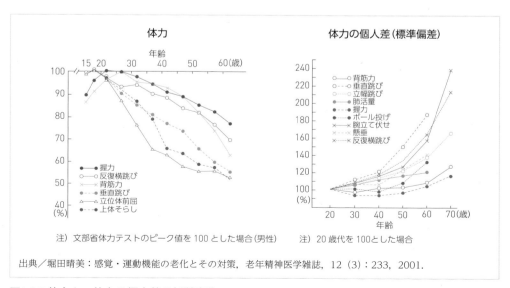

注）文部省体力テストのピーク値を100とした場合（男性）　　注）20歳代を100とした場合

出典／堀田晴美：感覚・運動機能の老化とその対策，老年精神医学雑誌，12（3）：233，2001.

図1-3●体力と，体力の個人差の加齢変化

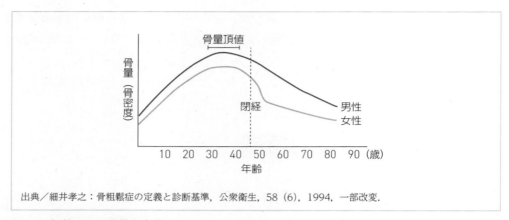

出典／細井孝之：骨粗鬆症の定義と診断基準，公衆衛生，58（6），1994，一部改変.

図1-4 ● 加齢による骨量の変化

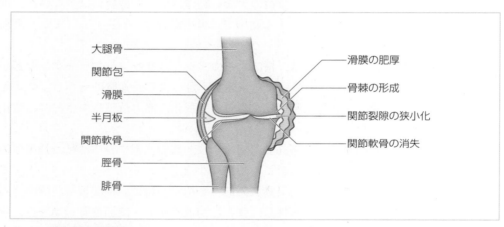

図1-5 ● 変形性膝関節症

関節痛や運動制限を生じさせ，ふらつきの原因となる。

　高齢者はバランスを保持する平衡性や筋持久力，複数の器官や機能が互いにからみ合って働く協応性，敏捷性などが低下し，日々の生活に支障をきたすようになる。

2. 加齢による感覚機能の変化

1 視覚の変化

　人間の視力は，40歳頃から低下し，75歳を過ぎると急激に低下するといわれる。レンズの役割を果たしている水晶体の弾力性の減少や毛様体筋の萎縮によって，物体に焦点を合わせる調節機能が低下すると，近くの物体がぼやけて見えるようになる（**老視**）。また，水晶体が年齢とともに白濁することで視力低下や**羞明感**（まぶしく感じる）などの症状が現れる**老人性白内障**も多くみられる。

　網膜から視覚中枢への視覚伝達路の機能が低下することによって，視野内の感度が低下し，視野の狭窄が生じる。また，網膜に存在する光の受容器の機能が低下することで，瞳孔の光量の調節能力が低下し，**明暗順応**が低下する。特に，暗い場所

から明るい場所への移動は羞明が強くなる。

2　聴覚の変化

加齢に伴う内耳（ないじ）・聴覚中枢の変化によって**感音性難聴**をきたす（**老人性難聴**）。図1-6のように高音域の聴力低下が著しく，徐々に低音域へ広がる。また，似た音の聞き取りが悪くなったり（語音弁別能力低下），どの方向から音がしているのかがわかりにくくなったりするため（方向感覚弁別能力低下），騒がしい場所での会話が困難になる。

3　味覚の変化

味蕾（みらい）の萎縮と減少により味覚の閾値（いきち）が上昇し，味を感じにくくなる。甘味・塩味に対する味覚が低下しやすく，濃い味を好むようになる。

4　嗅覚の変化

嗅（きゅう）細胞の減少や嗅神経の変性によって，腐った食品，ガスのにおい，尿臭などに気づきにくくなる。

5　触覚の変化

皮膚の弾力性や感受性の低下により触覚の閾値が上昇し，触覚や痛覚，温度覚などが低下し，外的刺激に対する反応が鈍くなる。さらに，加齢による体温調節機能障害，皮下脂肪の減少，寒冷刺激に対する知覚や熱産生能力の低下などが適応力の低下をもたらす。

また，皮膚の汗腺・皮脂腺から分泌される皮脂量や保湿物質の減少，汗腺の減少により，体温調節機能が低下する。皮膚は乾燥し，傷つきやすく，**老人性皮膚瘙痒（そうよう）症**を引き起こす。

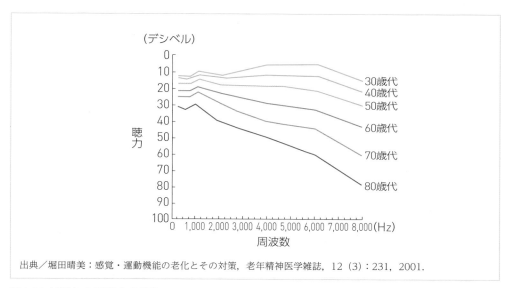

出典／堀田晴美：感覚・運動機能の老化とその対策，老年精神医学雑誌，12（3）：231，2001.

図1-6 ● 加齢による聴力の変化

3．加齢による生理機能の変化（図1-7）

1 脳・神経系の変化

　脳重量は，成人男性が1300〜1400g程度，成人女性1200〜1300g程度とされる。30歳頃から軽い萎縮が始まり，60〜65歳頃にはCT画像などで萎縮が認められるようになる。特に，大脳の萎縮が大きいとされる。

　神経は線維数が減少し，伝導速度が低下することによって，認知機能が低下する。中枢神経系の典型的な老化現象として，記憶力の低下がある。神経細胞は一度死滅すると再生が不可能といわれてきたが，近年，神経細胞が死滅しても残った神経細胞が新たな回路を作ることができることが明らかになってきた。脳卒中患者が，リハビリテーションによって回復する例にみられるように，脳の機能は回復可能という特徴がある。

　さらに，石龍徳によると1990年代後半から成体脳ニューロン新生の研究が行われ，フレッド・H・ゲージ（Gage F.H.）らは，成人脳においても，少なくとも，記憶と学習に重要な海馬においては，ニューロンが日常的に新生しているという学説を発表した。海馬は記憶に密接に関連した部位で「老化により記憶力が悪くなっていく」という状況が今後，改善される可能性も期待される。

2 循環器系の変化

　骨髄中の造血細胞数は減少し，造血機能のある赤色髄に比べて黄色髄（脂肪髄）が増加する。加齢によって，白血球数や血小板数はほとんど変化しないが，赤血球数は減少する。

　心臓に血液を供給する血管壁の弾力性が低下し，内腔狭窄がみられる（図1-8）。その結果，心臓から血液を拍出する抵抗が増大し，**収縮期血圧**が上昇し，高血圧になる傾向がある。また，弾力性が低下した血管壁によって拡張期血圧が低下し，**脈圧**が開大する。

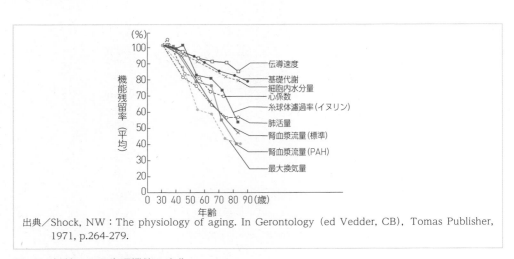

出典／Shock, NW：The physiology of aging. In Gerontology（ed Vedder, CB），Tomas Publisher, 1971, p.264-279.

図1-7●加齢による生理機能の変化

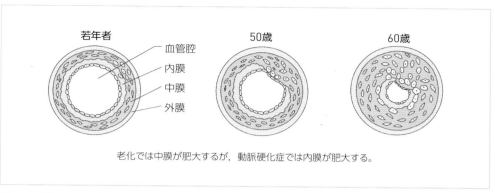

図中：若年者　50歳　60歳
血管腔／内膜／中膜／外膜

老化では中膜が肥大するが，動脈硬化症では内膜が肥大する。

図1-8●加齢による動脈内腔の変化

　そのほか，高齢者の特徴として，食事の後に低血圧になりやすい（**食後低血圧**），立位時に低血圧を起こしやすい（**起立性低血圧**），刺激伝導系細胞の消失や変性などによって**不整脈**の頻度が増加するなどがある。

3　呼吸器系の変化

　肺胞におけるガス交換機能が低下し，若年者と同量の空気を吸っても動脈血中の酸素分圧が低い状態になる（**低酸素血症**）。肺胞の弾性収縮力の低下により，肺活量および1秒量*（FEV$_{1.0}$）は加齢とともに減少するが，全肺気量は変わらない。その結果，加齢とともに残気量が増大する。

　脊柱が前屈し，胸郭の前後径が広がることで横隔膜が変形し，収縮による上下運動が制限される。また，肋軟骨の石灰化が起こり，換気機能が低下する。

　加齢に伴って喉頭蓋の反射が低下することによって，嚥下時に誤嚥するリスクが高くなる。さらに，気道粘膜の繊毛運動が低下することで**咳嗽反射**が低下し，誤嚥をしてもむせにくくなり，**誤嚥性肺炎**になりやすい。

4　消化器系の変化

　胃・小腸・膵臓などが萎縮し，消化液の分泌が減少する。また，胃壁の運動や腸管の**蠕動運動**が低下することで，消化管内の食物停滞時間が長くなる。この結果，腹痛や便秘，下痢を起こしやすくなる。胃酸の分泌が減少することによって，萎縮性胃炎も起こしやすくなる。これらに加え，加齢による下部食道括約筋の弛緩，咀嚼の問題，円背による胃の圧迫のため，**胃食道逆流症**を生じやすい。胃食道逆流症による誤嚥に伴い，誤嚥性肺炎も起こしやすいため，予防が必要である。

　肝臓の萎縮も顕著で，肝機能の予備力の低下から解毒能力が低下し，薬の有害作用で体調を崩しやすくなる。

　大腸は加齢によってあまり変化しないが，直腸は増大し，便秘になりやすくなる。

5　内分泌系の変化

　加齢による変化はホルモンの生産と分泌，感受性の両面によって起こる。内分泌

＊1秒量：最大に息を吸ってからできるだけ速く息を吐いたとき，吐きはじめから1秒間に吐いた呼出量。

腺において，特に性腺は加齢による変化が著しい。男性ホルモン（アンドロゲン，テストステロン）は，50歳代後半から徐々に減少する。その結果，精子が減少して性欲が減退するが，速度は緩やかである。女性ホルモン（エストロゲン）は，30歳代より徐々に減少しはじめ，閉経期を過ぎると急激に低下する。性腺機能低下によるものとして，更年期障害や前立腺肥大症などがある。

6　腎・泌尿器系の変化

加齢に伴い，腎臓の重量や糸球体の数が減少し，70歳頃にはその働きが成人の2分の1以下になるといわれている。濾過機能（糸球体濾過量値，腎血流量，腎血漿流量）および尿の濃縮機能の低下によって，頻尿や脱水を起こしやすくなる。

加齢に伴い，膀胱（平滑筋）の収縮力が低下することで尿が出し切れず，残尿が起こりやすくなる。また，膀胱容量の減少によって頻尿になりやすい。特に，高齢者は，夜間頻尿が多くなる。

7　免疫系の変化

免疫系には，細菌などの病原体からからだを守る働きがあり，リンパ球が関与している。リンパ球にはT細胞とB細胞があり，ともに骨髄の造血幹細胞でつくられ，異物（抗原）を排除するための抗体を産生する。特に，T細胞は加齢に伴って減少がみられる。このため，高齢者は成人に比べて，肺炎やインフルエンザなどの感染症に罹患しやすく，また，重症化することが多くなる。

8　代謝系の変化

加齢に伴い骨格筋量が減少することで基礎代謝が低下する。結果的に総エネルギー消費量も減少するが，厚生労働省の「日本人の食事摂取基準（2025年版）策定検討会報告書」によると，一般に推定エネルギー必要量は，65〜74歳の男性2100〜2650kcal/日，女性1650〜2050kcal/日，75歳以上の男性1850〜2250kcal/日，女性1450〜1750kcal/日とされる。

また，耐糖能が低下することで糖尿病になりやすくなったり，コレステロールや中性脂肪が増加することで血圧の上昇や動脈硬化症の進展が起こりやすい。

Ⅱ　高齢者の心理的・精神的特徴

A　加齢による知的機能の変化

1　知能の変化

知能は，流動性知能（新しいことを覚えたり，新しい問題に対処したりする能力）と結晶性知能（過去に修得した知識や経験をもとにして物事に対処していく能力）からなる。流動性知能は30〜50歳代では高い能力を保持するものの，60歳以

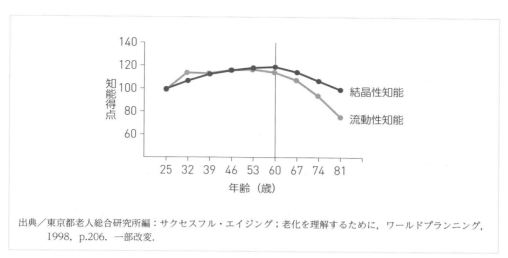

出典／東京都老人総合研究所編：サクセスフル・エイジング；老化を理解するために，ワールドプランニング，1998, p.206. 一部改変.

図1-9 ● 知能の発達曲線

降は急激に低下する。一方，結晶性知能は60歳頃にピークを迎え，その後，緩やかに低下する（図1-9）。

2　記憶の変化

　記憶は，①記銘（物事を覚える），②保持（覚えた情報を蓄える），③想起（物事を思い出す）の3段階からなる。高齢者は「最近もの忘れがひどくて……」とこぼすことが多いが，加齢によるもの忘れは，想起（③）の機能低下によって物事を思い出すまでに時間がかかるようになるもので，本人にも自覚がある。認知症の場合は，記銘（①）の機能低下によって物事自体を覚えていられなくなり，本人にその自覚はない。そのため，「さっき食事したことを忘れてしまう」ということが生じる。

　記憶には，記憶の保持時間からみた**短期記憶**（数秒〜1分），**長期記憶**（近時記憶［数分〜数日］，遠隔記憶［数週，数か月，数年］），特性からみた**作業記憶**（ワーキングメモリ），**意味記憶，エピソード記憶，手続き記憶**などがある（表1-5）。短期記憶は加齢によって低下するが，意味記憶や手続き記憶は加齢の影響が少ないとされている。

表1-5 ● 記憶の分類

短期記憶	・作業記憶：情報を一時的に保持し，処理する能力
長期記憶	陳述記憶（言語的な記憶） ・意味記憶：言葉の意味や知識に関する記憶 ・エピソード記憶：特定の日時や場所に関連した個人的な経験に関する記憶
	非陳述記憶（言葉によらない記憶） ・手続き記憶：車の運転，箸の使い方，編み物など

B　加齢による人格の変化

　　人格とは，知的側面を含めた，広い意味でのその人らしさのことである。人格の基本的な部分は加齢のみでは変化しないと考えられているが，心身機能の変化，環境・人間関係の変化（役割喪失，死別など）によって，本来の特性が強く現れたり，変化したりすることがあるとされている。

　　社会的・文化的背景に影響されるものの，約8〜9割の人が70歳代までに何らかの老いの自覚（**老性自覚**）をもつといわれる。老いの自覚によって不安感や孤独感を抱き，新しいことに対する行動が不活発になるなど，生活に様々な影響が生じる。

　　老年期には，①心身の健康，②経済的基盤，③社会的つながり，④生きる目的，といった4つの喪失を経験するといわれるが，これら喪失体験を受容し，老年期に適応していくプロセスには個人差がある。スザンヌ・ライチャード（Reichard, S.）は，老年期における生き方や適応の仕方は，その人の人格と深い関係があるとし，その関係性を論じた（表1-6）。受容や適応ができないと，欲求不満が重なり，攻撃的行動がみられたり，うつ状態になったりする場合がある。

　　高齢者自身が，自らの老いをどのように受け止めているかということは，その人の性格や価値観，生活歴などが複雑に絡み合うため，理解することは簡単ではない。老いを体験していない者が，高齢者の心を理解しようとするとき，まず大切なことは，注意深く見守ることである。

表1-6 ● 高齢者の人格類型

円熟型	過去の自分を後悔することなく受け入れ，未来に対しても現実的な展望をもっている。	適応タイプ
安楽椅子型（依存型）	受身的・消極的な態度で現実を受け入れ，引退したという事実に甘んじて安楽に暮らそうとする。	
装甲型（自己防衛型）	老化への不安に対して強い防衛的態度でのぞみ，若いときの活動水準を維持し続けようとする。	
憤慨型（外罰型）	自分の過去や老化の事実を受け入れることができず，その態度が他者への非難や攻撃という行動で現れる。	不適応タイプ
自責型（内罰型）	過去の人生を失敗と見なし，自分を責める。	

出典／田中農夫男，木村進編著：ライフサイクルからよむ障害者の心理と支援，福村出版，2009，p.318，一部改変.

1　高齢者（老年期）とは何か

2　高齢社会の医療と看護

3　高齢者看護の原則

4　高齢者看護の特徴

5　高齢者に多い疾患と看護

Ⅲ　高齢者と社会

A　社会的役割の変化

　社会のなかでの高齢者の役割は，時代とともに変化してきている。高齢者の役割に変化をもたらすものとして，①経済状況，②地域社会（コミュニティ），③高齢者像などがある。

1．経済状況の変化

　生産技術が未発達で，生産性の低い時代においては，高齢者の経験的な知識・技術が尊重されるため，生産活動において高齢者の労働力は不可欠であった。しかし，生産技術の発達や機械化が進むにつれて，単純な仕事を効率よくこなすことができる能力が求められるようになり，高齢者の経験的な知識や技術は軽んじられるようになった。

2．地域社会（コミュニティ）の変化

　村落共同体的な社会では血縁関係が重視され，高齢者たちは親族集団の長として，また地域社会の長老として位置し，役割を担っていた。しかし，都市化した社会では，地域への居住そのものが血縁とは無関係で偶然的である。高度経済成長が進むなかで，都市でも地方でも精神的には地域社会全体の地縁が，物理的には地域で生活する基盤が失われた。

　高齢化に伴って若い世代は都市へ流出し，従来の大家族形態は崩壊した。かつては高齢者の役割の一つとして重要であった祖父母の役割も，核家族社会のもとではそれほど重要とはいえなくなり，近所づきあいやしきたりなど，高齢者の知恵を必要とする機会は消えつつある。

　2020（令和2）年度の内閣府による「高齢者の生活と意識に関する国際比較調査」において，「高齢者が家族や親族のなかで主としてどのような役割を果たしているか」についてみると，最も多いのは「家事を担っている」（52.2％）であり，次いで「家計の支え手（稼ぎ手）である」（30.4％），「家族・親族の相談相手になっている」（25.7％）となっている（図1-10）。特に，家族・親族の相談相手やまとめ役といった役割は，第1回（1980年度）と比べてその割合が大幅に減少していることがわかる。

3．高齢者像の変化

　1980年代になると，老年期については，従来の機能低下や喪失などに対する否

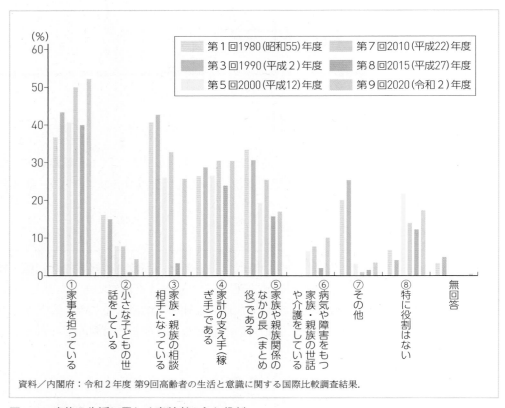

資料／内閣府：令和2年度 第9回高齢者の生活と意識に関する国際比較調査結果.

図1-10 ●家族の生活に果たす高齢者の主な役割

定的な考え方から肯定的な考え方が注目されるようになった。その一つが**サクセスフルエイジング**である。老年期において年を取っていく現実を受容し，適応していくことを表しており，「幸福な老い」や「よき老い方」などと訳される。

　渋谷昌三は「心身の変化や新しい社会環境に適応して豊かな老年期を過ごすことができたとき，加齢に成功したと言える。加齢に成功するために3つの方策（活動理論・離脱理論・社会的衰弱理論）が提案されている」と述べている。

　そして，尾澤達也は「年を取り，心身ともに衰弱していくのに委ねるのではなく，これを前向きにとらえ，健康で目標をもち，活力をもって幸福に年を重ねていくこと」をサクセスフルエイジングとし，表1-7のように過ごすのが理想的であるとしている。

　また，1999（平成11）年の国際高齢者年には**アクティブエイジング**という概念が提唱され，世界保健機関（WHO）によって「健康の維持，家族や地域社会の営みへの参加，安心できる社会づくりのためのさまざまな機会を最大限に高めるプロセス」と定義された。その考え方において高齢者は，支援を受ける利用者である以上に，社会や家族の支え手・勤労者として，さらに，互助的な地域での取り組みの主体として位置づけられる。

　2012（平成24）年以降，団塊の世代が高齢者の仲間入りをしたことによって，

表1-7 ● サクセスフルエイジング

①バランスのとれた栄養を摂り，刺激物やアルコールの摂り過ぎに注意する。
②休養と睡眠を十分にとる。
③日光に当たり過ぎないように注意し，外出するときは日焼け予防を忘れない。
④よい姿勢と適度な運動を心がける。
⑤からだの動きを妨げず，快適な室温度を保つ衣服を身につける。
⑥身だしなみに気を配り，できるだけ外出をして対人関係を積極的にする。
⑦からだを清潔にし，心とともにリフレッシュしておく。
⑧明るい心で生きる。心身のストレスは早く解消する。
⑨毎日変化のある生活をし，五感の活性化に努める。
⑩目標をもって生きる。

豊富な人生経験とスキルをもった高齢者が大幅に増加した。これからの超高齢社会において，高齢者はもはや社会的弱者ではなく，人口も約３割を占める層となる。多くの高齢者が可能な限り長く自立して暮らし，年齢を問わず，その知恵や経験を生かして積極的に社会参加していく，という活力ある超高齢社会の実現にあたっては，健康寿命の延伸を図ることが重要といえるだろう。

B 高齢者と生活

1．家族形態

　高齢者のいる世帯数は増加傾向にある。2022（令和４）年の国民生活基礎調査では2747万4000世帯となり，30年前に比べ２倍以上に増加している。特に65歳以上の一人暮らし高齢者の増加は男女共に顕著であり，1980（昭和55）年には男性約19万人，女性約69万人，高齢者人口（65歳以上）に占める割合は男性4.3％，女性11.2％であったのが，2020（令和２）年には男性約231万人，女性約441万人，高齢者人口に占める割合は男性15.0％，女性22.1％となっている（図1-11）。

　近所づきあいについて属性別に状況をみると，単身世帯，賃貸住宅で低くなっており，健康状態が良いほど近所づきあいが活発である（図1-12）。地域社会における人間関係を含め，地域力や仲間力が弱体化するなかで，孤立死や孤独死などの問題が生じてきたといえる。

　多様な高齢者の現状やニーズを踏まえつつ，超高齢社会に適合した地域社会における人々の新たなつながりをどのようにつくり出していくのかが，今後の課題となる。

2．経済・就業

　2022（令和４）年の国民生活基礎調査によると，2021（令和３）年の全世帯の平均所得は545万7000円であり，世帯人員１人当たりの平均所得は235万円であっ

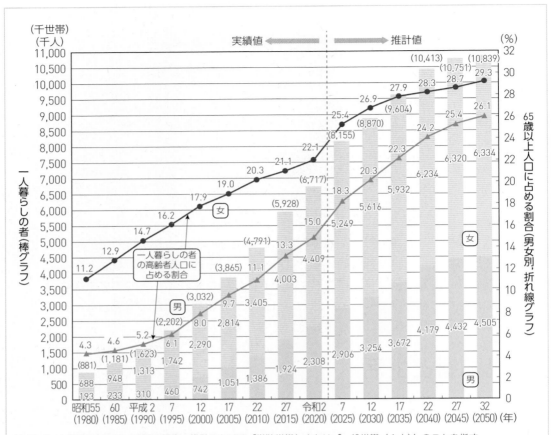

図1-11●65歳以上の一人暮らしの者の動向

注1）「一人暮らし」とは，下記の調査・推計における「単独世帯」または「一般世帯（1人）」のことを指す。
注2）棒グラフ上の（ ）内は65歳以上の一人暮らし高齢者の男女計。
注3）四捨五入のため合計は必ずしも一致しない。
資料／令和2年までは総務省「国勢調査」，令和7年以降は国立社会保障・人口問題研究所「日本の世帯数の将来推計（全国推計）」（2024（令和6）年推計）による世帯数.

た。一方，高齢者世帯の平均所得は318万3000円であり，世帯人員1人当たりの平均所得は206万1000円であった。世帯人員1人当たりの年間所得については，高齢者世帯は全世帯平均と大きな差はないといえるだろう。高齢者世帯の所得については，公的年金・恩給が62.8％を占めていた。

60歳以上の男女に経済的な暮らし向きについて調査した結果では，「心配ない」と感じている人の割合は60～64歳で74.5％，65～69歳で72.4％，70～74歳で73.1％，75～79歳で73.6％，80歳以上で77.2％であり（表1-8），国際的にも生活水準は高く，高度な医療福祉などを受けられる環境にあると考えられる。

2023（令和5）年の労働力調査で65歳以上の労働力人口と労働力人口総数に占める構成割合をみると，930万人（13.4％）であり，1970（昭和45）年の231万人（4.5％）から割合が3倍に増加している。わが国の高齢者の就業率は国際的にも高い水準にある（男性60～64歳：84.5％，65歳以上：30.0％）。

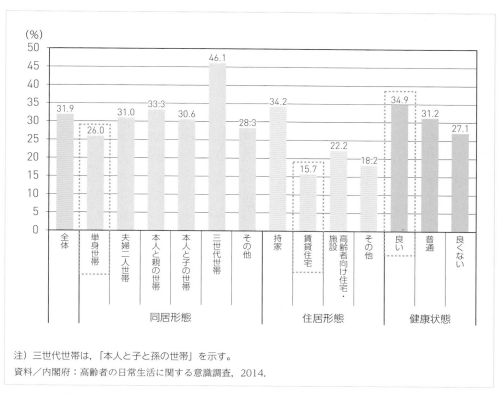

注）三世代世帯は，「本人と子と孫の世帯」を示す。

資料／内閣府：高齢者の日常生活に関する意識調査，2014.

図1-12 ● 60歳以上男女の属性別にみた近所の人たちと親しくつきあっている人の割合

表1-8 ● 60歳以上の経済的な暮らし向き（単位：％）

	ゆとりがあり，全く心配ない	あまりゆとりはないが，それほど心配ない	ゆとりがなく多少心配	苦しく非常に心配	その他	心配はない（計）	心配である（計）	不明・無回答
全体	20.1	54.0	20.3	5.1	0.2	74.1	25.6	0.3
60〜64歳	16.7	57.8	21.3	4.3	0	74.5	25.6	0
65〜69歳	18.9	53.5	21.2	5.9	0.3	72.4	27.4	0.3
70〜74歳	19.4	53.7	22.6	3.7	0.2	73.1	26.5	0.2
75〜79歳	19.8	53.8	17.4	8.1	0.3	73.6	25.8	0.6
80歳以上	25.0	52.2	18.6	3.6	0	77.2	22.2	0.6

資料／内閣府：高齢者の経済生活に関する調査結果，2019.

　また，何歳頃まで収入を伴う仕事をしたいかを調査した（対象：全国の60歳以上の男女）結果，「70歳以降」の合計が59.0％であった（図1-13）。

　わが国の経済の活力を維持していくためには，就労意欲をもつ高齢者がその豊かな知識と経験を生かし，社会の支え手として活躍し続けることが重要である。

　高齢者であることを理由に働く機会が制限されるのではなく，意欲と能力がある

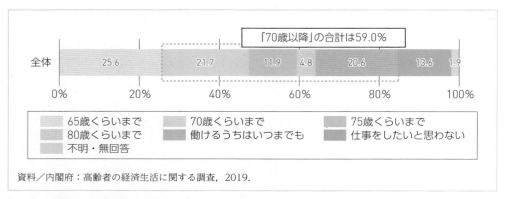

資料／内閣府：高齢者の経済生活に関する調査，2019.

図1-13 ● 何歳頃まで収入を伴う仕事をしたいか

限り働き続けることのできる社会を実現していくために，1986（昭和61）年「高年齢者等の雇用の安定等に関する法律」（高年齢者雇用安定法）が成立し，60歳以上定年が努力義務となった。その後，法改正を経ながら，定年の年齢引き上げと雇用継続措置が図られている。1998（平成10）年の改正では60歳以上定年が義務化され，2013（平成25）年の改正では希望者全員の65歳までの雇用義務化，2021（令和3）年の改正では70歳までの就業確保措置が努力義務となった。

3．社会活動

　2016（平成28）年国民健康・栄養調査報告において，60歳以上の社会活動の状況を見ると，60～69歳の約7割（71.9％），70歳以上の約5割弱（47.5％）が働いているか，またはボランティア活動，地域社会活動（町内会，地域行事など），趣味やおけいこ事を行っている。男女別では，70歳以上の男性51.7％，女性44.2％が働いているか，何らかの活動を行っており（図1-14），高齢者の社会活動意欲は高いことがわかる。

Ⅳ　総合的な高齢者の理解

　対象者を理解するとき，看護師はWHOの健康の定義で示されている要素の身体的・精神的・社会的側面からとらえることが多い。人は，身体的・精神的・社会的な特徴が相互に絡み合って一人の人として存在している。特に，高齢者は生きてきた時間が長い分，それまでの経験や身に付けてきた生活習慣・価値観などが蓄積し，より複雑化しているともいえるだろう。

　対象となる高齢者を理解するには，高齢者の一般的な特徴を踏まえたうえで，目の前にいる高齢者が一個人としてどのような人であるかということに目を向けることが大切である。身体的・精神的・社会的側面だけでなく，高齢者が生活している

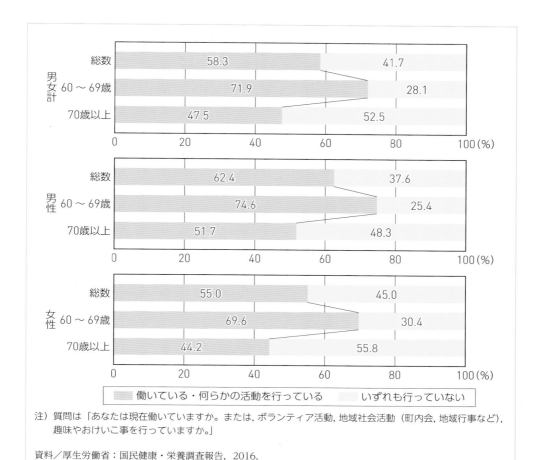

注）質問は「あなたは現在働いていますか。または，ボランティア活動，地域社会活動（町内会，地域行事など），趣味やおけいこ事を行っていますか。」

資料／厚生労働省：国民健康・栄養調査報告，2016.

図1-14●60歳以上の者の社会活動の状況

社会や地域，ひいては，生きてきたプロセスに目を向けることで，総合的に高齢者を理解することが可能になる。

　高齢者は，だれもが個別性のあるそれぞれの長い人生を生き抜いて，今ここに存在しているのである。高齢者自身も，それに対する自信と誇りをもっていることを忘れてはならない。

　人の一生において，老いを避けることはできない。超高齢社会下にあり，国民の約３割が65歳を超えているわが国において，より良く老いることは今後さらに重要性を増すだろう。「老い」を学ぼうとする真摯な姿勢で尊敬の念をもって寄り添えば，高齢者の心も開き，共に「老い」を考えることができるだろう。

参考文献

・渋谷昌三：Aging の社会心理学的考察，山梨大学紀要，115：87-96，1998.
・尾沢達也，他編：現代エイジング辞典，早稲田大学出版部，1996，p.160.
・石龍徳：成体海馬のニューロン新生；そのルーツを探る，東京医科大学雑誌，69：433-449，2011.
・Fred, H. Gage, et al.：New Nerve Cells for the Adult Brain，SCIENTIFIC AMERICAN，May：38-44，1999.

```
学習の手引き
```

1. ふだんから意識的に高齢者の様子を観察して，身体的特徴をまとめてみよう。
2. 加齢による知能や記憶の変化について整理してみよう。
3. 社会における高齢者の役割が，どのように変化してきたか考えてみよう。
4. 「サクセスフルエイジング」「アクティブエイジング」を説明してみよう。

第1章のふりかえりチェック

次の文章の空欄を埋めてみよう。

1　生理的老化

　加齢に伴う生理機能の低下（生理的老化）は　［　1　］　的である。シュトレーラによる生理的老化の4つの原則は，「普遍性」「内在性」「進行性」「　［　2　］　」である。

2　エリクソンの発達段階説

　エリクソンによる老年期の発達課題は　［　3　］　対　［　4　］　であり，これらの葛藤を肯定的に乗り越えることによって　［　5　］　が得られるとしている。

3　高齢者の生き方

　老年期において年を取っていく現実を受容し，適応していくことを表す，肯定的な考え方を　［　6　］　という。

4　老年期におけるからだの変化

・高齢者は　［　7　］　（外部環境の変化にかかわらず生体の恒常性を維持しようとする働き）の低下が著明で，内的・外的刺激や環境に対する適応力が弱まる。

・水晶体の白濁化が進むと視力低下や羞明感などの症状が現れる　［　8　］　になる。また，視覚の明暗順応は　［　9　］　する。

・老人性難聴は　［　10　］　音域の聴力低下が著しい。

・血管の弾力性が低下することで収縮期血圧は　［　11　］　し，高血圧になる傾向がある。

・肺活量および1秒量は　［　12　］　するが，全排気量は変わらない。その結果，　［　13　］　は増大する。

・消化液の分泌量の減少や腸の蠕動運動の　［　14　］　によって，腹痛や便秘，下痢を起こしやすくなる。

・濾過機能（糸球体濾過量値，腎血流量，腎血漿流量）および尿の濃縮機能は　［　15　］　し，頻尿や脱水を起こしやすくなる。

・　［　16　］　知能（過去に習得した知識や経験をもとにして物事に対処していく能力）は60歳頃にピークを迎え，その後　［　17　］　に低下する。

■ 老年看護

第2章 高齢社会の医療と看護

▶**学習の目標**　●社会指標に基づいてわが国の高齢化の現状を理解する。
●高齢者を支える保健・医療・福祉制度の現状を学ぶ。
●地域包括ケアシステムの必要性と機能を理解する。
●高齢者が生活する場の特徴を理解する。

Ⅰ 少子・高齢社会の理解

A 人口動態からの理解

1. 高齢者の定義

　老化の定義については様々な学説があるが，広辞苑では**老化**を「年をとるにつれて生理機能がおとろえること」，**老化現象**を「老化によって体に起こるさまざまな変化」と説明している。個人差が大きいため，年齢による区分は困難であるが，WHO は65歳以上を老年期と定義している。わが国でも，国勢調査における高齢者人口の対象者を65歳以上としており，一般に65歳以上の人を高齢者とよぶ。さらに，65〜74歳を**前期高齢者**，75歳以上を**後期高齢者**としている。

2. 長寿社会と少子化

　総人口に占める65歳以上の高齢者人口の割合（**高齢化率**）が７％を超えると**高齢化社会**，14％を超えると**高齢社会**といわれる。わが国は1970（昭和45）年に高齢化社会，1994（平成６）年に高齢社会となり，2007（平成19）年には**超高齢社会**の水準である21％を超えた。高齢化率は現在も上昇を続け，2023（令和５）年の人口推計では29.1％であった（表2-1）。2040（令和22）年には34.8％，2070（令和52）年には38.7％に達すると予測されている（図2-1）。わが国の高齢化は諸外国に比べて速度が速いとされる。その背景には，高齢者数の増加，出生率低下による少子化，そして少子化の要因である晩婚化・未婚化がある（図2-2）。

表2-1 ● 高齢化の現状

		令和5年10月1日		
		総数	男	女
人口 （万人）	総人口	12435	6049 （性比）94.7	6386
	高齢者人口 （65歳以上）	3623	1571 （性比）76.6	2051
	65〜74歳人口	1615	773 （性比）91.8	842
	75歳以上人口	2008	799 （性比）66.0	1209
	生産年齢人口 （15〜64歳）	7395	3752 （性比）103.0	3643
	年少人口 （0〜14歳）	1417	726 （性比）105.0	691
構成比 （%）	総人口	100.0	100.0	100.0
	高齢者人口（高齢化率） 65〜74歳人口 75歳以上人口	29.1 13.0 16.2	26.0 12.8 13.2	32.1 13.2 18.9
	生産年齢人口 年少人口	59.5 11.4	62.0 12.0	57.0 10.8

注）「性比」は，女性人口100人に対する男性人口。
資料／総務省：人口推計，2023.

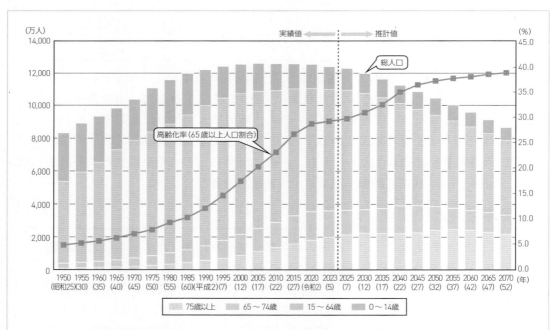

資料／棒グラフと実線の高齢化率については，2020年までは総務省「国勢調査」（2015年および2020年は不詳補完値による。），2023年は総務省「人口推計」（令和5年10月1日現在［確定値］），2025年以降は国立社会保障・人口問題研究所「日本の将来推計人口（令和5年推計）」の出生中位・死亡中位仮定による推計結果．

図2-1 ● 高齢化の推移と将来推計

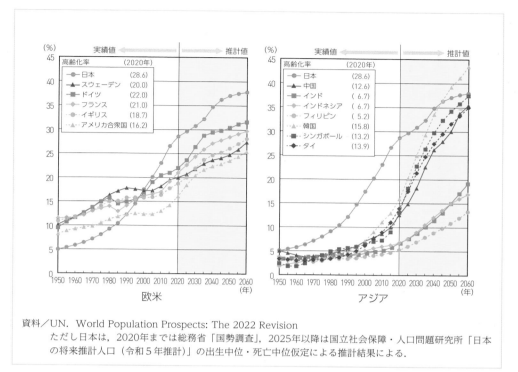

資料／UN. World Population Prospects: The 2022 Revision
　　　ただし日本は，2020年までは総務省「国勢調査」，2025年以降は国立社会保障・人口問題研究所「日本の将来推計人口（令和5年推計）」の出生中位・死亡中位仮定による推計結果による．

図2-2 ● 世界の高齢化の推移

3．高齢化と人口の減少

　2022（令和4）年の簡易生命表によると，0歳の平均余命である**平均寿命**は男性81.05歳，女性は87.09歳である。寿命の長さは世界トップクラスであり，さらに延伸すると予測されている（図2-3）。

　わが国の人口は，2023（令和5）年現在約1億2435万人である。第2次世界大戦後は増加が続いていたが，2005（平成17）年以後は減少に転じた。男女別・年齢別の人口構成をグラフにした人口ピラミッドは，もはやピラミッド型ではなく，第1次ベビーブーム世代*と第2次ベビーブーム世代*を中心とした2つのふくらみをもち，年少人口がより少ないつぼ型となっている。1990（平成2）年以降，年少人口（0～14歳）と生産年齢人口（15～64歳）の割合は低下し，高齢者人口（65歳以上）の割合が増加する高齢化の傾向が続いている。わが国は，少子高齢化により死亡数が増加し人口減少が加速する**多死社会**を迎えつつある（図2-4）。

4．2025年以降の高齢者の問題

　2015（平成27）年には，すべての団塊の世代が65歳以上となった。労働人口の減少や，年金給付の急激な増大などの懸念は「2015年問題」と称され，警鐘が鳴

＊第1次ベビーブームは1947（昭和22）～1949（昭和24）年，第2次ベビーブームは1971（昭和46）～1974（昭和49）年である。第1次ベビーブーム世代は「団塊の世代」，第2次ベビーブーム世代は「団塊ジュニア」とよばれる。

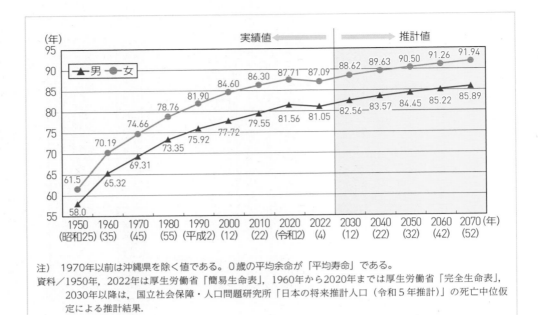

注）　1970年以前は沖縄県を除く値である。0歳の平均余命が「平均寿命」である。
資料／1950年，2022年は厚生労働省「簡易生命表」，1960年から2020年までは厚生労働省「完全生命表」，
　　　2030年以降は，国立社会保障・人口問題研究所「日本の将来推計人口（令和5年推計）」の死亡中位仮
　　　定による推計結果.

図2-3 ●平均寿命の推移と将来推計

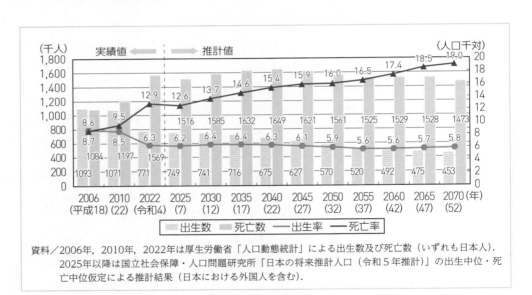

資料／2006年，2010年，2022年は厚生労働省「人口動態統計」による出生数及び死亡数（いずれも日本人）.
　　　2025年以降は国立社会保障・人口問題研究所「日本の将来推計人口（令和5年推計）」の出生中位・死
　　　亡中位仮定による推計結果（日本における外国人を含む）.

図2-4 ●出生数および死亡数の将来推計

らされていた。2025（令和7）年は，団塊の世代が後期高齢者（75歳以上）となり，
国民の3割が65歳以上となる区切りの年である。要支援・要介護者や認知症高齢
者が増加することによって，医療や介護のニーズはいっそう高まる見通しであり，
それに伴う社会保障費の急増が懸念されている（2025年問題）。これに対応して，
厚生労働省は2025（令和7）年をめどに**地域包括ケアシステム***の構築を目指すこ
とになった。

B 社会の動向からの理解

1. 高齢者のいる世帯の増加

　　高齢者のいる世帯数と，それが全世帯に占める割合は増加傾向にある（図2-5）。高齢者のいる世帯数は，1975（昭和50）年に**712万世帯**であったが，年々増加の一途をたどり，2022（令和4）年には**2747万4000世帯**にまで達している。そのうち，高齢者の一人暮らし（単独世帯）が31.8％，夫婦の双方もしくはいずれかが高齢者で子どもと同居していない二人暮らし（夫婦のみの世帯）が32.1％で，高齢者のみの世帯が半分以上を占める。また，1980（昭和55）年には半分以上を占め高齢者の代表的な世帯であった三世代世帯は，7.1％まで割合を減らしている。

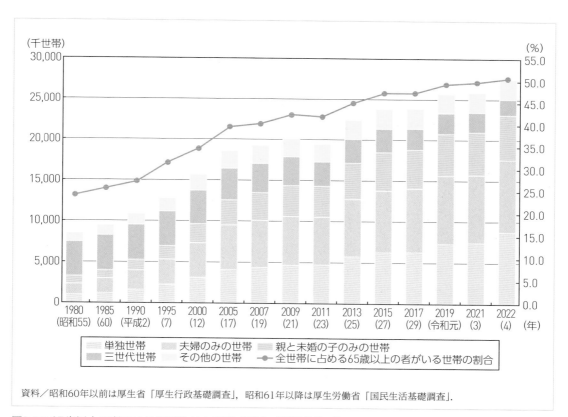

資料／昭和60年以前は厚生省「厚生行政基礎調査」，昭和61年以降は厚生労働省「国民生活基礎調査」.

図2-5●65歳以上の者のいる世帯数および構成割合（世帯構造別）と，全世帯に占める65歳以上の者がいる世帯の割合

＊**地域包括ケアシステム**：高齢者の尊厳の保持と自立生活の支援を目的として，重度な要介護状態になっても，可能な限り住み慣れた地域で，自分らしい暮らしを人生の最期まで続けることができるよう，住まい・医療・介護・予防・生活支援が一体的に提供されるシステム。

2．年金制度と環境の変化

　1986（昭和61）年に改正された年金制度では，国民年金（老齢基礎年金）は65歳以上から支給されるようになった（厚生年金や共済年金の加入者は国民年金に上乗せされる部分もある）。しかし，21世紀になると高齢社会の進展とともに従属人口と生産人口が逆転し，年金制度にも不均衡が生じたため，人々の年金に対する不安が高まっている。これに対応し，国は年金支給開始年齢の段階的な引き上げ，希望者全員が65歳まで働ける制度（高年齢者雇用安定法），さらには2021（令和3）年の改正により，企業の実情に応じて70歳までの就業確保措置が努力義務となった。

3．定年制と雇用状況

　急速に進行する高齢化に対応し，高齢者が少なくとも年金受給開始年齢までは意欲と能力に応じて働き続けられるよう，環境が整備されてきた。しかし，65歳を迎えると，その多くは職業からの引退を余儀なくされる。近年，長期にわたる景気の停滞を受け，年金だけでは生計の維持が困難であることから，からだの動くうちはできるだけ働きたいという人は多い。労働力人口総数に占める65歳以上の者の割合は2023（令和5）年で13.4％であり，年々上昇を続けている。男性は60歳代後半でも半数以上が働いている。

C　生活や価値観の多様化の理解

　老年期には，その人が何十年と積み重ねてきた生活習慣や価値観を反映した形で，その人らしさが生き方に現れてくる。

　また，老年期に獲得・形成する地位や役割がある。孫の誕生によって祖父母になることや，地域の高齢者クラブに参加すること，あるいは定年退職後に再就職することなどである。余暇を活用して若い頃にできなかった趣味活動を行ったり，ボランティア活動に専念したり，自ら生きがいを見いだして前向きな生活を送っている高齢者も多い。一方で，老年期は，心身の健康，経済的基盤，社会的つながりなどの喪失に遭遇し，「自らの生きている意味・価値」を振り返る時期でもある。

　人生の最終段階に向けて，老年期の人々がいかに健やかに，心豊かに，快適に過ごすかは，現在の高齢者だけの問題ではなく，保健・医療・福祉の関係者はもとより，国民すべてにとって非常に重要な課題である。

Ⅱ　高齢者の健康問題

A　高齢者の受療動向

　国民生活基礎調査によれば，2022（令和4）年の65歳以上の**有訴者率**（人口千対）は男性397.6，女性435.2で，高齢者の4割の者に病気やけがなどの自覚症状があり，その率は年齢が高くなるにつれて増加している。

　2020（令和2）年の患者調査によると，65歳以上の**入院受療率**は2512（人口10万対）（図2-6），75歳以上では3568で，年齢が高くなるにつれて増加している。65歳以上の入院受療率で最も高いのは循環器系であり，精神および行動の障害が続く。65歳以上の**外来受療率**は1万45（人口10万対）（図2-6）で，80〜84歳が1万1847で最も多い。これらは，高齢者がほかの年齢層よりも医療ニーズを多く抱えることを示している。

B　医療の高度化・多様化

　わが国の医療対策は，これまで医療施設や病床設備に主眼をおいて進められてきた。その結果，医療供給体制は国際的にも高い水準に達している。また，栄養・衛生状態の改善など社会状況の変化と重なり，世界的な長寿社会が実現した。

　一方，急速な少子高齢化の進展，がんや循環器疾患などの慢性疾患の急増，医学の進歩による医療の高度化・専門化の進展，さらにはインターネットなどを介した

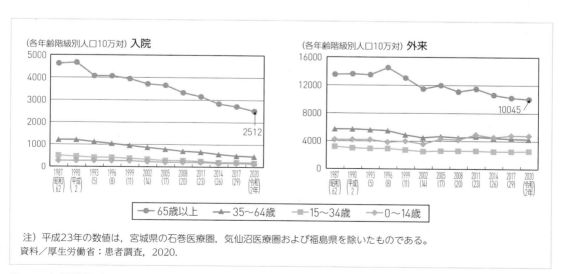

　注）平成23年の数値は，宮城県の石巻医療圏，気仙沼医療圏および福島県を除いたものである。
資料／厚生労働省：患者調査，2020.

図2-6 ●年齢階級別にみた受療率の推移

　　情報提供手段の発達にみられる情報化社会の進展など，わが国の保健医療を取り巻
く環境は著しく変化している。これに伴って，国民の医療に対するニーズも多様化・
高度化している。

C 要介護高齢者・認知症高齢者の増加

1. 増加する要介護高齢者

　　65歳以上の要介護者等について，介護が必要となった要因を図2-7に示す。男性
は脳血管疾患が一番多く全体の約4分の1を占めており，次いで認知症が多い。女
性は認知症が一番多く，次いで骨折・転倒，高齢による衰弱が続いている。

　　1994（平成6）年，**新・高齢者保健福祉推進10か年戦略（新ゴールドプラン）**
の一つとして，「**新寝たきり老人ゼロ作戦***」が展開され，寝たきり高齢者の増加
に歯止めがかかった。しかし，認知症高齢者は当初の予想よりはるかに増加し，
2012（平成24）年には462万人，2025（令和7）年には約700万人（約5人に1人）

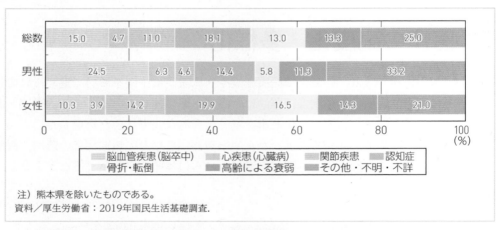

注）熊本県を除いたものである。
資料／厚生労働省：2019年国民生活基礎調査.

図2-7 ● 65歳以上の要介護者等の性別にみた介護が必要となった主な要因

表2-2 ● 新オレンジプラン7つの柱

①認知症への理解を深めるための普及・啓発の推進
②認知症の容態に応じた適時・適切な医療・介護等の提供
③若年性認知症施策の強化
④認知症の人の介護者への支援
⑤認知症の人を含む高齢者にやさしい地域づくりの推進
⑥認知症の予防法，診断法，治療法，リハビリテーションモデル，介護モデル等の研究開発およびそ
　の成果の普及の推進
⑦認知症の人やその家族の視点の重視

＊**新寝たきり老人ゼロ作戦**：寝たきり予防，寝たきり老人の減少などを目的とし，高齢者の自立を支援する観点から，
　脳血管疾患のリハビリテーション，在宅医療サービスの充実，看護師や保健師の人材確保などを図った。

になると予測されている。この状況に対応するため，厚生労働省は関係省庁と共同し，2015（平成27）年に**認知症施策推進総合戦略（新オレンジプラン）**を取りまとめた。新オレンジプランは「認知症の人の意思が尊重され，できる限り住み慣れた地域のよい環境で自分らしく暮らし続けることができる社会の実現を目指す」という基本的な考え方のもと，**7つの柱**（表2-2）に沿って施策が展開された。

2．介護者の高齢化と健康問題

　わが国の高齢者介護は戦前の家制度のなごりを受けて，"長男の嫁"に負担がかかる状況が長く続いていた。現在でも主介護者の約7割が女性で，年齢的にも50歳以上が圧倒的に多い（図2-8）。さらに，核家族化が進むことで，高齢の配偶者が世話をするケースが増加し，介護者の過半数が60歳以上という，介護者の高齢化（**老老介護**）が顕在化している。要介護高齢者の介護内容は多岐にわたり，身体的な疲労や時間的拘束を伴うなど，介護者の健康に影響を及ぼす場合がある。認知症高齢者の増加により，軽度認知症高齢者である妻（夫）が，重度認知症高齢者である夫（妻）を介護するケース（認認介護）も増加している。

　家族の介護力は個人の意思の問題だけでなく，家庭の経済的基盤や就労の状態，住宅事情などもかかわってくる。今後，構築が進められる地域包括ケアシステムにおいて「在宅」の概念は大きく変化している。「在宅療養」や「在宅ケア」といった場合，在宅＝自宅ではなく，老人ホームやサービス付き高齢者住宅なども「在宅」に含まれている。

　介護する家族が健康であることが介護継続には大切であるため，「自宅における家族のみによる介護」にこだわらず，多様な支援サービスを家族介護と組み合わせて，介護する家族の健康も守っていくことが必要である。

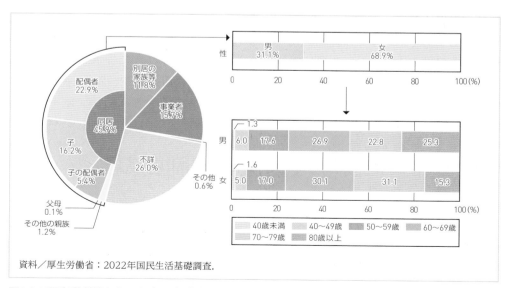

資料／厚生労働省：2022年国民生活基礎調査.

図2-8 ● 要介護者等からみた主な介護者の続柄

III 高齢者に対する保健・医療・福祉の現状と2025年に向けた改革

A 医療介護総合確保推進法と地域包括ケアシステム

1. 医療介護総合確保推進法の成立

　　高齢者に対する保健・医療・福祉政策は，少子高齢化の進展とともに大きな変革期に差しかかっている。2014（平成26）年6月，持続可能な社会保障制度の確立を図るための改革の推進に関する法律として，「地域における医療及び介護の総合的な確保を推進するための関係法律の整備等に関する法律（医療介護総合確保推進法）」が制定された。この法律に基づいて，効率的かつ質の高い医療提供体制を構築するために，また，地域包括ケアシステムを構築することによって地域における医療および介護の総合的な確保を推進するために，医療法，介護保険法などの関係法律が順次改正されている。

2. 地域包括ケアシステムの推進

　　団塊_{だんかい}の世代が75歳以上となる2025（令和7）年をめどに，高齢者の尊厳の保持と自立生活の支援を目的として，重度の要介護状態になっても，可能な限り住み慣れた地域で，自分らしい暮らしを人生の最期まで続けることができるよう，地域における包括的な支援，入院・退院・在宅復帰を通じた切れ目のないサービスの提供体制（**地域包括ケアシステム**）の構築が推進されている。

　　地域包括ケアシステムは，ニーズに応じた住まいが確保されることを前提として，医療・介護・予防・福祉を含めた生活支援サービスが一体的に提供される体制であり，おおむね30分以内に必要なサービスが提供される日常生活圏域（中学校区）を基準とする。地域の自主性や主体性に基づき，地域の特性に応じたシステムを構築していくことが求められている（図2-9，10）。

B 高齢者に関する医療保険制度の変遷

1. 老人保健と老人医療

　　昭和50年代以降のわが国の福祉や保健施策の基本命題は，急速に到来する高齢社会にいかに対応するかであったといっても過言ではない。

　　人口の急激な高齢化や社会情勢の変化を踏まえ，わが国では，できるだけ住み慣

「①介護」「②医療」「③予防」という専門的なサービスと，その前提としての「④住まい」と「⑤生活支援・福祉サービス」が相互に関係し，連携しながら在宅の生活を支えている。

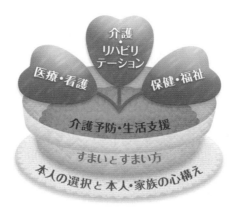

平成27年度老人保健事業推進費等補助金老人保健健康増進等事業：地域包括ケアシステムと地域マネジメント，三菱UFJリサーチ＆コンサルティング，2016.

●**住まいと住まい方**
　生活の基盤として必要な住まいが整備され，本人の希望と経済力にかなった住まい方が確保されていることが地域包括ケアシステムの前提である。高齢者のプライバシーと尊厳が十分に守られた住環境が必要になる。

●**生活支援・福祉サービス**
　心身力の低下，経済的事由，家族関係の変化などがあっても尊厳ある生活が継続できるよう，生活支援を行う。
　生活支援は，食事の整備など，サービス化できる支援から，近隣住民の声かけや見守りなどのインフォーマルな支援まで幅広く，担い手も多様である。生活困窮者などには，福祉サービスとしての提供も行う。

●**介護・医療・予防**
　個人の抱える課題に合わせて「介護・リハビリテーション」「医療・看護」「保健・予防」が専門職によって提供される（有機的な連携，一体的な提供）。ケアマネジメントに基づき，必要に応じて生活支援と一体的に提供される。

●**本人・家族の選択と心がまえ**
　単身・高齢者のみ世帯が主流になるなかで，在宅生活を選択することの意味を，本人・家族が理解し，そのための心がまえをもつことが重要である。

資料／厚生労働省：地域包括ケア研究会報告書，2013年3月.

図2-9●地域包括ケアシステムにおける5つの構成要素

れた地域社会で，健康で豊かな生活を送れるように様々な施策を実施してきた。代表的なものとして医療法の改正，老人保健法の制定，**老人福祉法等福祉関係8法の改正**＊と高齢者保健福祉推進10か年戦略の策定，介護保険法の制定などがある。その中心となるのは老人保健法（現高齢者医療確保法），老人福祉法，介護保険法である。

＊**老人福祉法等福祉関係8法の改正**：1990（平成2）年に施行された「老人福祉法等の一部を改正する法律」により，老人福祉法，老人保健法，身体障害者福祉法，精神薄弱者福祉法，児童福祉法，母子及び寡婦福祉法，社会福祉事業法，社会福祉・医療事業団体法の8つの法律が改正された。

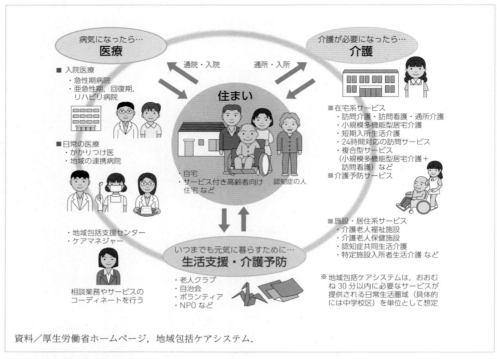

図2-10 ● 地域包括ケアシステム

1 老人保健事業，介護保険制度の萌芽

　わが国では，1961（昭和36）年に国民皆保険制度が成立し，医療機関受診への経済的な負担が少なくなった。昭和30年代から40年代にかけては現在の老人保健事業や介護保険制度の萌芽ともいうべき試みが始まった。1962（昭和37）年には老人家庭奉仕員派遣事業が開始され，翌1963（昭和38）年には，**老人福祉法**の制定により，老人健康診査が開始された。前者はヘルパーの先駆けともいえ，後者は，市町村が65歳以上の高齢者に対して，疾病の早期発見・早期治療を主な目的として健康診査を行うものであった。

　医療費については，1972（昭和47）年に老人福祉法が改正され，翌1973（昭和48）年から70歳以上の老人医療費支給制度（老人医療費の無料化）が開始された（**福祉元年**）。高齢者の医療機関への早期受診という点では効果的であったが，高齢者の受療が増加したことによって医療費が急増した。

2 老人保健法の制定

　1982（昭和57）年，これまで老人福祉関連事業として実施されてきた老人保健医療を統合し，予防からリハビリテーションまでを一貫したかたちで組み込んだ**老人保健法**が制定され，翌1983（昭和58）年に施行された。

　壮年期以降を対象とする様々な保健事業を統括し，老人医療と連携させることで総合的な保健医療サービスを提供することをねらいとした法律であった。保健事業には，①健康手帳の交付，②健康教育，③健康相談，④健康診査，⑤医療等，⑥機

能訓練，⑦訪問指導があり，市町村が実施主体となって実施された。

　老人保健法は，1986（昭和61）年に最初の改正が行われ，老人医療費の一部負担金の改正と加入者按分率の引き上げおよび老人保健施設の創設などにより，老人保健制度の長期的な安定化が図られた。

　1990（平成2）年には老人福祉等福祉関係8法改正の一環として老人保健法も改正され，都道府県および市町村の老人保健計画が老人福祉計画と一体のものとして策定すべきことが規定された。

　1991（平成3）年には，寝たきりまたはこれに準ずる状態の高齢者が在宅でも安心して療養生活を送ることができるように，かかりつけの医師との連携のもとに訪問看護ステーションから看護師が家庭を訪問して看護サービスを提供する**老人訪問看護制度**が創設された。訪問看護については，1994（平成6）年に，健康保険法による訪問看護制度も新設されて，訪問看護サービス対象者が拡大した。そのほか，入院時の食事にかかる給付の見直し，付き添い看護の解消，保険者からの拠出金による老人保健施設や訪問看護ステーションの緊急整備などが改正の主な内容であった。

　1997（平成9）年には，一部負担金の改正，薬剤一部負担金制度の創設，2000（平成12）年には，介護保険法の施行に伴い，老人保健施設療養費の全部，老人訪問看護療養費と老人医療費の一部を介護保険制度下に移行することなどを内容とした改正が行われ，老人保健施設は介護老人保健施設として運用されるようになった。2001（平成13）年には，月額上限付きの定率1割負担制の導入，高額医療費支給制度の創設などを内容とする改正が行われ，さらに2002（平成14）年には，受給対象年齢が75歳以上に引き上げられるとともに，患者負担の定率1割負担（一定以上所得者は2割）が徹底された。

　2006（平成18）年に医療制度改革に関連した法制度の改正が行われ，老人保健法は，**高齢者の医療の確保に関する法律（高齢者医療確保法）**と改称された。これに伴い，従来の老人保健事業のうち基本健康診査については，2008（平成20）年度から，①40〜74歳の者に対する**特定健康診査**，**特定保健指導**の実施を医療保険者の義務とし，②75歳以上の者に対しては，後期高齢者医療広域連合の努力義務として健康診査を実施することとなった。がん検診については，健康増進法に基づく事業と位置づけられ，引き続き市町村が実施することとなった。また，医療費については，2008（平成20）年度より，75歳以上（または一定以上の障害がある65歳以上）の高齢者を対象に新たな独立した医療保険制度（**後期高齢者医療制度**）が開始され，公費（約5割），現役世代からの負担（約4割），高齢者からの保険料（1割）および患者負担で賄うこととなった。自己負担割合については，現役並み所得者は3割となった。

2.　ゴールドプランによる高齢者保健福祉の発展

　高齢者保健福祉施策については1989（平成元）年12月に**高齢者保健福祉推進10**

か年戦略（ゴールドプラン）が策定され，ホームヘルプサービス，ショートステイ，デイサービスのいわゆる在宅介護3本柱をはじめとする具体的な環境整備が進められてきた。ゴールドプランは1994（平成6）年に見直されて**新・高齢者保健福祉推進10か年戦略（新ゴールドプラン）**となり，全国の地方公共団体において老人保健福祉計画が推進され，在宅福祉施策が整備された。

　新ゴールドプランは1999（平成11）年度までのプランであったが，わが国の高齢化がますます進行し，世界最高水準の高齢化率となるなか，2000（平成12）年度から介護保険制度が施行され，その一環として全国の市町村，都道府県において介護保険事業計画が策定されることを踏まえて，1999（平成11）年に**今後5か年間の高齢者保健福祉施策の方向（ゴールドプラン21）**が策定された。これは2000（平成12）年度から開始され，住民に最も身近な地域において，介護サービス基盤の整備と生活支援対策等を車の両輪として実施し，また，基本的目標として，①活力ある高齢者像の構築，②高齢者の尊厳の確保と自立支援，③支え合う地域社会の形成，④利用者から信頼される介護サービスの確立を図ろうとするものであった。

C　介護保険制度

　介護保険制度が創設されるまで，高齢者介護は老人福祉と老人保健（老人医療含む）という異なる2つの枠組みのなかで行われてきた。そのため，同じ状態にある複数の要介護者に対して，異なる制度で対応が行われて，受けるサービスや手続き，負担額に格差があるなどの不合理が生じた。また，老人福祉制度によるサービスは行政措置として行われ要介護者自身が選択できなかったこと，老人医療制度においては社会的入院が増加したことなどの問題も生じた。

　また，社会の高齢化の進展により介護ニーズが増加・一般化したことに対応する施策が求められ，1990年代の半ば頃から本格的に新しい制度の検討が始められた。

1.　老人福祉制度と老人保健制度の再編成

　老人福祉制度と老人保健制度を再編成し，給付と負担の関係が明確な社会保険方式により社会全体で高齢者介護を支える新しいしくみを創設すること，さらに利用者が選択可能な保健・医療・福祉にまたがる総合的なサービスを提供することを目的として1997（平成9）年に**介護保険法**が成立し，2000（平成12）年から施行された。その後，3年ごとに見直され，2020（令和2）年にも改正されている。

2.　介護保険制度の概要

1　保険者と被保険者

　介護保険制度は地域に根ざしたサービスを基本とすることから，保険者は市町村（特別区を含む）である。被保険者は40歳以上の者で，65歳以上の第1号被保険者と40歳以上65歳未満の医療保険加入者である第2号被保険者からなる（表2-3）。

表2-3●介護保険制度における被保険者・受給権者等

	第1号被保険者	第2号被保険者
対象者	65歳以上の者	40歳以上65歳未満の医療保険加入者
受給権者	・要介護者（寝たきりや認知症で介護が必要な者） ・要支援者（要介護状態となるおそれがあり，日常生活に支援が必要な者）	左のうち，初老期における認知症，脳血管疾患などの老化に起因する疾病（特定疾病*）によるもの

2 保険料

　第1号被保険者の保険料は市区町村ごとに所得段階に応じて設定され，3年ごとに見直しがある。

　保険料は，一定額以上の老齢・退職年金者について年金から徴収される特別徴収と，それ以外の普通徴収とがある。第2号被保険者の保険料は医療保険者がそれぞれの医療保険各法の規定に基づいて徴収する。

3 介護サービスのしくみ

●**介護サービスの申請**　介護保険におけるサービスは，被保険者が要支援・要介護状態と判断された場合に給付される。サービスの給付を希望する場合，図2-11のような手続きが必要となる。

●**要介護認定**　要介護認定は，市町村に設置された保健・医療・福祉の専門家からなる介護認定審査会の判定に基づいて行われる。本人または家族などから申請があれば，まず，市町村職員が訪問し，被保険者の心身の状況，置かれている環境などを確認する。1次判定では，調査結果に基づいてコンピューターによる判定が行われる。2次判定では，1次判定結果や主治医の意見書などに基づき，介護認定審査会において最終的な判定が行われ，要介護状態区分が決定される。

●**介護支援専門員の役割**　介護保険制度では，利用者の自己決定を支援するため，ケアマネジメントの考え方が重視されている。利用者は自ら介護サービス計画を作成することも可能であるが，居宅介護支援事業者に依頼すると，**介護支援専門員（ケアマネジャー）**が利用者の心身の状況や希望を踏まえ，介護サービス事業者との連絡調整を行いながら，居宅サービス計画を作成する。施設入所サービス利用者のケアプランは施設の介護支援専門員が立案する。介護サービスは，介護サービスの種類や量を定めた**介護サービス計画（ケアプラン）**に基づいて提供される。介護サービス計画作成に要する費用は全額給付されるので，利用者負担はない。

＊**介護保険法で定める特定疾病**：①がん（医師が一般に認められている医学的知見に基づき回復の見込みがない状態に至ったと判断したものに限る），②関節リウマチ，③筋萎縮性側索硬化症，④後縦靱帯骨化症，⑤骨折を伴う骨粗鬆症，⑥初老期における認知症，⑦進行性核上性麻痺，大脳皮質基底核変性症およびパーキンソン病，⑧脊髄小脳変性症，⑨脊柱管狭窄症，⑩早老症，⑪多系統萎縮症，⑫糖尿病性神経障害，糖尿病性腎症および糖尿病性網膜症，⑬脳血管疾患，⑭閉塞性動脈硬化症，⑮慢性閉塞性肺疾患，⑯両側の膝関節または股関節に著しい変形を伴う変形性関節症

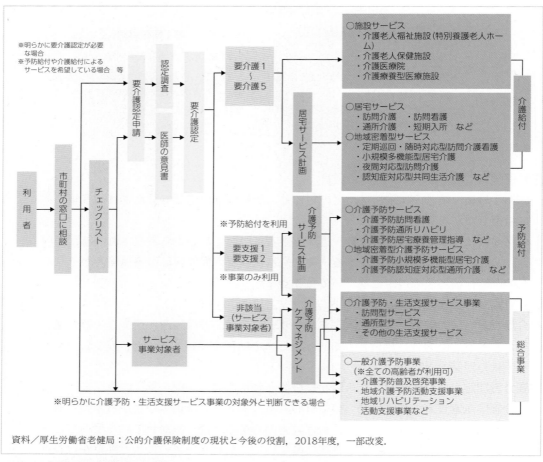

資料／厚生労働省老健局：公的介護保険制度の現状と今後の役割，2018年度，一部改変.

図2-11 ● 介護サービスの利用手続き

3. 介護サービスの適用と種類

1 介護給付と予防給付

　第1号被保険者のうち，要介護1〜5に認定された要介護者は**介護給付**，要支援1・2に認定された要支援者は**予防給付**の対象となる。

　第2号被保険者は，その原因が初老期における認知症，脳血管疾患，パーキンソン病，筋萎縮性側索硬化症，末期がんなど老化に起因する16の疾病（特定疾病）によるものと限定され，かつ，要介護・要支援と認定された場合に給付される。

　居宅（在宅）サービスは要支援・要介護度に応じて区分支給限度額（単位で計算）が設定されている。施設サービスは要介護度，施設別に支給限度額（利用限度額）が異なっている。

2 施設サービス・居宅サービス・地域密着型サービス

　施設サービスの種類は介護老人福祉施設・介護老人保健施設・介護医療院・介護療養型医療施設＊であり，要支援と認定された場合は利用できない。2015（平成

27）年，介護老人福祉施設の入所は要介護3以上という条件が加わった。

　居宅（在宅）サービスは多様に用意されており，通所系のデイケア・デイサービス，訪問系の訪問介護・訪問看護・訪問入浴介護などがある。

　地域密着型サービスは介護保険サービスのなかでは新しく，その住所地の者が利用できる。小規模多機能型居宅介護・地域密着型介護老人福祉施設入所者生活介護・認知症対応型共同生活介護（グループホーム）・看護小規模多機能型居宅介護等，泊まりや通い・訪問を組み合わせた多様なサービスが用意されている。

3 利用者負担

　利用者負担は原則1割であるが，2015（平成27）年より一定の所得がある利用者は2割負担が，2018（平成30）年は3割負担が導入された。施設入所者の入居費・食費（いわゆるホテルコスト）については，自宅で生活している要介護者との負担の公平を図るため，医療保険制度と同様に利用者負担となっている。

D 高齢者の権利擁護

　高齢者を，年をとっているという理由で弱者扱いをしたり，社会的に不利益をこうむる状態にすることは，高齢者差別（エイジズム）に当たる。高齢者の虐待を防止して人としての尊厳を守るための法律や，認知症などにより判断能力が衰え，財産管理がうまくいかなくなったときなどに，人権を侵害されることのないよう，法律に基づいて高齢者を守る制度が整備されている。また，その人らしいQOL（quality of life：生命の質，生活の質）を最後まで支援するためのガイドライン等が示されている。看護職は制度をよく理解し，必要時は高齢者や家族に紹介することが求められる。

1．高齢者虐待防止法

　高齢者虐待とは「高齢者の人としての尊厳を傷つける行為」である。高齢化が進むなかで社会問題となり，2005（平成17）年に「**高齢者虐待の防止，高齢者の養護者に対する支援等に関する法律（高齢者虐待防止法）**」が制定され，2006（平成18）年4月に施行された。

　高齢者虐待防止法では，虐待を，養護者（家族，親族など）によるものと，養介護施設*従事者等（養介護施設または養介護事業所の業務に従事する者。すなわち，介護保険施設等の入所施設や介護保険居宅サービス事業者など，老人福祉法や介護保険法で規定されている高齢者向け福祉・介護サービスに従事するすべての職員）によるものに分けている。虐待の種類は，①身体的虐待，②介護・世話の放棄・放任（ネグレクト），③心理的虐待，④性的虐待，⑤経済的虐待である（表2-4）。

＊介護療養型医療施設は2017（平成29）年度末で廃止され，2024（令和6）年3月末までの移行期間が設けられている。
＊**養介護施設**：老人福祉法に規定される老人福祉施設（地域密着型施設も含む），有料老人ホーム，および介護保険法に規定される介護老人福祉施設，介護老人保健施設，介護医療院，地域包括支援センターをいう。

表2-4 ● 高齢者虐待の種類

身体的虐待	高齢者の身体に外傷が生じ，または生じるおそれのある暴行を加えること
介護・世話の放棄・放任（ネグレクト）	高齢者を衰弱させるような著しい減食，長時間の放置，養護者以外の同居人による虐待行為の放置など，養護を著しく怠ること
心理的虐待	高齢者に対する著しい暴言または著しく拒絶的な対応その他の高齢者に著しい心理的外傷を与える言動を行うこと
性的虐待	高齢者にわいせつな行為をすることまたは高齢者をしてわいせつな行為をさせること
経済的虐待	養護者または高齢者の親族が当該高齢者の財産を不当に処分することその他当該高齢者から不当に財産上の利益を得ること

　　2020（令和2）年度の高齢者虐待防止法に基づく対応状況等に関する調査結果では，高齢者虐待の相談・通報件数は，養介護施設従事者等によるものはともに減少したのに対し，養護者によるものはともに増加した。また，虐待の種類は，身体的虐待が半数を超えて最も多く，次いで心理的虐待が多かった。養護者による高齢者虐待を防止するには，介護を家族だけに任せるのではなく，介護支援専門員などに相談し，介護保険制度によるサービスを導入するなどして高齢者とその家族を孤立させないなど，他者とのかかわりが重要となる。

　　また，一般市民にも，当該高齢者の生命またはからだに重大な危険が生じているなど，虐待が疑われる場合の通報義務がある。通報先は，市町村や地域包括支援センターである。虐待でなかった場合もペナルティはなく，連絡者の氏名が周囲に漏れることはない（高齢者虐待防止法第7条・21条）。

● **身体拘束の禁止**　**身体拘束**とは，ひもや綿入り帯，衣類などを用いて，一時的に被介護者の身体を拘束すること，運動を抑制すること，行動を制限することを指す（表2-5）。医療や介護の現場では，援助技術の一つとして安全確保の点からやむを得ないものとして行われていたが，被介護者へ与えるリスク（精神的苦痛，身体的機能の低下）や家族へ与えるリスク（拘束されている被介護者を目にして混乱，苦悩，後悔する）は大きなものであった。1998（平成10）年に抑制廃止福岡宣言が採択され，1999（平成11）年に介護保険指定基準において，身体拘束は原則としてすべて高齢者虐待に該当する行為とされ，身体拘束禁止規定（表2-6）が定められた。

　　介護保険施設などでは，身体拘束の廃止に向けて，日常的なケアの質の向上に取り組むことが求められている。

表2-5 ● **身体拘束に該当する行為**

①徘徊しないように，車いすやいす，ベッドに体幹や四肢をひも等で縛る。
②転落しないように，ベッドに体幹や四肢をひも等で縛る。
③自分で降りられないように，ベッドを柵（サイドレール）で囲む。
④点滴・経管栄養等のチューブを抜かないように，四肢をひも等で縛る。
⑤点滴・経管栄養等のチューブを抜かないように，又は皮膚をかきむしらないように，手指の機能を
　制限するミトン型の手袋等をつける。
⑥車いすやいすからずり落ちたり，立ち上がったりしないように，Ｙ字型抑制帯や腰ベルト，車いす
　テーブルをつける。
⑦立ち上がる能力のある人の立ち上がりを妨げるようないすを使用する。
⑧脱衣やおむつはずしを制限するために，介護衣（つなぎ服）を着せる。
⑨他人への迷惑行為を防ぐために，ベッドなどに体幹や四肢をひも等で縛る。
⑩行動を落ち着かせるために，向精神薬を過剰に服用させる。
⑪自分の意思で開けることのできない居室等に隔離する。

資料／厚生労働省：身体拘束ゼロ作戦推進会議；身体拘束ゼロへの手引き，2001，p.7.

表2-6 ● **身体拘束禁止規定**

　介護保険指定基準上，「当該入所者（利用者）又は他の入所者（利用者）等の生命又は身体を保護するための緊急やむを得ない場合」には身体拘束が認められているが，これは，「切迫性」「非代替性」「一時性」の３つの要件を満たし，かつ，それらの要件の確認等の手続きが極めて慎重に実施されているケースに限られる。

　３つの要件をすべて満たすことが必要
　①切迫性：利用者本人または他の利用者等の生命または身体が危険にさらされる可能性が著しく
　　高いこと
　②非代替性：身体拘束その他の行動制限を行う以外に代替する介護方法がないこと
　③一時性：身体拘束その他の行動制限が一時的なものであること
　※３つの要件をすべて満たす状態であることを「身体拘束廃止委員会」等のチームで検討，確認
　　し記録しておく

2．成年後見制度

　成年後見制度（表2-7）とは，認知症・知的障害・精神障害などにより判断能力が不十分である人の権利を保護し，支援する制度である。家庭裁判所が法定後見人を選任し，その後見人が財産管理（不動産の処分など）や生活・療養看護（病院の入院契約など）を行う。成年後見制度には，法定後見制度と任意後見制度がある。

　認知症高齢者や一人暮らしの高齢者の増加によって成年後見制度の需要が高まり，市民による後見人が必要とされるようになった。そのため，2011（平成23）年の介護保険法の改正では，成年後見制度の普及のため，市町村は市民後見人の育成・活用を行うこととされた。

1 高齢者（老年期）とは何か
2 高齢社会の医療と看護
3 高齢者看護の原則
4 高齢者看護の特徴
5 高齢者に多い疾患と看護

表2-7 ● 成年後見制度

①法定後見制度（民法）
多様な判断能力および保護の必要性の程度に応じた制度とするため，「補助」「保佐」「後見」に分かれている。

	補助	保佐	後見
対象者	判断能力が 不十分な者	判断能力が著しく 不十分な者	判断能力が欠けているのが 通常の状態の者

②任意後見制度（任意後見契約に関する法律）
　自分の判断能力が低下する前に，公正証書によって，本人が選ぶ後見人（任意後見人）に将来の財産管理をゆだね，その財産に関する法律行為についての代理権を付与する旨の任意後見契約を締結することができる。

3．高齢者の意思決定支援

● **人生の最終段階における医療・ケアの決定プロセスに関するガイドライン**　人生の最終段階における治療の開始や中止については，従来から医療現場や高齢者施設では大きな課題であった。厚生労働省は2007（平成19）年度にガイドラインを作成し，11年後に改訂している。「平成30年版人生の最終段階における医療・ケアの決定プロセスに関するガイドライン」では，高齢多死社会進行に伴う在宅や施設における療養や看取りの増大を背景に，地域包括ケアの視点やACP（アドバンス・ケア・プランニング：人生の最終段階における医療・ケアについて本人が家族等や医療・ケアチームと事前に繰り返し話し合うプロセス）の概念を盛り込んでいる。

● **認知症の人の日常生活・社会生活における意思決定支援ガイドライン**　人口の高齢化に伴い認知症の人が増加しているが，どの人の意思決定の権利も重要であることは誰もが認識すべきことである。厚生労働省は2018（平成30）年6月に「認知症の人の日常生活・社会生活における意思決定支援ガイドライン」を策定した。認知症の人を支える周囲の人が実施する意思決定支援の基本的考え方（理念）や姿勢，方法，配慮すべき事柄について示している。このガイドラインにより認知症の人が自らの意思に基づいた日常生活・社会生活を送れることを目指している。

4．日常生活自立支援事業

　　認知症・知的障害・精神障害などで判断能力が不十分である人が，地域で自立した生活を送ることができるように，日常生活を支援する事業である。

　　事業の実施主体は都道府県・指定都市の社会福祉協議会である。利用者の希望を踏まえて実施主体が作成した支援計画に基づいて，生活支援員（社会福祉士や精神保健福祉士など）が定期的に訪問し，福祉サービスの利用援助（情報提供や相談，利用手続きの代行，契約締結など）や日常的金銭管理（福祉サービス利用料の支払い，通帳・権利証などの預かり）を行う。相談・支援計画作成は無料，成約後の支援は有料で行われる。

Ⅳ 高齢者看護の機能と役割

A 高齢者看護の基本姿勢

　昔から人は，どのようにしたら幸福で生きがいのある，健康感にあふれた老後を過ごせるかに関心を抱いてきた。

　看護の役割は，人々が身体的・精神的に充実感・満足感をもてるようにすること，つまり，QOL を高めるように援助することである。看護師は，高齢者の身体機能的・精神的・社会的特徴を理解し，健康の各段階に応じて，それぞれの状態における生活行動全般に対して援助することが求められる。

　しかし，高齢者には加齢による身体機能の低下が起こるが，その変化が正常な生理的変化の範囲であるのか，正常を逸脱した病的なレベルであるのかの判断は難しい。正常範囲の変化であっても，機能低下は日常生活のありように様々な影響を与える。たとえば，胃液分泌の減少によって食事量が減少したり，難聴によってコミュニケーションが阻害されたりする。看護活動や保健活動においては，疾病予防や介護予防の視点をもちながら，このような変化や障害をできるだけ少なくして老化の進行を遅らせることが重要となる。

　高齢者看護の目標は，自立した生活の維持と健康増進であり，看護師の役割は高齢者の活動能力が低下しないように配慮することである。この活動能力とは，日常生活動作の自立を意味するだけではなく，状況への対応能力や社会的能力を含むものである。

B 高齢者の保健と看護の役割

　高齢者看護においては，高齢者の健康を維持・増進するための健康教育や健康相談などが行われる。高齢者の状況は個人差が大きいため，個別性を重視しながら高齢者集団に働きかけることが看護の役割でもある。

　看護師がその役割を果たすには，高齢者の身体的・心理的機能の変化が，日常生活にどのように影響してくるかを十分に知ることが重要である。加齢による変化に対する援助の一つとして健康教育があり，日常生活動作（activities of daily living；ADL）の自立促進に向けての働きかけなどを行う。

　人間は老いても，環境に順応する能力をもっている。高齢者の健康教育では，精神面への働きかけや効果的な教育方法を工夫することが特に重要である。高齢者にとっては，できるだけ人と接触をもち，毎日の生活を明るくいきいきと送ること，病気を予防するために自分に合った適度な運動を行い，バランスのよい食事を心が

け，生きがいにつながる趣味や娯楽などといった集中できることを見いだすことなどが重要である。高齢者の生活する環境を整えると同時に，その人に必要な事故防止につながる内容や方法を繰り返し説明することなども，具体的な看護である。

　すなわち，高齢者自身が自らの健康状態を正しく受け止め，その人に合った方法で支援や教育を実践することが最も望ましく，健康維持に重要な意味をもつ。

C 高齢者の健康障害と看護の役割

1. 老年期の特徴

　老年期には，身体面では成人期に比べ，様々な機能低下をきたす。また，退職による収入減，役割・地位の変化，家族との離別などによって精神活動にも多くの影響を受ける時期であり，それらが生活面においても大きな影響を及ぼす。すなわち，老年期はその人の歩んできた長い生活の歴史や人生経験および生理的変化が複雑に絡み合って，その特性がつくりあげられているのである。

　このように，高齢者は様々な影響を受けて予備力や適応力の低下をきたし，機能障害や疾病にかかりやすくなる。身体能力の低下は精神面にも影響を及ぼし，やがては寝たきりになったり認知症が生じたりするケースも多い。また，高齢者看護を実践するうえでは，人生の最終段階として死を迎えなければならないことも理解しておく必要がある。

2. 老年期の特性を踏まえた援助

　高齢者看護において特に留意しなくてはならないのは，長い生活歴をもった高齢者の健康や疾病に対する理解の程度や，その人の生き方や価値観などを知り，自尊心を尊重することである。そのうえで，老年期の特性，すなわち，①個人差が大きい，②適応力の低下，③老化と疾病の区別が不明瞭，④疾病が慢性に経過する，⑤合併症を起こしやすい，⑥全身の機能に障害が及ぶ，などを踏まえ，残存機能を生かした日常生活の自立を目指して援助しなければならない。

　高齢者の健康障害の程度は，自分の身の回りのことは自分でできる軽度のものから，全介助が必要な寝たきり状態まで様々である。看護師はADLの障害の程度をよく理解し，少しでも自立できるような方向で働きかける必要がある。

　高齢者が病気，あるいは何らかの障害によって日常生活の自立に支障が起こると，多くの場合，急激に筋力が低下して歩行困難になる。また，寝たきりの状態やおむつの使用は褥瘡の発生につながりやすい。このように，老年期には一度病気になると，複数の器官に障害を起こしたり，合併症を起こす可能性が高い。

　高齢者に対する援助では，まずは日常生活の自立に向けて，食事，排泄などに関することを優先して行う。人は誰でも，できることなら食事や排泄は人の世話を受けたくないと考えている。そのため，水分摂取の量を減らすことや，便意があるの

に遠慮してナースコールを押さない，もしくは，言語や四肢の障害のため看護師に正確に伝えられないために失禁することなどが起こる。このような問題の発生を防ぐには，高齢者の生活の援助の原則を踏まえること，つまり相手の遠慮する気持ちを察して看護師のほうから患者のニーズを予測して声をかけることが必要である。

　また，麻痺などの障害がある高齢者には，残された機能を少しでも使用することによって筋力低下を防ぎ，関節の拘縮を予防することを心がけなければならない。患者が諦めたり，意欲を失ったりしないよう，相手の身になって励まし，勇気づけながら，患者と一緒に焦らないで行う姿勢をもつことが大切である。

3．治療を受けている高齢者の看護

　健康に何らかの障害が発生して，医療機関などに入院・通院して健康回復のために様々な治療を受けている高齢者は多い。高齢者が医療機関を訪れた際，要領がわからなくて戸惑うことがある。特に，入院した場合は病院での生活にすぐに適応できないことが多く，ストレスがたまり，疾病が悪化することがある。看護師はそのような高齢者の特性を理解し，ていねいにわかりやすくオリエンテーションを行い，環境の変化を受け止められるように働きかける必要がある。同時に，症状の現れ方，表情や表現方法などを細かく観察する。

　一方，検査および薬物療法，手術療法，放射線療法など様々な治療を受けている高齢者の心身のストレスは極めて大きい。このようなときは，高齢者に特有の症状が出現することや，容態が急変することもある。疾病やその治療のために生活が不活発になることによって生じる廃用症候群は，その後，要介護状態に移行しやすいため，特に注意しなければならない。検査や治療を受けているときの高齢者のあらゆる反応を観察し，患者が安全で安楽な状態で過ごせるよう援助しなければならない。また，気づいたことを直ちに医師に報告するなど，速やかに適切な対応をすることも重要な役割である。

　さらに，リハビリテーション，退院指導などにおいて，ほかのチームメンバーと連絡・調整を行い，患者との仲介の役割を果たすことも，看護師として忘れてはならない。

1　重症患者の看護

　近年の医療技術の進歩は著しい。高齢者の場合でも，重症になると人工呼吸器，ペースメーカー，末梢静脈注射や中心静脈栄養（TPN）のライン，心電計モニターなどの医療機器が装着される。患者は器械に取り囲まれた状態に置かれ，また，家族との会話も限られることから，強い不安に陥ることが多い。

　このようななかで，患者が頼りにしている看護師の役割はとても重要であり，なかでも観察は最も大切な看護行為である。看護師は患者の訴えをよく聴き，患者の不安や恐れを予測できることが大切である。患者は，看護師から「関心をもって認められている」ことによって生きる喜びを見いだすこともある。したがって，看護師は自分のほうから声をかけることを心がけ，患者・家族の不安の軽減につながる

ような雰囲気をつくっておくことが大切である。

2 終末期の看護

　最近では，「老衰死」や「平穏死」という，自然な形で終末を迎えることを望む高齢者が多くなっている（図2-12）。高齢者の重症状態が長期化すると，家族の経済的負担，心身の疲労は増大する。こうした場合，ソーシャルワーカーへ連絡することや，治療処置・予後などを家族に説明するように医師に働きかけることも看護師の役割である。

　そして，高齢者が死を迎えようとしているときには，家族や友人が，その人の価値ある人生を振り返り語り合えるような雰囲気づくりを心がけるなど，安らかな死を迎えるための援助を行うことは看護師の大切な役割である。

　最近は，自宅で死を迎えたいと願う本人や家族の希望を受けて，在宅ターミナルケアへの取り組みが増加している。在宅ターミナルケアにおける看護師の役割は，基本的には施設内の看護と同様であるが，かかりつけ医への連絡・報告は具体的に細かく行い，事前に指示を受けるなど，よりきめ細かい配慮が必要である。家族が交代で患者をみるなどの役割分担についての指導や，ショートステイなどのサービス利用を紹介することで，家族が休息を図れるようにレスパイトケア＊の活用も必要である。

　また，高齢者が亡くなった後に，家族も含めてスタッフによるグリーフカンファレンスを行うことにより，看取り後の気持ちの支援（グリーフケア）ができるといわれ，実践している病院や施設も増えている。

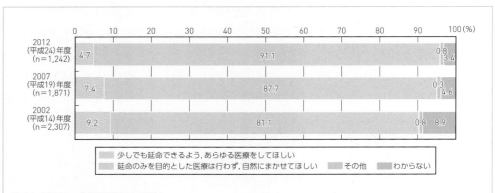

注1）対象は，全国65歳以上の男女
注2）質問は次のとおり。「万一，あなたの病気が治る見込みがなく，死期が近くなった場合，延命のための医療を受けることについてどう思いますか。この中から1つだけお答えください。」
資料／内閣府：高齢者の健康に関する意識調査，2012年度.

図2-12●延命治療に対する考え方

＊レスパイトケア：障害児・者や高齢者を在宅でケアしている家族（介護者）の身体的・精神的疲労を軽減するため，被介護者を施設へ短期入所させたり自宅へ介護者を派遣したりすることによって，一時的にケアの代替えを行う家族支援サービスをいう。

3 　**家族への指導**

　　高齢者は，身体機能が低下して行動範囲が狭まり，動作が緩慢になる。また，経済面・生活面において家族に依存する部分が多くなり，健康管理においても家族の支えが必要になる。しかし，家族が高齢者を支えるべきであるという価値観を押し付けることは，家族の負担になることが多く，家族の状況にも配慮が必要である。

　　近年は核家族化が進み，独居高齢者はもとより老夫婦のみ，あるいは老親と60歳を過ぎた子どもとの同居が増え，家族も高齢化しているケースが多い。そのため，家族に対する指導内容も少しずつ変化している。看護師は在宅の高齢者に対する看護技術の習得を心がけ，対象とその家族に合った指導ができるよう応用力を身につける必要がある。

　　高齢者の疾病や障害の程度によって異なるが，家族には一般的な事項として，①食事および嗜好品の摂取方法，②室内および外出時の事故防止，③緊急時の連絡方法および対応のしかた，④日常生活全般における看護・介護技術，⑤介護保険制度における保健医療福祉サービスなど社会資源の活用，などについて指導する。

　　看取り期には，高齢者本人の意思を尊重しながらも家族が死を受容できるようなかかわりが必要である。

Ｖ　変化する高齢者看護の場

　　現在，高齢者看護の場は，一般的な医療施設である病院や診療所以外に，介護保険3施設，福祉施設，居宅などに拡大している。高齢者が生活する場である居宅においては，訪問看護サービスがある。

Ａ　医療施設（病院，診療所）

　　1992（平成4）年に医療法が改正されて，特定機能病院（大学病院など，高度の医療サービス提供，高度の医療技術開発などを行う）と療養型病床群（一般病床のうちの一群で，長期にわたり療養を必要とする患者のための病床群）が制度化された。

　　2000（平成12）年の介護保険制度の導入に伴い，従来の療養型病床群が介護保険法上の指定を受けて，介護療養型医療施設となった。回復期リハビリテーション病棟は，脳血管疾患または大腿骨骨折などへのリハビリテーションを実施することで，在宅復帰を目的とする病棟である。

　　2018（平成30）年4月には新たな介護保険施設として介護医療院が創設された。

　　地域で医療・介護・生活支援などを一体的に提供していく地域包括ケアシステムの構築が進められるなか，病院では2010（平成22）年頃から，高齢の要介護者など，

1　高齢者（老年期）とは何か
2　高齢社会の医療と看護
3　の原則　高齢者看護
4　の特徴　高齢者看護
5　疾患と看護　高齢者に多い

退院後の在宅復帰に際して課題が生じやすい人に対し，入院時からサポートを行い，スムーズに退院につなげる**入退院支援**が重視されるようになった。

　また，地域包括ケアの推進によって入院日数の短縮化が進むなかで，退院支援はより重要視されるようになっている。2014（平成26）年の診療報酬改定により，**地域包括ケア病棟**が新設された。許可病床200床未満の医療機関に1病棟設置できるもので，急性期治療を経過した患者および在宅療養を行っている患者などの受け入れならびに，患者の在宅復帰支援などを行う機能を有し，地域包括ケアシステムを支える役割を担うものとして期待されている。

B　介護保険施設等

1．介護老人福祉施設（特別養護老人ホーム）

　特別養護老人ホーム（老人福祉法を根拠法とする）が，介護保険法のもとで指定を受けて，定められた入所サービスを提供する場合（ほとんどが提供している），介護老人福祉施設とよばれる（第3章-Ⅱ-B-1「介護老人福祉施設（特別養護老人ホーム）」参照）。

2．介護老人保健施設

　当初は老人保健法による病院と家庭の中間施設として設置されたが，介護保険法の創設時にその管轄下に移行し，現在は65歳以上の高齢者で介護が必要である者に，看護・医学的管理のもとで介護や機能訓練を提供している介護保険施設である（第3章-Ⅱ-B-2「介護老人保健施設」参照）。

3．介護療養型医療施設

　療養病床等を有する病院または診療所で，当該療養病床等に入院する要介護者に対して，施設サービス計画に基づき，療養上の管理，看護，医学的管理下での介護そのほかの世話，機能訓練，必要な医療を行うことを目的とする（2024［令和6］年3月末廃止）。

4．介護医療院

　医療の必要な要介護高齢者を対象に，療養上の管理や看護，医学的管理下における介護および機能訓練などを行う。介護療養病床（療養機能強化型）相当のサービス（Ⅰ型）と，老人保健施設相当以上のサービス（Ⅱ型）の2つのサービス体系がある。2018（平成30）年4月に新設された。

5．特定施設入居者生活介護（有料老人ホーム等）

　もともと老人福祉法に規定がある軽費老人ホーム（60歳以上で入居可）や，民

間事業者などが設置する有料老人ホームで，介護保険法による事業者指定を受けたものを特定施設という。

　医療介護総合確保推進法で，有料老人ホームは厚生労働省令で定める場所として，特別養護老人ホーム・養護老人ホーム・軽費老人ホームとともに規定され，新規開設が多くなっている。しかし，高齢者本人や家族にとっては，介護保険施設に入居した場合のサービス提供システムとの区別がわかりづらい現状があるので，理解を得ることが重要である。入居者30人以下の場合，看護職員1人以上の配置が義務づけられている。また，30人未満の小規模施設で行われる「地域密着型特定施設入居者生活介護」が，当該市町村の住民が利用できる地域密着型サービスとして位置づけられている。

Ｃ　地域密着型サービス

1．小規模多機能型居宅介護

　自宅に生活の拠点を置く要介護高齢者に，「通い」「泊まり」「訪問介護」を組み合わせて介護サービスを提供する施設である（第3章-Ⅱ-Ｂ-3「小規模多機能型居宅介護」参照）。

2．看護小規模多機能型居宅介護

　小規模多機能型居宅介護に訪問看護を合わせて，一体的にサービスを提供する複合型サービスが，日本看護協会の提案により2012（平成24）年度から開始された。しかし，複合型サービスの内容がわかりづらかったため，看護小規模多機能型居宅介護という「看護」を前面にした名称に2015（平成27）年度から変更された。要介護者のみ利用できる（第3章-Ⅱ-Ｂ-4「看護小規模多機能型居宅介護」参照）。

3．認知症対応型共同生活介護（グループホーム）

　要支援2および要介護1以上の認知症の者が利用できる個室型施設である。認知症高齢者が共同で生活する場であり，残存機能を生かして料理を一部担当することや，季節や趣味の行事なども活発である（第3章-Ⅱ-Ｂ-5「認知症対応型共同生活介護（グループホーム）」参照）。

Ｄ　その他の施設

1．高齢者住まい法による施設（サービス付き高齢者向け住宅）

　「高齢者の居住の安定確保に関する法律（高齢者住まい法）」が2011（平成23）年に改正され，サービス付き高齢者住宅の供給が促進されている（第3章-Ⅱ-

B-6「高齢者住まい法による施設（サービス付き高齢者向け住宅）」参照）。

E　その他

1．訪問看護ステーション

　1992（平成4）年の老人保健法の一部改正により，65歳以上の高齢者を対象とする，指定老人訪問看護制度が創設された。1994（平成6）年には，健康保険法などの一部改正により**指定訪問看護制度**が創設され，訪問看護の対象は老人医療受給者以外にも拡大した。

　訪問看護ステーションは，在宅ケアを推進するため，在宅看護の基盤整備を目的に創設された指定訪問看護事業所のことである。医療保険による指定訪問看護事業者，もしくは，介護保険法による指定居宅（介護予防）サービス事業者として，都道府県から認可を受けて，訪問看護を実施する。訪問看護は，利用者のかかりつけ医による**訪問看護指示書**に基づいて行う。

2．地域包括支援センター

　地域包括支援センターは，**地域包括ケア**の理念を具現化する手段として，2005（平成17）年の介護保険法改正によって創設された。市町村または市町村から委託を受けた法人が設置・運営主体であり，中立性の確保や人材確保支援などの観点から，設置・運営には地域包括支援センター運営協議会（市町村，サービス事業者，被保険者の代表などで構成）がかかわる。

　地域包括支援センターに配置する専任職員数は，原則として保健師等（経験のある看護師含む）1人，社会福祉士1人，主任介護支援専門員1人とされている。それぞれの専門性を生かし，保健師は介護予防プラン作成や介護予防指導，社会福祉士は高齢者の権利擁護や虐待防止に関する相談，主任介護支援専門員は事業者や介護支援専門員の指導を行う。また，協働して地域のボランティアや地域住民からの相談にも対応するなど，地域における介護予防マネジメント，総合相談，権利擁護などの役割を担う。

参考文献
・厚生労働統計協会編：国民衛生の動向2024/2025，厚生の指標，増刊，71（9），2024.
・厚生労働統計協会編：国民の福祉と介護の動向2020/2021，厚生の指標，増刊，67（10），2020.
・正野逸子，本田彰子：看護実践のための根拠がわかる在宅看護技術，第3版，メヂカルフレンド社，2015.
・岡田進一，他編：高齢者に対する支援と介護保険制度，ミネルヴァ書房，2015.
・生野繁子：短期間の宿泊；短期入所生活介護，短期入所療養介護，看護，68（8）：74-75，2016.
・生野繁子：施設等での生活；介護老人福祉施設，介護老人保健施設，介護療養型医療施設，特定施設入居者生活介護，看護，68（8）：76-78，2016.
・生野繁子：地域に密着した小規模な施設等；認知症対応型共同生活介護，地域密着型介護老人福祉施設入所者生活介護，地域密着型特定施設入居者生活介護，サービス付き高齢者向け住宅，看護，68（8）：96-97，2016.
・生野繁子編：基本から学ぶ高齢者ケア，第3版，金芳堂，2012.

学習の手引き

1. 少子高齢化が進展するとどのような課題が生じるか考えてみよう。
2. 「地域包括ケアシステム」について説明してみよう。
3. 介護保険制度の概要，改正のポイントを整理してみよう。
4. 高齢者看護における看護師の役割を考えてみよう。
5. 高齢者看護の場の種類を整理してみよう。

第2章のふりかえりチェック

次の文章の空欄を埋めてみよう。

1 高齢化の動向

　高齢化率が7％を超えると ☐1 社会，14％を超えると ☐2 社会という。わが国は1994（平成6）年に ☐3 社会，2007（平成19）年に ☐4 社会となった。諸外国に比べて高齢化の速度は ☐5 い。

2 高齢者保健福祉施策

　1994（平成6）年の ☐6 では「新寝たきり老人ゼロ作戦」が展開され，2015（平成27）年の ☐7 では認知症高齢者等にやさしい地域づくりが推進された。

3 地域包括ケアシステム

　地域包括ケアシステムは，おおむね ☐8 分以内に必要なサービスが提供される日常生活圏域を基準とする。地域包括支援センターは，地域包括ケア実現に向けた中核的な機関であり，その設置主体は ☐9 である。

4 介護保険制度

　保険者は市町村，被保険者は ☐10 歳以上の者である。要介護認定は，市町村に設置されている ☐11 で行われる。

5 高齢者虐待

　虐待の種類は身体的虐待，介護・世話の放棄・放任（ネグレクト），心理的虐待，性的虐待，経済的虐待がある。高齢者の虐待では， ☐12 が最も多い。高齢者の虐待が疑われる場合は，速やかに ☐13 や地域包括支援センターに報告しなければならない。

6 成年後見制度

　判断能力が不十分な人に適用される ☐14 制度と，判断能力が低下する前に代理人（任意後見人）をあらかじめ決めておく ☐15 制度がある。法定後見人は ☐16 が選任し，任意後見人は ☐17 が決定する。

第3章 高齢者看護の原則

▶学習の目標
●身体的・心理的・社会的特性を踏まえた高齢者看護の基本原則を理解する。
●看護の視点から健康障害をもつ高齢者の特徴を学ぶ。
●高齢者と家族がもつ能力や強みから，それを支える看護を考える。
●高齢者看護が実践される場の特性を学ぶ。

I 高齢者の特性を踏まえた看護の視点

　100歳以上の高齢者が増え続けるなか，年齢が高いほうが疾病に罹患しやすいと考えられがちであるが，年齢よりも個人差によるところが大きい。遺伝的要因や環境的要因など，その人なりの多くの要因に影響されるからである。

A 高齢者の生活と健康

1. 生活リズムと健康

　加齢による変化の特徴として，臓器などの個々の機能低下よりも，生活リズムなどの総合的な機能のほうが低下しやすいといわれる。高齢者の異常を早期に発見するためには，バイタルサインの測定とともに，常に生活リズムを把握する視点をもつ必要がある。

　生活リズムとは，環境などの影響を受けながら，生体リズムに基づいた，睡眠・覚醒，活動・休息，食事・排泄などの生活の各要素が影響し合い，その場や状況に合わせて一定の周期で短期的・長期的に繰り返す状態をいう。生活リズムが整っている高齢者の多くは，健康的で充実した生活を送っている（図3-1）。反対に，生活リズムが乱れてしまうと，低活動状態（ボーッとしている，ウトウトしているなど）や過活動状態（常に動きまわっている，イライラしているなど）になり，健康に支障をきたしやすくなる（図3-2）。食べる，眠る，運動する，排泄するといった，日々の生活行動の一つひとつを大切に行うことは，生活全体のバランスを保つことにな

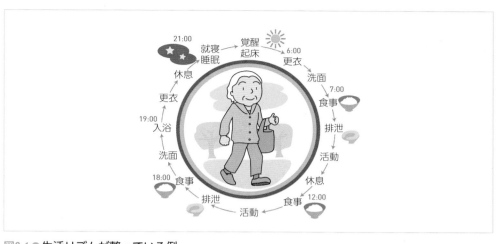

図3-1●生活リズムが整っている例

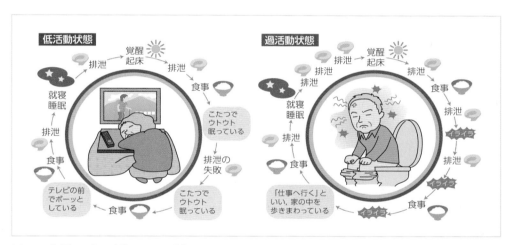

図3-2●生活リズムが乱れている例

る。そして，老年期の健康を支え，疾病を予防することにつながるのである。

2．社会生活と健康

　高齢になると，生活に援助が必要になると考えられがちであるが，自立した日常生活を送っている高齢者は多い。しかし，からだの不調や慢性的な痛み，憂うつな気分などが長引くと，外出せずに家に閉じこもったり，人との交流を避けるようになったりする場合がある。この**閉じこもり**の状態が続くと，生活が不活発状態になり，心身機能が衰え，悪循環を形成することにつながる。

　人は集団のなかで自分の存在や役割を他者から認められるとき，充実を感じながら生活することができる。反対に，自分に自信がもてなかったり，他者から認められなくなったりすると，自己評価が低下し，自立度の低下や自己の喪失を生じやすくなる。健康で充実した老年期を過ごせるかは，社会のなかでどれだけ役割（**社会**

参加）を果たしていけるかによるところが大きい。

社会参加は主に，就労やボランティア活動，生涯学習などによって実現される。趣味や社会貢献による自己実現や，知識・技術の習得，他者との交流は，高齢者の生きがいや社会的孤立の発生予防につながるため，看護師には高齢者の社会参加を積極的に評価し，支援する姿勢が求められる。

3．自立支援と介護予防

1 自立支援

超高齢社会となったわが国で，長い老年期をどのように過ごすかは，個人だけでなく社会にとっても大きな課題である。だれもが，個人として尊重されながら，自分らしい生活を送り，最期を迎えることを望んでいる。この望みは，介護が必要になった人でも，また，認知症と診断された人でも同じである。その思いに応えるには，自分で意思決定を行い，尊厳を保持しながら生活を送ることができる社会を構築していく必要がある。

2000（平成12）年に施行された介護保険制度は，基本理念に自立支援を掲げている。**自立支援**とは，自らの意思に基づいて，また，その人が有する能力に応じて，尊厳を保持しながら，その人らしい生活を営むことができるように支援することである。また，介護保険制度では，寝たきりなどの介護を必要とする状態になることや，要介護状態がさらに悪化することを防ぐこと（介護予防），また，自立した生活を確保するための支援（自立支援）を行うことなどが課題とされた。

2006（平成18）年の見直しでは，要介護者への新予防給付による地域支援事業の利用や地域包括支援センターの設置など，介護予防に力点を置いた「予防重視システムへの転換」が行われた。

2 介護予防

介護予防とは，要介護状態になることをできる限り防ぐ（遅らせる）こと，そして，すでに要介護状態の場合は，状態がそれ以上悪化しないように機能の維持・改善を図ることを指す。2006（平成18）年の介護保険制度の見直しによって，高齢者が地域で自立した生活を送ることができるように支援する事業として地域支援事業が創設され，その一部に**介護予防事業**が位置づけられた。さらに，2011（平成23）年の同制度の改正では，地域包括ケアシステムを整備していくため，**介護予防・日常生活支援総合事業**となり，さらなる充実が図られた。介護予防・日常生活支援総合事業は，各市町村の判断により実施していたが，2014（平成26）年の改正後，更なる見直しを行ったうえで，2017（平成29）年4月までにすべての市町村で実施している。

見直し後の**地域支援事業**では，「介護予防・日常生活支援総合事業」から「新しい介護予防・日常生活支援総合事業（総合事業）」と名称を改めている（図3-3）。総合事業では，要支援者と虚弱高齢者に対して，介護予防・生活支援サービス事業（訪問型サービス，通所型サービス，その他生活支援サービス，介護予防ケアマネ

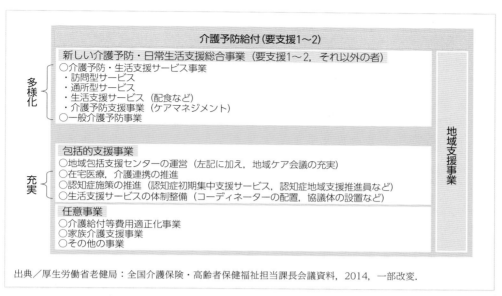

図3-3 ● 介護予防の新しい事業の全体像

ジメント）と，一般介護予防事業（介護予防把握事業，介護予防普及啓発事業，地域介護予防活動支援事業，一般介護予防事業評価事業，地域リハビリテーション活動支援事業）を行うこととなり多様化している。

　包括的支援事業では，現行の事業としての地域包括支援センターの運営，総合相談支援業務(地域の高齢者の実態把握,介護以外の生活支援サービスとの調整など)，権利擁護業務（虐待の防止，権利擁護のために必要な支援など），包括的・継続的ケアマネジメント支援業務（支援困難事例に関する介護支援専門員への助言，地域の介護支援専門員のネットワークづくりなど）がある。それらに加え，社会保障の充実として，新たに在宅医療・介護連携推進事業，生活支援体制整備事業（生活支援コーディネーターの配置，協議体の設置など），認知症総合支援事業（認知症初期集中支援チーム，認知症地域支援推進員など），地域ケア会議推進事業の充実がなされる。

　任意事業は，市町村が実情に応じ，創意工夫を生かして行う事業として，介護給付等費用適正化事業（真に必要なサービスの提供の検証，制度趣旨や良質な事業展開のための情報提供など),家族介護支援事業（介護教室,認知症高齢者見守り事業，家族介護継続支援事業など），そのほかの事業として，成年後見制度利用支援事業，福祉用具・住宅改修支援事業，地域自立生活支援事業などがある。

4. エンパワメント

　近年の高齢者看護においては，高齢者を他者に依存する存在としてとらえ，全面的に介助していた援助から,高齢者本人やその家族がもつ本来の力や強みに着目し，それを引き出し，生かそうとする援助に変わってきている。

　エンパワメントは，「パワーを付与する」「能力や権限を与える」という意味があ

る。高齢者看護における**エンパワメント**とは，高齢者自身が本来もっている活力や残存機能を引き出し，その人がもつ「強み（ストレングス）」を見いだすことである。人はだれもがすばらしい力をもっており，その力は生涯発揮し続けることができるのである。

　看護師は，高齢者やその家族がもつ潜在的な力や強みを見いだし，様々な社会資源を活用しながら強化し，高齢者が問題に自ら取り組み，解決できるようにアプローチする姿勢が求められる。

5. 高齢者のヘルスプロモーション

　1986年に WHO の国際会議でオタワ憲章が採択され，**ヘルスプロモーション**（health promotion）は「人々が自らの健康をコントロールし，改善できるようにするプロセスである」と定義された。その概念は，健康を広い意味での社会的枠組みのなかでとらえること，つまり，人々の健康を向上させるには個人への働きかけだけでなく，人々を取り巻く，社会的環境を含む様々な環境への働きかけが重要であることを強調している。また，人々が自発的に健康を向上させる力をもつという積極的な姿勢もその特徴である。このヘルスプロモーションの概念は，わが国において，2000（平成12）年度からの**21世紀における国民健康づくり運動（健康日本21）**，2013（平成25）年度からの**健康日本21（第二次）**，2024（令和6）年度からの**健康日本21（第三次）**において，柱となる概念として取り入れられた。

　高齢者のヘルスプロモーションにおいては，単なる平均寿命の延伸だけでなく，慢性疾患や体調不良を抱えていても身体的・心理的・社会的に満たされた状態（ウェルビーイング：well-being）として，健康寿命の延伸が重視される。**健康寿命**とは，WHO が2000（平成12）年に提唱した，心身共に自立して健康的に生活できる期間をいう。平均寿命と健康寿命との差は，健康上の問題で日常生活が制限される期間を意味し，医療や介護が必要となる期間である。2023（令和5）年版高齢社会白書によると，2019（令和元）年の時点で男性が8.73年（平均寿命81.41歳，健康寿命72.68歳），女性が12.06年（平均寿命87.45歳，健康寿命75.38歳）である。生活習慣病や慢性疾患といった身体面に限らず，心理面や社会面を含めた広い視野からのアプローチと，地域の社会資源を活用した健康増進活動の必要性が高まっている。

B　健康障害をもつ高齢者の身体的特徴

1. 高齢者の疾患の特徴

　加齢によって心身機能が低下すると，健康状態に破綻をきたしやすい脆弱な状態になる。脆弱化の主な原因は，筋肉量の減少や食欲不振などによる活力の低下である。高齢者に特有の疾患には表3-1に示すようなものがある。また65歳以上の主要

表3-1 ● 高齢者に特有の疾患

脳・精神・神経	認知症，脳血管障害（脳梗塞，脳出血，クモ膜下出血），慢性硬膜下血腫，パーキンソン病，うつ病，せん妄
循環器	虚血性心疾患，心不全，高血圧
呼吸器	肺炎，慢性閉塞性肺疾患（COPD）
消化器	便秘，胃・十二指腸疾患（胃食道逆流症，慢性胃炎，胃・十二指腸潰瘍），腸疾患（大腸憩室症，虚血性大腸炎）
内分泌・代謝	甲状腺疾患（甲状腺機能低下症，甲状腺機能亢進症），糖尿病，脂質異常症，水・電解質異常
腎・泌尿器	腎不全（急性腎不全，慢性腎不全），薬剤性腎障害，尿路感染症，前立腺疾患（前立腺肥大症，前立腺がん）
運動器	骨粗鬆症，骨折（大腿骨頸部・転子部骨折，脊椎圧迫骨折），変形性膝関節症，変形性脊椎症
皮膚	褥瘡，皮膚瘙痒症，白癬，疥癬，老人性紫斑
感覚器	白内障，緑内障，糖尿病網膜症，加齢黄斑変性，難聴，味覚障害
感染症	MRSA感染症，ノロウイルス感染症

表3-2 ● 高齢者の主要な死因順位（2023（令和5）年）

	第1位	第2位	第3位	第4位	第5位
65〜74歳	悪性新生物(腫瘍)	心疾患	脳血管疾患	不慮の事故	肺炎
75〜84歳	悪性新生物(腫瘍)	心疾患	脳血管疾患	肺炎	老衰
85歳以上	老衰	心疾患	悪性新生物(腫瘍)	脳血管疾患	肺炎

資料／厚生労働省：人口動態統計月報年計（概数）.

な死因順位を表3-2に示す。

2．高齢者の罹患時の特徴

　高齢者は加齢による機能低下が基盤にあるため，疾病に罹患する機会が増加するだけでなく，罹患・回復過程での変化のしかたなどが成人とは異なる。そのため，高齢者が疾病に罹患したときの特徴として，次の点を理解しておく必要がある。

1）　個人差がある

　暦年齢が同じであっても，加齢による変化や，遺伝・環境などの様々な要因による影響の受け方は個人差があるため，症状の現れ方や，検査の成績，薬剤の効果などの個人差が大きくなる。

2）　症状や経過が非定型的である

　疾病特有の症状や徴候が不明瞭で，自覚症状が乏しくなる。そのため，疾患に定型的とされる症状を示さないことが多い。たとえば，肺炎に罹患すると，一般的には発熱や咳嗽などの症状がみられるが，高齢者の場合，食欲低下や傾眠傾向などとして現れやすい。様子がふだんと異なったときは，すぐに体調を確認するなどの対

応が必要となる。

3）治癒に時間がかかり，疾患が慢性化しやすい

回復力の低下によって，骨折などの治癒可能な疾患でも治癒に時間がかかりやすい。また，各臓器・器官の機能低下によって，慢性的な経過をたどりやすい。

4）合併症を起こしやすい

予備力や免疫力の低下によって罹患しやすい。また，一つの疾病がほかの臓器にまで影響するなど合併症を起こしやすく，病態は進行しやすい。さらに，回復力の低下によって完治しない慢性疾患を発病することが多く，複数の疾病をもちやすい。

5）病状が急変しやすい

病状が安定しているようにみえても，予備力や防衛力が低下しているため，急変することが多い。

6）薬物の有害作用が出やすい

腎機能や肝機能の低下によって，薬物が体内に貯留しやすく，薬物の有害作用が発現しやすい。

7）意識障害やせん妄を起こしやすい

予備力の低下によって，発熱や脱水を起こし意識障害が出現することがある。また，環境への順応性の低下から，入院や手術後に一過性のせん妄を起こしやすい。

8）脱水を起こしやすい

加齢に伴う細胞数の減少により，細胞内水分が減少する。さらに，体内水分の貯蔵庫である筋肉が減少することにより，脱水を起こしやすい。

9）廃用症候群を起こしやすい

長期臥床や不活発状態によって心身の機能が低下し，廃用症候群になりやすい。このため，看護師は，疾病回復の看護だけではなく，日常生活動作（activities of daily living；ADL）低下を予防することが大切となる。

3. 廃用症候群

病気になったら，安静にして寝ていることは自然な行動である。しかし，高齢者の場合，全身的な生理機能が低下しているため，罹患による入院などで長期間の安静状態・不活発状態が続くと廃用症候群を引き起こすことがある。**廃用症候群（生活不活発病）** とは，過度な安静や不活発な生活などによって引き起こされる2次的な身体臓器・精神活動の機能低下である。関節拘縮や筋萎縮などの局所症状だけでなく，起立性低血圧などの全身症状や，認知機能の低下などの精神・神経症状が現れる（表3-3）。

廃用症候群の症状は，疾病の重症化や不活発な生活を助長し，悪循環を形成する。たとえば，外出中に転倒して大腿骨を骨折し，療養しているうちに筋肉量が減少して動くことが面倒になり，食欲も低下し寝たきりになるなどである。この悪循環を防ぐには，早期から身体的・心理的・社会的に活動性を高める支援を積極的に行うことが必要となる。看護師は，高齢者の状態に合わせて早期離床を進め，リハビリ

表3-3 ● 廃用症候群の原因と症状

原因	局所症状	全身症状	精神・神経症状
・骨折や脱臼などの局所固定に伴う安静 ・炎症や疼痛による過剰な不活動 ・筋肉量減少による筋力低下 ・脳血管障害やパーキンソン病，関節リウマチなどによる運動機能不全 ・関節・脊椎の障害による起立・歩行不能	・関節拘縮 ・筋萎縮 ・骨粗鬆症 ・尿路結石， 　尿路感染症 ・静脈血栓症	・起立性低血圧 ・心肺機能低下 ・消化機能低下 ・誤嚥性肺炎	・認知機能低下 ・運動調節機能低下 ・うつ傾向 ・自律神経の不安定 ・せん妄 ・見当識障害

テーションや生活リズムの調整，個別的なアクティビティケアの機会を提供する。

4．老年症候群・フレイル

　老年症候群とは高齢者に多くみられるもので，原因は様々であるが，治療と同時に介護・ケアが重要となる一連の症状・所見をいう。老年症候群には，転倒・骨折，せん妄，めまい，認知機能障害，褥瘡，低栄養，尿失禁，難聴，視力障害などがある。老年症候群は大きく３つに分類される（図3-4）。

　老年症候群に密接に関連する健康問題として，フレイルがある。**フレイル**（frailty）とは，加齢に伴う様々な機能低下や予備能力の低下によって，ストレスへの回復力が低下し，健康障害や日常生活行動に支障が生じやすい状態を表す。図3-5のように要介護状態に至る前段階的な状態として位置づけられ，身体的脆弱性，精神的・心理的脆弱性，社会的脆弱性が相互に影響し合って重症化するとされている。

　フレイルの診断方法には統一された基準はないが，CHS（Cardiovascular Health Study）基準は身体的フレイルの代表的な診断法とされ，原法を修正した日本版 CHS 基準（J-CHS 基準）が提唱されている（表3-4）。

　2019（令和元年）の国民生活基礎調査では，要支援または要介護と認定された者の介護が必要となった主な原因のうち，高齢による衰弱（フレイル）が，認知症，

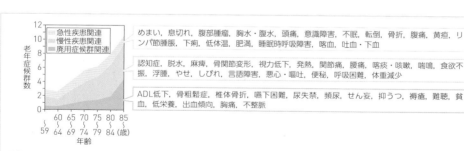

注）急性疾患関連：主に急性疾患に付随するもので，若い人と同じくらいの頻度で起こるが，高齢者では対処方法に工夫が必要となる症状。
　　慢性疾患関連：主に慢性疾患に付随するもので，65歳以上の前期高齢者から徐々に増加する症状。
　　廃用症候群関連：75歳以上の後期高齢者に急増するもので，ADL の低下と密接に関連し，介護が重要となる症状。
出典／鳥羽研二：施設介護の問題点，日老医誌34：981-986，1997，一部改変．

図3-4 ● 老年症候群の分類と加齢変化

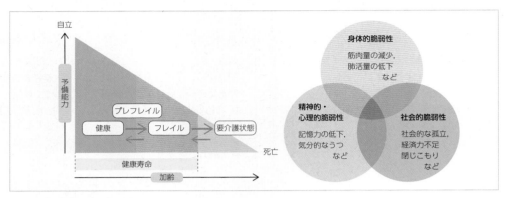

図3-5 ● フレイルとは

表3-4 ● 改訂日本版 CHS 基準（改訂 J-CHS 基準）

体重減少	6か月で，2kg以上の（意図しない）体重減少
筋力低下	握力：男性＜28kg，女性＜18kg
疲労感	（ここ2週間）わけもなく疲れたような感じがする
歩行速度	通常歩行速度＜1.0m／秒
身体活動	①軽い運動・体操をしていますか？ ②定期的な運動・スポーツをしていますか？ 上記の2つのいずれも「週に1回もしていない」と回答

3項目以上に該当：フレイル　1～2項目に該当：プレフレイル　該当なし：健常
出典／Satake, S. and Arai, H.：Geriatr Gerontol Int. 2020；20（10）：992-993，一部改変.

脳卒中に次いで高い割合を占めた。ただし，フレイルは早期の段階での適切な介入・支援によって，再び健康な状態に戻る可能性をもつ状態でもあるため，要介護状態への予防的取り組みの指標として期待されている。厚生労働省は，2020（令和2）年4月から75歳以上の後期高齢者を対象に，フレイルの早期発見および重症化の予防推進を目的とした「フレイル健診」を開始した。

C 健康障害をもつ高齢者の心理的特徴

1. 自己概念の変化

　高齢者は，加齢による身体的・社会的変化から老いを自覚する。この変化を受容し，うまく適応できない場合，心理的に動揺し不安定になることがある。特に，疾病に罹患している高齢者は，死に対する不安から自分自身の健康状態への関心が異常に高まったり，症状や身体機能の障害によって長年の生活スタイルや生活習慣に変化を求められたりすることで，身体的・精神的負担が大きくなる。

1 自尊心の変化

　病院で受診したときに，初めて自分が「老人である」ことを認識させられたとい

う声を聞く。病院では，暦年齢相応に扱われることが多いからである。時には，自分では自覚していないのにもかかわらず，医療者の心ない「おじいちゃん」「おばあちゃん」という声かけで自尊心が傷つけられてしまったり，「もういい年なんだから」と生活や行動を制限されてしまったりするかもしれない。

　また，疾病の罹患によって，それまで自分で行えていたことができなくなり，介助が必要になることがある。場合によっては，自分の意思決定が侵され，自尊心が著しく傷つけられてしまう。

2 役割の変化

　疾病に罹患すると，それまで自立して生活していた人が，面倒をみられる立場へと変わる。家族やそのほかの人間関係などに変化が生じ，その変化にうまく適応できずに問題を抱えてしまう人がいる。生活に張り合いがないと感じ，意欲が低下すると，自ら何かをやってみようという気持ちが減退する。自分でできることも行わなくなり，依存的傾向に陥ることもある。

3 ボディイメージの変化

　疾病や障害は，自分らしい姿や動き，体力，話し方，思考などにも変化を及ぼす。治療やリハビリテーションが成功しても，罹患前の状態にまで日常生活機能が回復しないことがある。しかし，患者にとっては「健康だった自分」が基準となるため，疾病や障害に対する認識が不十分である場合，患者はいつまでも「健康だった自分」のイメージに固執し続け，自分でできないことに対する無力感や羞恥心に苛まれる。

2．治療に対する期待や誤解

　高齢者やその家族のなかには「安静にしていれば，医者が治してくれる」「安静にしているほうが治りが早い」と過剰な期待や誤解をもつ人がいる。治癒には，患者自身の積極的な姿勢が必要なこと，長期の寝たきり状態の弊害など，患者やその家族が納得できるよう，ていねいに説明することが大切である。その際，誤解や思い込みを否定するようなことはせず，より回復しやすい肯定的な情報として提供するほうが受け入れられやすい。

3．高齢者における障害受容

　高齢者における障害の受容とは，主に加齢変化や疾病などによって身体機能が低下したとき，その障害の存在を認め，積極的に受け入れ，あるがままの自分を容認することである。障害受容については，ショックから始まり，悲嘆を経て，適応に至るという，ナンシー・コーン（Cohn, N.）の障害受容のプロセスがよく知られている。そのプロセスと段階に応じた援助について表3-5に示す。

　看護師は，高齢者の残存機能に目を向け，できることに価値を見いだすこと，障害も一つの個性ととらえて，その人の人間的価値を低下させるものではないことなど，高齢者自身が価値観の転換を図れるように支援することが必要である。

1 高齢者（老年期）とは何か

2 高齢社会の医療と看護

3 高齢者看護の原則

4 高齢者看護の特徴

5 高齢者に多い疾患と看護

表3-5●コーンの障害受容のプロセス

段階	内容	段階に応じた援助
①ショック	障害に対して精神的に対応できず，一時的に心を閉ざし，何も感じなくなっている段階	対象者の話を傾聴し，感情を受け止め，思いやりのある態度で静かに見守る
②回復への期待	障害が治癒するのではないかと考え，それにすがる段階	軽率に励ますことはせず，正確な情報を提供して，情緒的に寄り添いサポートする
③悲嘆	現実を認識し，落胆し，悲しむ段階	対象者が十分に嘆き，悲しむことができるよう，感情の表出を促し，見守る
④防衛	障害とともに生きていく努力を始める段階	小さな成功も賞賛する。情報提供や指導などを徐々に進める
⑤適応	障害を受容し，適応する段階	リハビリテーションなどの将来の見とおしや社会資源などについての情報提供を積極的に行う

注）プロセスは一方向的に進むわけではなく，段階の行ったり来たりを繰り返しながら，適応に至るとされる。

D 高齢者看護の目的と基本的アプローチ

1. 高齢者看護の目的

　　高齢者看護の目的は，老年期を生きる高齢者が，人生の最期まで健康的で自分らしい生活が送れるよう支援することである。健康的な生活とは，健康状態が維持・回復・増進し，その人が有する能力に応じて，本人が満足できる生活をいう。

　　そして，この目的を達成するために看護師は，①加齢に伴う身体的・心理的・社会的機能の変化による日常生活への影響を最小限にすること，②可能な限り自立し，日々，満足した人生を送ることができること，③高齢者本人が望む，安楽な死が迎えられることを目標に援助を行う。

2. 高齢者看護の基本的アプローチ

1 患者の看護

1）健康状態の把握

　　高齢者は，加齢による身体的・心理的・社会的機能の変化や現れ方の個人差が大きく，疾病に特有の症状が現れにくいため，常に総合的な健康状態を把握することが重要である。

2）意思や希望の確認

　　高齢者は，支援を受ける立場になると，援助者や家族に遠慮して意思や希望を表さないことがある。ふだんから本人の意思や希望を引き出すなど，コミュニケーションを工夫し，高齢者本人が意思決定できるように援助する。

3）　生活歴の把握

高齢者は，個人と社会の歴史を背負った存在であり，一人ひとりが歩んできた人生は異なっている。生育歴，学歴，職歴，結婚歴，療養歴などの**生活歴（ライフヒストリー）** を知ることは，その人の課題や強みを知る手がかりとなる。病院や施設での生活は画一的になりがちで，高齢者個人の生活習慣や文化的背景を尊重するには不利な状況であるが，できるだけ個別性に配慮する姿勢でいることが大切である。

4）　残存機能の活用

高齢者は，加齢によって様々な機能が低下するが，すべての機能が失われるわけではない。高齢者ができること（残存機能）に着目し，それを最大限に活用して，可能な限り自立して生活できるように励ましていくことが大切である。残された機能があっても，使われなければ低下し，失われてしまう。高齢者に対して，常に可能性を信じ，可能性を発見することに喜びを感じる姿勢でいることが大切である。

2　家族の看護

家族の存在や，そのかかわり方は，高齢者の健康状態に大きな影響を及ぼす。日常生活が自立している高齢者であっても，家族は心の支えとなっている場合が多い。まして，日常生活に何らかの支障をきたしている高齢者の場合，家族に支えられる部分はそれだけ大きい。家族関係やキーパーソンを把握したうえで，理解と協力を得ながら援助を行う。

また，患者に直接看護を提供するだけでなく，家族に教育や指導を行うことも大切な役割である。家族の状況に応じて，情報提供や心身の負担の軽減などを行う。

3　生活環境の調整

機能が低下し自立した生活が困難な高齢者であっても，その機能を補ったり代替する自助具を活用することで，日常生活の自立性が高まることを忘れてはならない。視力低下には老眼鏡，咀嚼力の低下には義歯，足腰の弱った高齢者には杖や歩行車が有用である。対象となる高齢者の身体機能を的確に把握したうえで，生活自立のために生活環境を調整することは大切である。住居内の手すりやスロープ，家具の配置，椅子や机の高さなどの調整や，地域の生活環境にも目を向ける。

各地で地域の共生を支える市民ボランティア(認知症サポーター，介護予防サポーターなど)が誕生している。このような市民ボランティアを交えたチームを整備し，大学や商工会，生活協同組合，NPO 組織などと連携することも大切である。

4　社会資源の活用

高齢者は，健康面だけでなく，生活全般に支援が必要になる場合が多い。そのため，保健医療福祉分野にとどまらず，年金制度や就労支援にわたる，幅広い制度の活用が求められる。社会資源の活用にあたっては，本人や家族の希望や選択を確認しながら，関係機関・職種への連携や調整を行う。

5　多職種連携

高齢者に対する生活全般への支援は，看護師のみで成り立つものではない。支援の目標を，患者や家族を含めたチームで共有し，各職種がそれぞれの役割を発揮し，

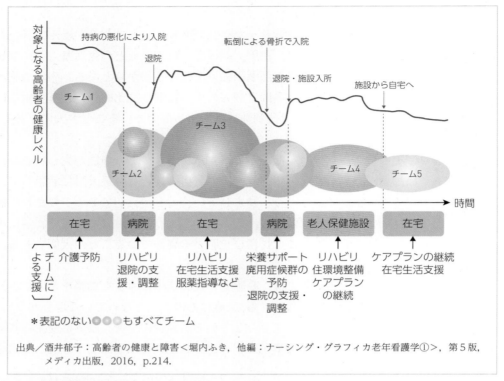

図3-6 ● 高齢者看護とチームによる支援

連携を図り，支援を行う（**多職種連携，チームアプローチ**）。また，チームは時間的経過と高齢者の健康レベルの変化に応じて，随時必要なメンバーで構成され，サービスが提供される場である高齢者の療養の場も移行していく（図3-6）。

　高齢者看護の実践において連携する専門職種を表3-6に示す。看護師は高齢者にとって身近な存在であるため，援助をとおして得られた本人や家族の希望をチームに伝える役割が求められる。また，地域や介護保険施設においては，介護福祉士や介護職との連携なしに看護の展開はあり得ないため，介護職との協働も重要である。

E　高齢者看護の倫理的原則

1．エイジズム

　エイジズム（ageism）とは，個人や集団に対して，年齢を理由に偏見をもったり差別をしたりすることである。1968年，アメリカの精神科医ロバート・N・バトラー（Butler, R.N.）によって「人種差別や性差別が，皮膚の色や性別をもってその目的を達成するように，高齢者の差別は，年を取っているという理由で高齢者たちを組織的に一つの型にはめ，差別をすること」とされた。

　看護師は年齢にとらわれることなく，高齢者を全人的に理解しようとする視点を

表3-6 ● 高齢者を支える職種と役割

	職種	役割
医療サービスにおける専門職	保健師	多くは保健所や地域包括支援センターに勤務し，家庭訪問・健康相談など様々な地域保健活動に携わっている。このほかにも，産業保健師として企業に勤める人たちの健康管理などに従事する。
	看護師・准看護師	療養上の世話，または診察の補助を行う。病院，診療所だけでなく，介護老人福祉施設や介護老人保健施設，グループホーム，訪問看護ステーションなど，高齢者福祉の分野で活動する。
	医師	ある患者や家族の診療を長期的に担当する，かかりつけの医師である。また，病院などでは，ある患者に関し診察から治療までの過程で中心的に担当する。
	薬剤師	病院などの医療機関や薬局における調剤・服薬指導の業務に携わっている。チーム医療や地域連携のなかで在宅における医療や服薬管理に積極的に取り組んでいる。
	理学療法士 (PT)	けがや病気などで運動機能に障害のある人や障害の発生が予測される人に対して，座る，立つ，歩くなどの動作の回復や維持，および身体機能の悪化予防を目的に，運動療法や温熱・電気などの物理療法を行い，自立した日常生活が送れるよう支援する。
	作業療法士 (OT)	からだまたは精神に障害のある人，またはそれが予測される人に対し，その主体的な生活の獲得を図るため，諸機能の回復，維持および開発を促す作業活動を用いて，治療，指導および援助を行う。
	言語聴覚士 (ST)	脳卒中後の失語症，聴覚障害，言葉の発達の遅れ，声や発声の障害などによるコミュニケーションや飲み込み（摂食・嚥下機能）に問題のある人に対して，訓練や指導，助言そのほかの援助を行い，自分らしい生活ができるよう支援する。
介護保険サービスにおける専門職	介護福祉士	専門的知識と技術をもって，身体上または精神上の障害により日常生活に支障がある人に対して，その心身の状況に応じた介護を行う。また，本人や家族などに対して介護に関する指導を行う。
	介護支援専門員 (ケアマネジャー)	介護保険制度で，要介護者または要支援者からの相談に応じるとともに，要介護者などがその心身の状況などに応じ適切なサービスを利用できるように，市，サービス事業者，施設などとの連絡や調整などを行い，ケアプランを作成する。
	訪問介護員 (ホームヘルパー)	介護保険制度において，介護を必要とする高齢者の居宅を訪問して，入浴，排泄，食事などの身体介護や調理，洗濯，掃除などの生活援助を行う。
	生活相談員	介護老人福祉施設，通所介護事業所，養護老人ホームなどに配置され，利用者の相談，援助などを行う。
そのほかの専門職	社会福祉士 (ソーシャルワーカー)	様々な機関や人と連携しながら，日常生活を営むのに支障がある人の福祉に関する相談援助を行う。行政機関や社会福祉協議会，高齢者福祉施設，障害者福祉施設，児童福祉施設や医療機関などで活動している。
	精神保健福祉士 (PSW)	精神に障害がある人の相談援助や社会参加に向けての支援活動などを行う。精神科病院，精神科クリニック，保健所，障害者福祉施設などで活動している。
	医療ソーシャルワーカー (MSW)	病気や心身障害などによって，患者や家族が直面する，様々な生活上の問題の解決を援助する。具体的には，医療費や生活費などの経済的な問題の解決，入院や退院に伴う問題の解決，在宅療養環境整備，様々な保健・医療・福祉の情報提供，福祉サービスの紹介，人間関係の問題調整などを行う。
	栄養士，管理栄養士	療養のために必要な栄養指導，身体状況や栄養状態などに応じた健康の保持増進のための栄養指導，施設における利用者の身体状況，栄養状態，利用状況などに応じた給食管理と栄養改善上必要な指導などを行う。

もつことが大切である。

2. 高齢者虐待

　高齢者虐待とは，家庭内や施設内における高齢者に対する虐待をいう。厚生労働省による高齢者虐待の調査結果によると，介護施設などの職員による高齢者への虐待は2022（令和4）年度856件で，前年度の739件に比べ15.8％増加している。被虐待者は認知症高齢者が多く，要介護度3以上の者が約7割となっている。

　また，養護者による高齢者虐待では（図3-7），被虐待者は女性が約8割を占め，約8割が要介護認定者であり，虐待者は被虐待者の息子が最も多かった（約4割）。家庭内での虐待は潜在化しやすいという特徴がある。

　家庭内での虐待の要因には，介護の長期化や先行きがみえないことへの不安，心身の疲労，ストレスの蓄積，経済的問題などがあるため，介護者に対しては，介護負担を理解し，共感的な態度で接する。また，介護者のレスパイトケアとして，短期入所や通所介護などの社会資源の活用を勧める。

　虐待を発見した場合は，速やかに**市町村**へ報告しなければならないことが，高齢者虐待防止法によって定められている。外来受診時や訪問看護時，通所リハビリテーション時などに，高齢者の体調や栄養状態，あざの有無などをさりげなく観察し，虐待が疑われた場合は，本人と家族に寄り添いながら，福祉・介護職種と協働して情報収集を行い，虐待の判断を行う市町村へ速やかに情報提供を行う。

3. 高齢者の権利擁護

　看護師は，高齢者の意思を尊重したケアを心がけるとともに，高齢者の意思決定をエンパワメントによって支援する必要がある。また，日頃から高齢者にとって何が最もよいことであるのか，高齢者の立場に立って考え，高齢者の自己決定を支え，

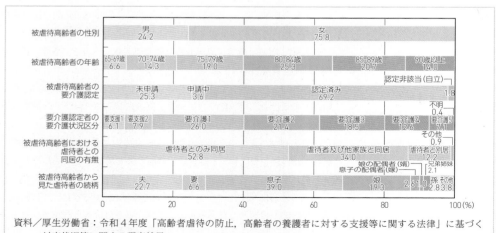

資料／厚生労働省：令和4年度「高齢者虐待の防止，高齢者の養護者に対する支援等に関する法律」に基づく
　　　対応状況等に関する調査結果.

図3-7 ●養護者による虐待を受けている高齢者の属性

I　高齢者の特性を踏まえた看護の視点　**67**

1
とは何か
齢者（老年期）

2
医療と看護の
高齢社会の

3
の高齢者看護
原則と

4
の特徴
高齢者看護

5
疾患と看護
高齢者に多い

表3-7 ● 日本国憲法

第11条 基本的人権の享有	「国民は，すべての基本的人権の享有を妨げられない。この憲法が国民に保障する基本的人権は，侵すことのできない永久の権利として，現在及び将来の国民に与えられる」
第25条，国の国民生活向上義務 生存権	「すべて国民は，健康で文化的な最低限度の生活を営む権利を有する」 「2　国は，すべての生活部面について，社会福祉，社会保障及び公衆衛生の向上及び増進に努めなければならない」

時にはそれを代弁するなど，権利擁護者（アドボケイト）としての役割がある。

1　基本的人権

　日本国憲法には，第11条「基本的人権の享有」，第25条「生存権，国の国民生活向上義務」が明記されている（表3-7）。これは，すべての人は「一人の人間」として尊ばれ，「人間としての権利」は永久に侵害されることがあってはならないということである。

2　国連原則

　世界的に進む高齢化を見据えて，1991年の国連総会において，高齢者の人権を保障するための原則が決議された。この**高齢者のための国連原則**では，「自立」「参加」「ケア」「自己実現」「尊厳」の5つの基本原則が示された（表3-8）。

3　倫理原則

　倫理とは，人間として望ましく，善い行動をとるにあたっての普遍的な基準である。高齢者看護における倫理を考えるうえで重要な，トム・L・ビーチャム（Beauchamp, T.L.）とジェイムズ・F・チルドレス（Childress, J.F.）の倫理4原則を表3-9に示す。

　高齢者看護に限らず，あらゆる領域の看護師は，様々な実践場面でケアの判断を求められることが多く，対象にとって最も良いケアとは何か，看護師として最も望ましい行動とは何か，常に倫理的感受性をもち，倫理に従った判断を行うことが重要である。

F　高齢者の暮らしを支える生活環境

　高齢者は，全体的な生理機能の低下に伴って，環境の変化に適応する能力も低下する。高齢者が健康的で充実した生活を送るためには，より自立した日常生活を営めるように生活環境の調整を図ることが必要となる。高齢者一人ひとりに配慮しながら，安全で快適な環境を整えるよう心がける（図3-8）。

1　温度・湿度

　高齢者は体温調節機能が低下しているため，極端な温度変化に注意が必要である。
・高齢者は，皮膚感覚が鈍化していることによって，快適であると感じる温度が約2〜3℃高めである。
・室温は，夏季は24〜28℃，冬季は20〜24℃が望ましい。

表3-8 ● 高齢者のための国連原則

自立の原則 (Independence)	高齢者は， 　収入や家族・共同体の支援および自助努力を通じて十分な食料，水，住居，衣服，医療へのアクセスを得るべきである。 　仕事，あるいは他の収入手段を得る機会を有するべきである。 　退職時期の決定への参加が可能であるべきである。 　適切な教育や職業訓練に参加する機会が与えられるべきである。 　安全な環境に住むことができるべきである。 　可能な限り長く自宅に住むことができるべきである。
参加の原則 (Participation)	高齢者は， 　社会の一員として，自己に直接影響を及ぼすような政策の決定に積極的に参加し，若年世代と自己の経験と知識を分かち合うべきである。 　自己の趣味と能力に合致したボランティアとして共同体へ奉仕する機会を求めることができるべきである。 　高齢者の集会や運動を組織することができるべきである。
ケアの原則 (Care)	高齢者は， 　家族および共同体の介護と保護を享受できるべきである。 　発病を防止あるいは延期し，肉体・精神の最適な状態でいられるための医療を受ける機会が与えられるべきである。 　自主性，保護および介護を発展させるための社会的および法律的サービスへのアクセスを得るべきである。 　思いやりがあり，かつ，安全な環境で，保護，リハビリテーション，社会的および精神的刺激を得られる施設を利用することができるべきである。 　いかなる場所に住み，あるいはいかなる状態であろうとも，自己の尊厳，信念，要求，プライバシーおよび，自己の介護と生活の質を決定する権利に対する尊重を含む基本的人権や自由を享受することができるべきである。
自己実現の原則 (Self-fulfillment)	高齢者は， 　自己の可能性を発展させる機会を追求できるべきである。 　社会の教育的・文化的・精神的・娯楽的資源を利用することができるべきである。
尊厳の原則 (Dignity)	高齢者は， 　尊厳および保障をもって，肉体的・精神的虐待から解放された生活を送ることができるべきである。 　年齢，性別，人種，民族的背景，障害等にかかわらず公平に扱われ，自己の経済的貢献にかかわらず尊重されるべきである。

表3-9 ● 倫理 4 原則

自律の尊重の原則	対象者の自己決定を尊重する，あるいは対象者が良い自己決定をできるようにする
善行の原則	対象者にとって最善の利益や幸福を追求し，恩恵を与える善い行為を行う
無危害の原則	対象者がこうむる可能性のある苦痛や苦悩を避ける
公正の原則	対象者を公平，平等に扱い，利益やリスク，コストなどを公平に配分する

・エアコンや扇風機を使用する場合は，直接風が当たらないようにし，定期的に換気を行う。

・湿度は，50〜60％を目安とする。夏は湿度が高くなりやすく，冬は暖房の利用

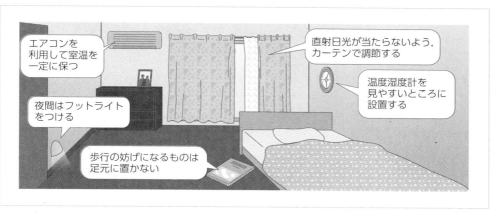

図3-8 ● 高齢者の居住環境の整備

などで乾燥しやすい。季節に応じた湿度管理を行う。

・室温は，居室だけでなく，建物内部全体の温度差がないことが理想的である。特に，冬場のトイレや脱衣室，浴室の温度差は高齢者に大きな負担となるため，浴槽に湯を張り，あらかじめ浴室全体を暖かくしておくなどの工夫をする。

2 採光・照明

高齢者は視力が低下し，明順応・暗順応などの調節力が低下するため，生活空間は明るめにする。しかし，明るすぎてまぶしい環境は，かえって視力を低下させるため，間接照明などを活用し，光が直接当たらないように工夫する。

・直射日光が当たらないよう，カーテンやブラインド，すだれなどを活用する。
・夜間，トイレに行くときなどは，フットライトを活用する。

3 臭気

臭気が生じないよう，清潔な環境づくりや清潔ケアが重要となる。

・居室での排泄や失禁などにより，排泄の援助を行った場合は，排泄後の後始末を迅速に行う。
・口臭予防のため，口腔の清潔を保持する。
・からだや寝具，寝衣などの清潔を保持する。
・部屋の換気を行う場合は，急激な温度変化がないよう，室温に注意する。

4 バリアフリー

家庭内における高齢者の事故死亡者数をみると，「転倒・転落」「浴槽内での溺死」などが全体の半数以上を占める。住宅のバリアフリー化は，事故を予防し，高齢者が可能な限り自立して在宅生活を過ごすために重要である（図3-9）。

・廊下や階段，浴槽などには手すりや滑り止めを設置する。
・脱衣室と浴室の段差など，屋内の段差はできるだけ解消する。
・浴槽は，またぎやすい高さにする。
・廊下の幅は，車椅子の通行が可能な幅にする。

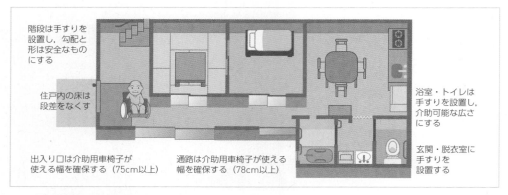

階段は手すりを
設置し，勾配と
形は安全なもの
にする

住戸内の床は
段差をなくす

出入り口は介助用車椅子が
使える幅を確保する（75cm以上）

通路は介助用車椅子が使える
幅を確保する（78cm以上）

浴室・トイレは
手すりを設置し，
介助可能な広さ
にする

玄関・脱衣室に
手すりを
設置する

図3-9 ● 住宅のバリアフリー

Ⅱ　高齢者の特性を踏まえた看護の場

A　医療施設（病院，診療所）における看護

1．入院を必要とする高齢者の看護

1　入院時の看護

　高齢者は，適応能力が低下しているため，入院による大きな生活環境の変化は過度なストレスとなる。また，短期記憶力の低下によって，新しい環境になじめず，不安や混乱を感じやすい。そのため，入院時のオリエンテーションを行っても，一度で理解することが困難な場合がある。そのときは，本人や家族に対し，繰り返していねいに説明を行う。

　看護師は，高齢者が環境の変化に慣れるまで頻回に訪室し，状態の観察や声かけを行う。病棟内の設備については言葉だけでなくパンフレットを使用したり，患者と一緒に歩き回りながら説明を行ったり，また，何げない会話から不安を抱えていないか気を配る。同室患者との関係が良好でない場合はストレスとなり，治療に影響が出ることがあるため，同室患者との関係なども観察する。

2　入院中の看護

1）　異常の早期発見

　入院治療を必要とする高齢者は，疾病や治療などによる負担が過度になると合併症を起こしやすくなる。異常を早期に発見することは，回復を円滑に促すことにつながるため，高齢者の全身機能や生活能力，身体的特徴を観察・把握しておくことが求められる。異常の発見が遅れると，それだけ全身機能が低下し，回復が遅れて

しまうため，早期発見・早期対応が重要となる。

2）　寝たきり予防

　高齢者は，安静状態が続くことによって全身の機能が低下し，廃用症候群になりやすい。廃用症候群は，治療に長い時間と大きな労力を要し，リハビリテーションの大きな障害となるため，発症予防が重要である。廃用症候群を予防するためには，起きている時間をできるだけ増やすことで筋力や骨密度の低下を防ぎ，心肺能力を維持するよう努める。安全性を確認したうえで，座位時間の延長や，ベッド上での運動など，離床時間を積極的に拡大していく。また，積極的に話しかけることは，人とかかわる意欲を促し，精神機能の低下を予防することにつながる。

3）　事故予防

　また，高齢者が入院した場合，一番多いのは病室・病棟内での転倒である。一人で移動しないようにと説明していても，「やってみたい」「やれるだろう」と思うために転倒につながる。高齢者が転倒してしまうと，活動が低下し寝たきりになることも予測される。転倒の主な原因は，歩行時につまずいたり，ベッドの昇降時にバランスを崩したりなどが多い。そのため，入院時には，転倒歴の確認や運動機能・感覚機能の観察が必要である。また，荷物をベッド周囲に置かない，スリッパでなくかかとのある運動靴などを用意する，床に水をこぼさないなど，環境を整えることも重要となる。

3　退院支援

　退院支援とは，患者が適切な時期に病院を退院し，退院後も安全な療養が継続できるよう入院時から取り組む，患者・家族への支援である。

　退院支援は，①要支援患者のスクリーニング・アセスメントの実施，②退院計画の立案，③退院後に使用する制度やサービスの調整，といったプロセスで行う。退院支援を円滑に行うためには，医療者の主導ではなく，本人とその家族の意向に沿った形で進めることが重要である。

　また，退院支援においては，退院に向けての予測を立て，担当看護師だけではなく，高齢者とその家族にかかわるすべての職種が連携チームとしてかかわる。高齢者の多様な生活を支援するには，院内だけでなく地域にある保健・福祉機関など多くの社会資源を活用し，ネットワークを結ぶことが必要になるため，日常的に地域の特徴をつかみ，地域機関と有機的なネットワークを結んでおくことが，高齢者とその家族にとってより良い退院支援につながる。

　退院後の意向が高齢者とその家族で異なる場合や，医療者側の方針と高齢者とその家族の意向が異なる場合は，退院調整に時間を要する場合がある。そのため，入院時から高齢者とその家族の退院についての意向，その意向を実現するための制度や社会資源をつなぐマネジメントが必要である。また，医療処置を必要とする高齢者の場合，入院中の早い段階から，家族に処置の方法や技術をみてもらい，説明をしておくことも看護師の役割である。

　入院中から相談しやすい環境を整え，患者や家族の希望の聴取，社会資源に関す

る必要な情報の提供，療養環境の整備などを行う。

2．外来受診時の高齢者の看護

　外来受診の際，規模の大きな医療施設や診療システムのコンピューター化にとまどう高齢者は多い。視力や聴力が低下している高齢者は，案内板の文字の大きさや位置によっては見えにくかったり，案内のアナウンスが聞こえにくかったりするため，注意を要する。たとえば，病院内で行き先を伝えるとき，言葉だけの説明では迷ってしまう場合があるため，パンフレットを用いて具体的に示したり，病院内の標識文字を大きくしたりするなどの工夫をすることが望ましい（図3-10）。

　また，外来では，限られた時間のなかで医師の判断に必要な情報を収集する必要がある。話を聞きながら，表情や話し方，聴力なども観察する。受診待ちの間に容体が急変する場合があるため，待機中の患者にも常に気を配り，急変時に備えての準備を整えておく。

　診察時は，高齢者は緊張したり不安になったりするとうまく言葉が出てこない場合があるため，話しやすいように落ち着いた雰囲気をつくる。診療が終了したら，高齢者とその家族に不安や心配なことがないかを確認する。高齢者は，医師の説明が十分に理解できなかったり，遠慮して自分の意見を伝えられていなかったりする場合があるため，次回の外来予約のこと，検査の必要性などの受け止め方，処方される薬の飲み方などについては，落ち着ける環境で，家族にも同席してもらい説明を行う。わかりやすいようにメモを書いて渡すなどの工夫も効果的である。

　退院後，初めての外来受診の場合は，内服薬の飲み忘れや用法の間違いがないかなど，薬の残数などの確認を行う。また，退院後の生活状況や家族の疲労度などについても話を聞き，家族の負担が大きい場合は介護支援専門員（ケアマネジャー）と連携しながら支援する。

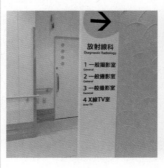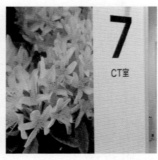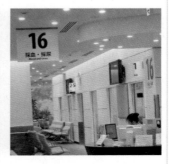

図3-10 ● 高齢者にわかりやすい案内表示（例）

B 在宅看護

　在宅で療養生活を送る高齢者とその家族を支援するため，病院では退院支援など，地域では訪問診療や訪問看護，訪問介護，訪問リハビリテーション，訪問入浴介護，通所介護，通所リハビリテーション，配食サービスなど，様々な在宅ケアサービスが行われている。ここでは代表的なものとして，訪問看護について述べる。

　訪問看護とは，在宅療養者の居宅において看護師などによって行われる，療養上の世話または必要な診療の補助をいう。利用者の自宅だけでなく，介護老人福祉施設やグループホーム，サービス付き高齢者住宅などでも行われる。訪問看護の目的は，療養者が，疾病や障害があっても，住み慣れた地域において，有する能力に応じて自立した日常生活を営むことができるよう，心身機能の維持・回復を促し，病状の悪化を予防するなど，療養生活を支援することである。

　訪問看護ステーションの多くは，療養者のニーズに応じて，夜間や早朝，深夜に訪問する体制や，療養者や家族からの緊急連絡に対応する（電話訪問）体制を整えている。近年は，早期退院や高度医療の影響で在宅療養者は重症化しており，医療ニーズが高くなっている。医療処置を行っている場合には，自宅という生活の場で安全に実施できるよう，医師と密接に連携して，予測される問題に対し，療養者や家族が適切に対応できるよう，対策を講じておく必要がある。

　また，在宅での終末期ケア（看取り）も行われている。介護を担う家族の健康や生活にも配慮しながら，療養者や家族の希望に沿った療養ができるようにする。

1．介護老人福祉施設（特別養護老人ホーム）

　介護老人福祉施設（特別養護老人ホーム）は，入浴や排泄，食事などの介護をはじめとした，日常生活上の援助や機能訓練，健康管理，療養上の世話を行う長期的な入居施設である。主に，身体上または精神上著しい障害があるために常時介護を必要とし，かつ居宅において適切な介護を受けることが困難な要介護3以上の高齢者を対象とする。

　常勤医師の配置義務はなく，定員100人当たり，看護職員3人，介護職員31人，介護支援専門員1人を配置する。

　30人未満の小規模施設では，当該市町村住民が利用できる地域密着型介護老人福祉施設として位置づけられている。

　介護老人福祉施設で生活する高齢者は，長期的な入居生活のなかで年齢を重ねるため，加齢に伴って心身機能に変化が生じ，健康障害も生じやすくなる。健康管理から疾病の予防，早期発見・早期対応，終末期ケアと，援助技術も多岐にわたり，変化していく。

　慢性的な疾患を抱える高齢者に対しては，バイタルサインのチェックと評価，服薬管理と有害作用の観察・対応，急変時の対応などの健康管理を行う。医師と連携

を図りながら，高齢者の状況に応じた処置を継続的に行い，終末期ケアにおいては，できるだけ苦痛が少ない形で安らかに最期を迎えられるように援助する。

2．介護老人保健施設

　介護老人保健施設は，在宅生活への復帰を目指して機能訓練を行う施設である。主に，病状安定期にあり，入院して積極的に治療する必要はないが，リハビリテーションや看護，介護を中心とした医療ケアを必要とする高齢者などを対象とする。実際のところは，介護老人福祉施設への入居を待っている段階の高齢者や，認知症高齢者も多い。

　入所者100人に対し，常勤医師１人，看護職員９人，介護職員25人，理学療法士等１人，介護支援専門員１人の配置義務がある。様々な職種でチームが編成され，協働している。

　入居して利用できるサービスに加え，一時的に入所して，その間に介護者である家族がリフレッシュを図る**短期入所生活介護（ショートステイ）**や，日帰りでリハビリテーションを利用する**通所リハビリテーション（デイケア）**サービスがある。

　訪問看護ステーションなどを併設している施設も増えている。

　日常生活のなかで心身に適度な刺激がなければ，残存機能が低下し，QOLの低下につながる。そのため，自立支援を目指したリハビリテーションなどで心身の活性化を図り，在宅生活復帰を支援する。

3．小規模多機能型居宅介護

　小規模多機能型居宅介護とは，在宅生活を送る要介護高齢者が，可能な限り自宅周辺で自立した日常生活を送れるように，デイサービス（通い）を中心に，訪問介護，ショートステイ（泊まり）を組み合わせて利用できる，地域密着型サービスの一つである。

　利用定員は29人以下で，要支援・要介護のどちらの場合も利用できる。職員として看護師１人を配置することが義務づけられているため，看護師に期待される役割は大きい。

4．看護小規模多機能型居宅介護

　看護小規模多機能型居宅介護は，月ごとの定額報酬制で「訪問看護・リハビリ」「通い」「泊まり」「訪問介護」の４種のサービスを一体化し，利用者一人ひとりに合わせたトータルケアを行う。サービスの組み合わせにより，要介護度が高く，医療ニーズの高い利用者にも対応できる。サービス内容は，退院直後の在宅生活へのスムーズな移行，がん末期などの看取り，病状不安定期における在宅生活の継続，家族に対するレスパイトケアなどであり，地域包括ケアの要として注目されている。利用する高齢者の生活の場で生活を支える看護実践は，新しい時代の高齢者ケアサービスの創造につながると期待される。

5．認知症対応型共同生活介護（グループホーム）

　　認知症対応型共同生活介護（グループホーム）は，認知症で生活に困難を抱えた要介護者・高齢者たちが，入浴，排泄（はいせつ），食事などの介護，そのほか日常生活上の世話や機能訓練を受けながら，1ユニットが少人数（5〜9人）で共同生活する施設である。各入居者に個室があり，リビングや食堂は共有するため，家庭的な環境と地域住民との交流のもとでの生活が可能となる。主に，要介護認定を受けている認知症高齢者で，重篤な障害がない者が対象となる。

　　認知症高齢者は，複数の疾患をもっていることが多いため，薬剤も複数併用していることが多い。看護師は，薬の有害作用の出現の有無など，症状の観察を十分に行いながら，フィジカルアセスメントや精神機能のアセスメントを行い，早期発見・早期対応に努める必要がある。

　　介護支援専門員1人は必置で，看護職員配置の義務はないが，ケア管理などを担う看護職員が増えている。また，認知症対応型通所介護や看取りを実施する事業所もある。

　　グループホームのスタッフは，看護師や介護支援専門員，介護福祉士，ホームヘルパーなどのほかに，保健医療福祉の関係職種ではない人も協力者としてケアにかかわる場合がある。そのため，スタッフ間のコミュニケーションでは誤解が生まれないよう，確認と注意が重要である。

6．高齢者住まい法による施設（サービス付き高齢者向け住宅）

　　高齢者が住みなれた地域で安心・安全な生活を続けることを実現する「地域包括ケアシステム」拡充の施策の一つとして創設された。

　　サービス内容は，ハード面として「バリアフリー化」，ソフト面として「安否確認・生活相談サービス」「食事の提供・清掃・洗濯などの家事援助」などである。高齢者本人の自宅として入居し，介護保険サービスの訪問看護など居宅サービスを受けることができる。看護職員配置の義務はないが，訪問看護ステーションやヘルパーステーションなどとの併設事業所も多く，看護職のかかわりも多くなっている。

参考文献
・Inouye SK, Studenski S, Tinetti ME, Kuchel GA: Geriatric syndromes: clinical, research, and policy implications of a core geriatric concept. J Am Geriatr Soc, 2007；55（5）：780-791.
・水戸美津子編：高齢者＜新看護観察のキーポイントシリーズ＞，中央法規，2014.
・小泉憲司，他：2020年版　准看護師試験問題・解答集，メヂカルフレンド社，2019.
・厚生労働統計協会編：国民衛生の動向2018/2019，厚生の指標，増刊，65（9），2018.
・亀井智子，他編：高齢者看護学，第3版，中央法規，2018.
・黒澤貞夫，他編：人間と社会［第1巻］＜介護福祉士実務者研修テキスト＞，第2版，中央法規，2018.
・亀井智子編：老年看護学①　老年看護学概論・老年保健＜新体系看護学全書＞，メヂカルフレンド社，2016.

┌───┐
　学 習 の 手 引 き
　1. 高齢者看護における「エンパワメント」「ヘルスプロモーション」を説明してみよう。
　2. 高齢者が罹患した際の特徴と注意点をまとめてみよう。
　3. 高齢者看護の目的と基本的なアプローチを説明してみよう。
　4. 高齢者虐待に関する報道を調べてみよう。
　5. 高齢者看護の場の違いによる注意事項を整理してみよう。
└───┘

第3章のふりかえりチェック

次の文章の空欄を埋めてみよう。

1　高齢者のヘルスプロモーション

　高齢者のヘルスプロモーションにおいては，平均寿命の延伸だけでなく，| 1 |（心身共に自立して健康的に生活できる期間）の延伸が重視される。

2　高齢者の罹患時の特徴

　症状の現れ方は個人差が大きく，その症状や経過は| 2 |的である。また，薬物が体内に| 3 |しやすく，有害作用が発現しやすい。術後は| 4 |（一過性の精神障害）を起こしやすいため，注意が必要となる。長期臥床や不活発状態によって引き起こされる| 5 |を防ぐため，高齢者の状態に合わせて早期離床を進める。

3　老年期の健康問題

　高齢者に多くみられるもので，原因は様々であるが，治療と同時に介護・ケアが重要となる一連の症状・所見を| 6 |という。また，加齢に伴う様々な機能低下や予備能力の低下によって，ストレスへの回復力が低下し，健康障害や日常生活行動に支障が生じやすい状態を| 7 |という。

4　高齢者看護の倫理的原則

　個人や集団に対して，年齢を理由に偏見をもったり差別したりすることを| 8 |という。高齢者のための国連原則では，「自立」「参加」「ケア」「自己実現」「| 9 |」の5つの基本原則が示された。

5　介護保険法に基づく施設

　介護老人保健施設は在宅生活への復帰を目指して，医学的な管理のもと介護や| 10 |を行う施設である。小規模多機能型居宅介護は，デイサービス，| 11 |，およびショートステイを提供する。| 12 |は，認知症のある要介護者が共同生活をする施設である。

■ 老年看護

第 **4** 章 高齢者看護の特徴

▶**学習の目標**　　　●高齢者看護に必要な観察・コミュニケーション技術を学ぶ。
　　　　　　　　　●高齢者の食事・排泄，運動・移乗に対する援助技術を学ぶ。
　　　　　　　　　●高齢者における睡眠，清潔，衣生活の特性と援助技術を学ぶ。
　　　　　　　　　●検査・治療を受ける高齢者に求められる援助を学ぶ。

I　日常生活の自立に対する援助

A　観察

1．高齢者の観察

　高齢者の約8割は，介護を必要としない自立した高齢者であるという予測データがある（図4-1）。しかし，加齢に伴う身体機能・認知機能・精神機能の低下，疾病による症状，治療による安静臥床などの影響で，日常生活行動に何らかの援助を必要とする高齢者もいる。個人差が大きいことが特徴である。高齢者は慢性疾患に複数罹患し，症状は非定型的であることから何らかの異変を感じていても「なんとなくだるい」や「いつもとは違う」など，適切に訴えることが難しい。症状出現は緩慢であり，症状が出現したときには重症化していることも多い。看護師は，わずかな変化を見逃さず高齢者が発する訴えに耳を傾け，常に予測しながら観察することが必要である。

●**自立を促す援助**　高齢者が日常生活行動の自立を再獲得していくために，看護師は高齢者の日常生活行動の動作を細やかに観察し，できる限り自立を促す援助を行うことが必要である。片麻痺のある高齢者の食事の援助を例に考えてみよう。ベッドから車椅子への移乗動作に援助が必要であっても，皿を食べやすい位置にセッティングすれば，箸またはスプーンを使って自分で食べることができるのである。高齢者の残存機能を細やかに観察し，高齢者のもっている能力を最大限発揮しながら自立を促していくことが重要である。

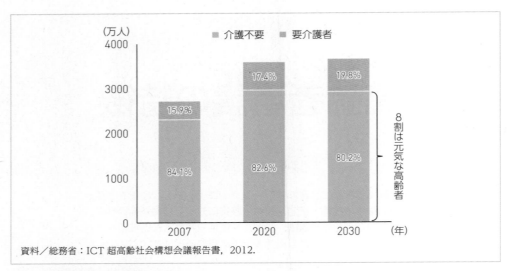

資料／総務省：ICT 超高齢社会構想会議報告書，2012.

図4-1●要介護高齢者の割合の推移

　自立を促すと同時に，安全への配慮も十分に行う必要がある。自立を促す段階に
ある高齢者は，病状や身体機能が不安定な時期でもある。過度な負担になっていな
いか，全身の観察をしながら異常の早期発見に努め，安全・安楽に援助を進める必
要がある。安全を考慮しすぎて看護師がすべて援助してしまうと，ますます機能低
下が進むこともある。自立と安全の両方の視点に立ちながら，高齢者のもっている
能力を最大限に発揮し，円滑に自立を促していくことが大切である。

2．バイタルサイン

1 体温の変動

　ヒトの体温は恒常性によって一定範囲に維持されているが，様々な要因によって
変動している。生理的変動として日内変動がある。体温は朝に低く，活動する日中
は高くなり，夜になるとまた低くなる。高齢者は加齢変化に伴い，日内変動リズム
は短くなり早朝側にずれる。体温は，朝高くなり始めるのが早くなり，夜低下する
のも早くなるといわれている。この生理的変化は睡眠にも影響している。

　年齢による変動もある。高齢者は基礎代謝率の低下，温度感受性の低下，体温調
節中枢の機能低下など様々な要因により成人期の人に比べて体温は低く，個人差が
大きいのも特徴である（図4-2）。

　高齢者は加齢に伴って体温調節機能が低下するため，外的環境による影響を受け
やすい。高温環境下では発汗機能の低下，熱に対する感受性の低下，体内水分量の
低下による熱運搬効率が低下し，熱をうまく放散できずに体温上昇を起こす。高齢
者は熱中症を発症しやすいため，エアコンの適切な使用など外的環境を整えること
も大切である。

2 発熱のサイン

　発熱とは，37.0℃以上の体温を指す。ヒトは病原体による感染などに対して，

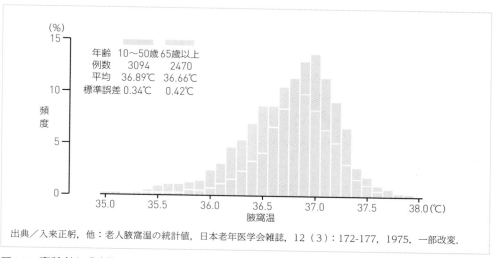

出典／入来正躬，他：老人腋窩温の統計値，日本老年医学会雑誌，12（3）：172-177，1975，一部改変.

図4-2 ● 高齢者と成人期の平均体温の比較

1
高齢者（老年期）
とは何か

2
高齢社会の
医療と看護

3
高齢者看護
の原則

4
高齢者看護
の特徴

5
高齢者に多い
疾患と看護

病原体の増殖を抑えるために熱を産生し，生体を守っている。しかし，高齢者は加齢に伴い，熱を産生するための反応が弱い，遅れるなど体温調節機能の低下が起こりやすい。感染症に罹患しても典型的な発熱がみられず，微熱で経過するなど非定型的であることが多い。その人のふだんの平熱を理解したうえで微熱が続く，元気がない，食欲がない，布団から出たがらない，眼がうつろ，からだが熱いなどのわずかな変化を見逃さないことが重要である。

3　検温時の留意点

　高齢者は，加齢に伴い免疫機能が低下し，感染症に罹患しやすい。正確な体温を測定・観察することで，異常の早期発見に努めることが重要である。しかし高齢者の場合，正しく測定されていないことがある。高齢者は，体温調節機能が低下しているため，季節に関係なく厚着をしている人が多い。衣類に押され体温計を正しい角度で測定することができず，実際の体温より低値となることがある。また，痩せている高齢者は，腋窩の隙間が大きく，実際の体温より低値となることがある。認知症高齢者においては，体温を計測していることを忘れて腕を動かしてしまい，体温計が腋窩から落ちてしまうこともある。このような高齢者に対して看護師は，体温計を正しい位置に挿入し，測定している間は体温計をしっかりと持ちながら腕を支え，正しく体温を測定することが必要である。

4　血圧の特徴

　高齢者は，加齢に伴い高血圧の発症率が高まる。加齢に伴う動脈硬化による血管の伸展性低下，弾力性低下などにより収縮期血圧が上昇する。一方，拡張期血圧は低下し，脈圧が開大する（**高齢者高血圧**）。収縮期血圧の上昇と脈圧の開大は脳血管疾患の危険因子であり，血圧管理が重要となる。しかし，高齢者は個人差があり，正常値血圧だけで判断することは難しい。高齢者は血圧の動揺性もみられ，**起立性低血圧**や**食後低血圧**，食事量の減少，発熱，下痢などにより脱水に伴う血圧低下な

ども起こりやすいため，個別に血圧を管理することが望ましい。その人のふだんの血圧値との差，症状の有無，顔色，冷や汗，欠伸（あくび）の有無，脈拍，呼吸などを併せて（あわせて）観察し，異常の早期発見に努める。

5　そのほかのバイタルサイン

　高齢者は加齢に伴い心房細動や洞不全症候群など不整脈を有している場合があるため，脈拍を1分間計測することは重要である。脈の回数，リズムの不正，結滞（けったい），脈圧など細やかに観察する必要がある。

3. 観察内容

1　全体的な印象

　高齢者を客観的に観察して「いつもと違う」と感じた場合は，何らかの異常が起きている可能性がある。ふだんは身の回りのことを自分で行い，自立している高齢者が，表情が乏しい，元気がない，寝ている時間が増えたなど，いつもとは違う様子に家族が心配し，外来に連れてくるケースもある。高齢者は自覚症状が乏しく，自ら訴えることは少ない。活動状況や表情は，高齢者の全体的な印象を表しやすい。「いつもと違う」と感じた場合は，最近の様子や出来事，既往との関連，生活の変化，身近な人の死など身体的，精神・心理的，社会的な要因を総合的に観察，アセスメントする必要がある。

2　日常生活全体に影響する機能

●**運動機能**　ヒトが移動，食事，排泄（はいせつ），清潔，整容，更衣など**日常生活動作**（activities of daily living；**ADL**）を行う際，歩ける，立てる，座れる，腕をあげる・曲げる（まげる）・伸ばすことができる，指を動かせるなど運動機能は重要となる。麻痺や長期臥床（がしょう）による筋力低下・拘縮（こうしゅく）などによる運動機能の低下は，ADLの自立に影響する。ADLを概観的に観察し，一部介助または介助を要するような内容については運動機能を詳細に観察する必要がある（表4-1）。

●**感覚機能**　日常生活，社会生活を送るためには感覚機能が保たれていることも重要となる。加齢による聴力低下，視力低下は，他者との会話や電話をかけるなどのコミュニケーションに影響する。また，新聞やテレビを見るなど情報を得ることにも影響するため，詳細に観察する必要がある（表4-2）。

●**認知機能**　日常生活，社会生活を送るためには認知機能が保たれていることも重要となる。認知症高齢者は，運動機能に障害はなくても更衣や食事などのADLを遂行できない失行になることもある。認知機能における記憶，見当識，言語は，日常生活におけるコミュニケーションや社会生活の自立性，さらにQOLにも大きく影響するため，詳細に観察する（表4-3）。認知機能が低下すると，食事を作るために買い物に出かける，必要な物を買う，お金を計算するなどの**手段的日常生活動作**（instrumental activities of daily living；**IADL**）に影響する。

3　日常生活の観察と評価

　看護師は，高齢者がADL・IADLを自分で行えるのか否か，各動作過程におい

表4-1 ● 運動機能の観察

日常生活行動	運動機能	観察の視点	認知機能と観察視点
移動	起き上がり	・上肢の力を使って上半身を起こすことはできるか ・下肢をベッドから下ろすことはできるか	・点滴ラインなど周囲に注意を向けながら起き上がることはできるか ・指示に従い起き上がることはできるか
	座る	・傾くことはないか ・背もたれがあれば座っていられるか ・30分程度座位姿勢を保つことはできるか	・立ち上がろうとすることなく座っていられるか ・すぐに姿勢を変えてしまうことはないか ・周囲の環境や人などに注意が向いてないか ・指示に従い座ることができるか
	立つ	・前傾姿勢になりながら殿部を持ち上げることはできるか ・膝関節を屈曲から伸展することはできるか ・膝折れすることなく立位姿勢を維持できるか ・ふらつくことや傾くことはないか	・点滴ラインなど周囲に注意を向けながら立ち上がることはできるか ・指示に従い立ち上がることはできるか ・すぐに姿勢を変えてしまうことはないか ・周囲の環境や人などに注意が向いてないか
	歩行	・ふらつくことや傾くことはなく歩けるか ・膝折れはないか ・足がもつれることはないか ・手すりを必要とするか ・杖を必要とするか ・歩行器を必要とするか ・どの程度の距離を歩くことができるか	・目標場所を理解し歩くことはできるか ・周囲の環境や人などに注意が向いてないか ・危険を回避しながら歩くことはできるか（段差，濡れた床，落し物，壁，置いてあるもの，すれ違う人など） ・杖や歩行器の使い方を理解できるか
食事	体位	・座位姿勢になることはできるか ・傾くことはないか ・頸部を前屈することはできるか ・30分程度座っていることはできるか	・食事のために座位になることを理解できているか ・周囲の環境や人などに注意が向いてないか
	上肢	・手先を口元まで持ち上げることはできるか ・コップや茶碗，皿を持つことはできるか ・箸やスプーンを使って食物をこぼさずに口元に運ぶことはできるか	・箸やスプーンなど道具を認識できるか，使用できるか ・箸やスプーンなどをすぐに置いてしまうことはないか ・箸やスプーンの使い方を見せると真似をして食べることはできるか ・箸やスプーンに介助者が手を添えて口元に運ぶと食べ始めることはできるか ・半側のみ食事を残すことはないか
	口唇の動き	・開口することはできるか ・口唇を閉鎖することはできるか ・流涎や食べこぼしはないか	・流涎や食べこぼしたことを認識できるか（自ら口元を拭く行動はあるか）
	咀嚼	・欠損歯，動揺歯はないか ・義歯を使用しているか ・噛めない食物はないか ・噛むと痛みはないか	・義歯を認識できるか ・義歯を装着できるか ・途中で止めてしまうことはないか
	舌の動き	・舌は湿っているか ・舌を上下左右に動かすことはできるか ・口腔内に食物が残ることはないか	
	嚥下	・飲み込むことはできるか ・むせはないか ・湿性嗄声はないか ・飲み込めず食物を溜め込むことはないか	・促されて咳嗽することはできるか ・食物残渣を口腔外に出すことはできるか
排泄	移動	・トイレまで歩行することはできるか ・トイレまで車椅子で移動できるか	・トイレの場所を理解できるか

表4-1● (つづき)

日常生活行動	運動機能	観察の視点	認知機能と観察視点
排泄	着脱衣	・何かにつかまることなく立位を保ち衣類を膝くらいまで下ろすことはできるか ・何かにつかまることなく立位を保ち衣類を引き上げて履くことはできるか ・ふらついたり傾くことはないか	・着衣失行（衣服の着方・脱ぎ方がわからない）はないか
	移乗	・何かにつかまることなく便器に座ることはできるか ・座位姿勢を保つことができるか	・便器を認識できるか ・指示に従い便器に座ることはできるか ・排泄が終了するまで便器に座っていることができるか
	拭く・流す	・トイレットペーパーを必要量取ることができるか ・前傾姿勢を保ちながら排泄部位を拭くことはできるか ・レバーまたはボタンの位置に手が届くか ・後方を振り返ることはできるか	・トイレットペーパーの使用方法がわかるか ・排泄部位を拭くことはできるか ・レバーまたはボタンの位置を認識できるか ・レバーまたはボタンを操作できるか ・指示に従い流すことはできるか
更衣	上着の着脱	・着脱衣中の座位姿勢保持は可能か ・衣類をつかむことはできるか ・上肢の伸展・屈曲は可能か ・肩関節の可動域に制限はないか ・頸部の前屈は可能か ・ボタンをはずす，とめる動作は可能か	・衣類を見て認識できるか ・衣類の上下，表裏，前後を理解できるか ・着衣失行（衣服の着方・脱ぎ方がわからない）はないか
	ズボン類の着脱	・片脚立ちが可能か ・片脚立ちのバランスは安定しているか ・下肢の屈曲・伸展は可能か ・前傾姿勢をとることはできるか ・ふらつくことはないか ・ファスナーの上げ下げは可能か	
清潔	洗顔・歯磨き	・前傾姿勢を取ることはできるか ・ふらつくことはないか ・蛇口をひねり水を出すことはできるか ・水を手ですくい，顔まで持ち上げることはできるか ・タオルで顔を拭くことはできるか ・含嗽することができるか ・歯ブラシを持つことはできるか ・歯ブラシを動かしながら磨くことはできるか	・洗顔道具の使い方はわかるか ・タオルの使い方を見せれば真似をしながら拭くことはできるか ・タオルを持つ手に介助者の手を添えて一部拭くと後は一人で拭くことはできるか ・指示に従い含嗽・歯磨きをすることはできるか ・含嗽用の水を飲んでしまうことはないか ・含嗽する真似や「ぶくぶく」などの音を真似すると含嗽することができるか ・歯ブラシの使い方を見せれば真似をしながら磨くことはできるか ・歯ブラシを持つ手に介助者の手を添えて口まで持っていくと磨くことはできるか ・半側のみ顔を洗ったり，歯を磨くことはないか
	入浴	・浴室まで移動することはできるか ・座位姿勢，立位姿勢バランスは安定しているか ・移乗，立ち上がりは安定しているか ・手すりを必要としているか ・お湯を頭髪やからだにかけることはできるか ・洗浄剤を必要量とることはできるか ・上肢を動かし髪を洗うことはできるか ・タオルを使用してからだを洗うことはできるか ・からだを洗えないまたは洗いにくい箇所はあるか ・前傾姿勢を取ることはできるか	・浴室の場所を理解できるか ・浴室のお湯の温度・湯量の調整，出し方を理解できるか ・洗浄剤やタオルなど道具の使用法を理解できるか ・言動に落ち着きはあるか ・入浴を拒否するような言動はないか ・タオルの使い方を見せれば真似をしながら洗うことはできるか ・タオルを持つ手に介助者の手を添えて一部洗うと後は一人で洗うことはできるか ・途中で洗うのを止めてしまうことはないか ・半側のみ洗うことはないか

表4-2 ● 感覚機能の観察

感覚機能	聴力	・普通の声の大きさ（40〜60 dB）で聞こえているか ・テレビやラジオを大きな音で聞いているか ・聞き返すことはあるか ・聞き間違いはあるか ・補聴器などの使用はあるか
	視力	・新聞や本，説明書の字を読むことができるか ・物の位置やトイレなど場所の位置が見えるか ・眼鏡使用の有無

表4-3 ● 認知機能の観察

認知機能	記憶	・同じ質問や同じ話を繰り返すことはないか ・説明されたことを忘れてしまうことはないか ・予定していたことを忘れてしまうことはないか
	見当識	・日時，場所を正しく認識できているか ・家族や親しい人を認識できているか ・看護師や医師などの職員を認識できているか
	遂行機能	・段取りが悪いことはないか ・予定外のことに対応できるか
	言語機能	・非流ちょうな会話か ・流ちょうで多弁ではあるが言い間違いや意味不明な会話になっていないか ・物の名前や言葉を思い出せない様子はないか ・言われたことを理解できていない様子はないか
	注意機能	・わずかな周囲の音や人などの刺激によって動作を止めてしまうことはないか ・集中力は持続するのか
	情動コントロール	・すぐに泣きだすことはないか ・すぐに怒りだすことはないか

て自分で行えている箇所はどこか，困っている箇所はどこなのかを詳細に観察する必要がある。運動機能・感覚機能・認知機能を観察するだけではなく，臓器機能や疾患による日常生活への影響や心理的な要因による影響も観察する。看護師は，詳細に観察したことを援助に生かし，高齢者のもっている能力を最大限発揮できるように支援することが重要である。

ADL・IADLを評価するために，様々な指標が開発されている。ADL・IADL指標を用いることで，援助の効果を客観的に評価することができる。また，高齢者の健康状態や生活の自立状況を把握する指標にもなる。

バーセルインデックス（Barthel Index）（表4-4）は，「食事」「車椅子からベッドへの移動」「整容」「トイレ動作」などの10項目について，10点（できる，自立している），5点（最小限の介助や監視を要する），0点（全介助または不可能など）で採点し，合計点から基本的日常生活動作（Basic ADL；BADL）の自立状況を

表4-4 ● バーセルインデックス

1.食事	10：自立，自助具などの装着可，標準的時間内に食べ終える 5：部分介助（たとえば，おかずを切って細かくしてもらう） 0：全介助
2.車椅子からベッドへの移動	15：自立，ブレーキ，フットレストの操作も含む（非行自立も含む） 10：軽度の部分介助または監視を要する 5：座ることは可能であるがほぼ全介助 0：全介助または不可能
3.整容	5：自立（洗面，整髪，歯磨き，ひげ剃り） 0：部分介助または不可能
4.トイレ動作	10：自立（衣類の操作，後始末を含む，ポータブル便器などを使用している場合はその洗浄も含む） 5：部分介助，体を支える，衣服，後始末に介助を要する 0：全介助または不可能
5.入浴	5：自立 0：部分介助または不可能
6.歩行	15：45m以上の歩行，補装具（車椅子，歩行器は除く）の使用の有無は問わず 10：45m以上の介助歩行，歩行器の使用を含む 5：歩行不能の場合，車椅子にて45m以上の操作可能 0：上記以外
7.階段昇降	10：自立，手すりなどの使用の有無は問わない 5：介助または監視を要する 0：不能
8.着替え	10：自立，靴，ファスナー，装具の着脱を含む 5：部分介助，標準的な時間内，半分以上は自分で行える 0：上記以外
9.排便コントロール	10：失禁なし，浣腸，坐薬の取り扱いも可能 5：ときに失禁あり，浣腸，坐薬の取り扱いに介助を要する者も含む 0：上記以外
10.排尿コントロール	10：失禁なし，収尿器の取り扱いも可能 5：ときに失禁あり，収尿器の取り扱いに介助を要する者も含む 0：上記以外

合計点：0〜100

出典／鳥羽研二監：高齢者総合的機能評価ガイドライン，厚生科学研究所，2004，p.136.

評価する。合計点が高いほど，自立度は高い。

　FIM（functional independence measure：機能的自立度評価表）（表4-5）は，「している ADL」（実際の生活の場で行っている ADL）を評価する。わが国においては運動機能障害や脳卒中患者などのリハビリテーションの効果判定にも用いられている。評価項目は，運動13項目と認知5項目の18項目で構成されている。ADLは認知機能とも関係しているため，認知項目がある点は FIM の特徴である。対象者が介助者なしで動作を行っているか（自立），介助者ありで行っているか（部分介助，完全介助）など，7段階で採点することで客観的に自立度と介助量を見るこ

表4-5 ● FIM

評価項目

運動項目	セルフケア	○食事	咀嚼，嚥下を含めた食事動作
		○整容	口腔ケア，整髪，手洗い，洗顔など
		○入浴	風呂，シャワーなどで首から下（背中以外）を洗う
		○更衣（上半身）	腰より上の更衣および義肢装具の装着
		○更衣（下半身）	腰より下の更衣および義肢装具の装着
		○トイレ動作	衣服の着脱，排泄後の清潔，生理用具の使用
	排泄管理	○排尿	排尿コントロール，器具や薬剤の使用を含む
		○排便	排便コントロール，器具や薬剤の使用を含む
	移乗	○ベッド，椅子，車椅子	それぞれの間の移乗，起立動作を含む
		○トイレ	便器へ（から）の移乗
		○風呂，シャワー	風呂桶，シャワー室へ（から）の移乗
	移動	○歩行，車椅子	屋内での歩行，または車椅子移動
		○階段	12〜14段の階段昇降
認知項目	コミュニケーション	○理解	聴覚または視覚によるコミュニケーションの理解
		○表出	言語的または非言語的表現
	社会的認知	○社会的交流	他患，スタッフなどとの交流，社会的状況への順応
		○問題解決	日常生活上での問題解決，適切な決断能力
		○記憶	日常生活に必要な情報の記憶

評価尺度

自立	介助者なし	7点	完全自立（適度な時間内に安全に行える）
		6点	修正自立（補装具の使用，時間，安全性の考慮を必要とする）
部分介助	介助者あり	5点	監視または準備（監視や準備，指示・促し以上の介助は必要としない）
		4点	最小介助（75%以上自身で行う）
		3点	中等度介助（50%以上自身で行う）
完全介助		2点	最大介助（25%以上自身で行う）
		1点	全介助（自身で行うのは25%未満）

とができる。126点満点で，点数が高いほど自立度も高い。動作の採点が日内変動や環境で異なる場合，低い点数で採点する。

ADL-20（表4-6）は，移動や身の回り動作，IADL，コミュニケーションなどの20項目について4段階の自立度で採点する。

障害高齢者の日常生活自立度判定基準（表4-7）は，何らかの障害を有する高齢者の日常生活における自立度（寝たきり度）を評価するものであり，健常高齢者は対象としていない。「能力」の評価はなく「状態」，特に移動にかかわる状態像に着目し，客観的かつ短時間で判定することができる。要介護認定審査に使用されている。

IADL 尺度（表4-8）（Lawton & Brody）は，BADL よりも高次の日常生活動作を評価する。8項目で構成され，男性と女性の採点が異なる。男性が5点満点であるのに対し，女性は8点満点で評価する。

老研式活動能力指標（表4-9）は，高齢者の高次の生活能力を評価する。13項目

表4-6 ● ADL-20

調査対象者の日常生活における活動状況について，以下の質問項目のそれぞれ該当する番号を○で囲んで下さい。

（1） （ベッド上）寝返り
- 3 腹臥位から背臥位へ，およびその逆ができる
- 2 柵などにつかまれば自分でできる
- 1 介護者が手伝えばできる（監視を含む）
- 0 全介助または介助してもできない

（2） 床からの立ち上がり・腰下ろし
- 3 補助なしにできる
- 2 机，柱などにつかまればできる
- 1 介護者が手伝えばできる（監視を含む）
- 0 全介助または介助してもできない

（3） 室内歩行（10mを目安とする）
- 3 補助なしにできる
- 2 手すり，机，歩行器などを利用して自分でできる
- 1 介護者が手伝えばできる（監視を含む）
- 0 全介助または介助してもできない

（4） 階段昇降（1階分を目安とする）
- 3 補助なしにできる
- 2 手すりなどを利用して自分でできる（座ったままでの昇降を含む）
- 1 介護者が手伝えばできる（監視を含む）
- 0 全介助または介助してもできない

（5） 戸外歩行
- 3 雨天，傘をさして歩行できる
- 2 補助具（杖，補装具など）により歩行できる
- 1 付き添い者があればできる
- 0 全介助または介助してもできない

（6） 食事
- 3 箸（あるいはナイフとフォーク）を使用して，通常の食物はすべて自分で食べられる
- 2 食器の工夫，自助具の利用により軽食は自分で食べられる
- 1 部分的に（おかずの取り分け，肉の裁断，魚の骨はずしなど）補助を必要とし，軽食でも監視を必要とする
- 0 介助者に口の中まで食事を運んでもらう，あるいは飲み込むことができない

（7） 更衣
- 3 自分ひとりでできる
- 2 ボタンやファスナーなどの変更，自助具を利用して，あるいは特定の衣服に限って自分でできる
- 1 介護者が手伝えばできる（監視を含む）
- 0 全介助または介助してもできない

（8） トイレ
- 3 自分ひとりでできる
- 2 自助具を利用して，あるいは集尿器使用者も自分で処理できる
- 1 介護者が手助けを必要とする（排泄後の処理，下着の着脱などで）
- 0 全介助または常時失禁する

（9） 入浴
- 3 浴槽の出入りがひとりでできて，身体を洗いタオルを絞れる
- 2 浴室内に手すりを必要とし，自助具などを利用して自分ひとりでできる
- 1 浴槽の出入りや洗髪や背中を洗うために介助を必要とする
- 0 全介助またはシャワー浴もできない

（10） 整容
- 3 化粧または髭剃りが自分ひとりでできる
- 2 促されて，かつ用具が定まった場所に準備されていれば自分でやれる
- 1 いつもだれか立ち会うか，一部手伝ってもらいながらやる
- 0 全介助または介助してもできない

表4-6 ●（つづき）

（11）　口腔衛生
  3　歯磨き，口腔衛生の管理が自分ひとりでできる
  2　促されて，かつ用具が定まった場所に準備されていれば自分でやれる
  1　いつもだれか立ち会うか，一部手伝ってもらいながらやる
  0　全介助または介助してもできない

（12）　食事の準備
  3　自分で献立を考え準備し，給仕できる
  2　材料があれば簡単な食事を準備し，給仕できる
  1　準備された食事を温めて給仕できるが，自分で調理して適切な食事内容を維持できない
  0　すべて準備と給仕をしてもらう

（13）　熱源の取り扱い
  3　外出の際，ガス栓を閉め，テレビや電灯を消す
  2　湯沸かしや冷暖房は自宅にいる限りひとりでまかせられる
  1　お茶の湯沸かしは自分でできる
  0　火気，熱源は取り扱えない（調節できず，つけ放したりする）

（14）　財産管理
  3　経済的問題を自分で管理し，維持できる
  2　日々の小銭は管理するが，預金や大金などは手助けを必要とする
  1　現金，クレジットカードを持つと際限なく使ってしまう
  0　お金の取り扱いができない

（15）　電話
  3　自分から電話をかける（電話帳を調べたり，ダイアル番号をまわすなど）
  2　2〜3のよく知っている番号にのみかけることができる
  1　かかってきた電話にでるが，自分からかけることはできない
  0　まったく電話を使用できない

（16）　自分の薬の管理
  3　決められた時間に正しい量の薬を飲むことができる，あるいは内服薬なし
  2　ときどき内服を忘れたり，飲みすぎたりする
  1　その日ごとにあらかじめ量を分けて準備されていれば飲むことに責任がもてる
  0　その都度指示されなければ内服しない

（17）　買い物
  3　すべての必要な買い物は自分でできる
  2　近所で購入できる生活用品は自分で買い物できる
  1　買い物に行くときは常に付き添いを必要とする
  0　まったく買い物はできない

（18）　外出
  3　公共輸送機関を利用したり，自動車を運転したりして自分ひとりで旅行できる
  2　付き添いや知人と一緒なら旅行できる
  1　付き添いや家族と一緒ならタクシーや自家用車に乗って外出できる
  0　介助を必要とするだけでなく，外出や旅行の機会がまったくない

（19）　意思の伝達
  3　話し言葉により日常身近な人以外にも意思を伝えられる
  2　ジェスチュアを含めて，限られた（常時交流のある）人にのみ伝えられる
  1　基本的要求（空腹，疼痛，排泄など）のみ伝えられる
  0　意思を他者に伝達できない

（20）　情報の理解
  3　話し言葉により日常身近な人以外からの用件も理解できる
  2　ジェスチュアを含めて，限られた（常時交流のある）人の言葉のみ理解できる
  1　基本的要求（空腹，疼痛，排泄など）に関する言葉のみ理解できる
  0　他者の意思や言葉を理解できない

出典／鳥羽研二監：高齢者総合的機能評価ガイドライン，厚生科学研究所，2004，p.138-139.

表4-7 ● 障害高齢者の日常生活自立度判定基準

生活自立	ランクJ	何らかの障害等を有するが，日常生活はほぼ自立しており独力で外出する 1．交通機関等を利用して外出する 2．隣近所へなら外出する
準寝たきり	ランクA	屋内での生活は概ね自立しているが，介助なしには外出しない 1．介助により外出し，日中はほとんどベッドから離れて生活する 2．外出の頻度が少なく，日中も寝たり起きたりの生活をしている
寝たきり	ランクB	屋内での生活は何らかの介助を要し，日中もベッド上での生活が主体であるが，座位を保つ 1．車いすに移乗し，食事，排泄はベッドから離れて行う 2．介助により車いすに移乗する
	ランクC	1日中ベッド上で過ごし，排泄，食事，着替において介助を要する 1．自力で寝返りをうつ 2．自力では寝返りもうてない

注）判定に当たっては，補装具や自助具等の器具を使用した状態であっても差し支えない。
資料／厚生省大臣官房老人保健福祉部長通知：障害老人の日常生活自立度（寝たきり度）判定基準，1991年11月18日.

で構成され手段的自立，知的能動性，社会的役割を評価する。

4　身体機能の低下による生活変化

1）　移動

　　自立して歩行していた高齢者も，運動器の障害や麻痺が起こると立ち上がれなくなったり，立位保持が困難になったり，足元がふらついたりすることがある。家の中で過ごすことが増え，活動量が減少する。その結果，生活範囲が縮小する。杖や手押し車などの歩行補助器具の使用や，車椅子などを用いて移動方法の代替を検討する必要がある。

2）　食事

● **運動機能の低下**　利き手に麻痺が起こると，箸を用いて自力で食事することが困難になる。反対側の手でスプーンを用いて食事する場合，うまく取れない，取りこぼすなど口元に食事を運ぶ動作に困難が生じる。その結果，食事時間の延長や食事量の減少を招く。反体側の手でも食事しやすい環境や自助具を整えることが必要である。

● **咀嚼機能の低下**　欠損歯や歯周病，義歯の不適合によって咀嚼する機能が低下すると，肉類や繊維質の多い野菜など，硬いものやかみ切れないものを摂取することを避けるようになり，摂取する食品が限られるようになる。その結果，栄養バランスに偏りが生じ，**低栄養状態**に至る。

● **嚥下機能の低下**　嚥下機能が低下すると，むせる，飲み込み時間が延長するなど誤嚥を生じやすくなる。嚥下に時間がかかることで食事摂取時間の延長，食事摂取量の減少を招く。

3）　排泄

　　運動機能が低下すると，排泄動作の過程に困難が生じることがある。また神経系や排泄機能の障害によって**失禁**を起こすことがある。失禁は，外出や人と会うことを控える要因となり，生活範囲の縮小を引き起こす。

表4-8 ● ロートンらの IADL 尺度

項目	採点	
	男性	女性
A　電話を使用する能力		
1．自分から電話をかける（電話帳を調べたり，ダイアル番号を回すなど）	1	1
2．2〜3のよく知っている番号をかける	1	1
3．電話に出るが自分からかけることはない	1	1
4．まったく電話を使用しない	0	0
B　買い物		
1．すべての買い物は自分で行う	1	1
2．少額の買い物は自分で行える	0	0
3．買い物に行くときはいつも付き添いが必要	0	0
4．まったく買い物はできない	0	0
C　食事の準備		
1．適切な食事を自分で計画し準備し給仕する		1
2．材料が供与されれば適切な食事を準備する		0
3．準備された食事を温めて給仕する，あるいは食事を準備するが適切な食事内容を維持しない		0
4．食事の準備と給仕をしてもらう必要がある		0
D　家事		
1．家事を一人でこなす，あるいは時に手助けを要する（例：重労働など）		1
2．皿洗いやベッドの支度などの日常的仕事はできる		1
3．簡単な日常的仕事はできるが，妥当な清潔さの基準を保てない		1
4．すべての家事に手助けを必要とする		1
5．すべての家事にかかわらない		0
E　洗濯		
1．自分の洗濯は完全に行う		1
2．ソックス，靴下のゆすぎなど簡単な洗濯をする		1
3．すべて他人にしてもらわなければならない		0
F　移送の形式		
1．自分で公的機関を利用して旅行したり自家用車を運転する	1	1
2．タクシーを利用して旅行するが，その他の公的輸送機関は利用しない	1	1
3．付き添いがいたり皆と一緒なら公的輸送機関で旅行する	1	1
4．付き添いか皆と一緒で，タクシーか自家用車に限り旅行する	0	0
5．まったく旅行しない	0	0
G　自分の服薬管理		
1．正しいときに正しい量の薬を飲むことに責任が持てる	1	1
2．あらかじめ薬が分けて準備されていれば飲むことができる	0	0
3．自分の薬を管理できない	0	0
H　財産取り扱い能力		
1．経済的問題を自分で管理して（予算，小切手書き，掛金支払い，銀行へ行く）一連の収入を得て，維持する	1	1
2．日々の小銭は管理するが，預金や大金などでは手助けを必要とする	1	1
3．金銭の取り扱いができない	0	0

出典／鳥羽研二監：高齢者総合的機能評価ガイドライン，厚生科学研究所，2004，p.263.

表4-9 ● 老研式活動能力指標

毎日の生活についてうかがいます。以下の質問のそれぞれについて，「はい」「いいえ」のいずれかに〇をつけて，お答えください。質問が多くなっていますが，ごめんどうでも全部の質問にお答えください。

(1)	バスや電車を使って1人で外出できますか………………………………	1．はい	2．いいえ
(2)	日用品の買い物ができますか………………………………………………	1．はい	2．いいえ
(3)	自分で食事の用意ができますか……………………………………………	1．はい	2．いいえ
(4)	請求書の支払いができますか………………………………………………	1．はい	2．いいえ
(5)	銀行預金・郵便貯金の出し入れが自分でできますか…………………	1．はい	2．いいえ
(6)	年金などの書類が書けますか………………………………………………	1．はい	2．いいえ
(7)	新聞を読んでいますか………………………………………………………	1．はい	2．いいえ
(8)	本や雑誌を読んでいますか…………………………………………………	1．はい	2．いいえ
(9)	健康についての記事や番組に関心がありますか………………………	1．はい	2．いいえ
(10)	友だちの家を訪ねることがありますか…………………………………	1．はい	2．いいえ
(11)	家族や友だちの相談にのることがありますか…………………………	1．はい	2．いいえ
(12)	病人を見舞うことができますか…………………………………………	1．はい	2．いいえ
(13)	若い人に自分から話しかけることがありますか………………………	1．はい	2．いいえ

出典／鳥羽研二監：高齢者総合的機能評価ガイドライン，厚生科学研究所，2004, p.262.

4) 清潔・整容・更衣

　　運動機能が低下すると，清潔・整容・更衣の各動作過程に困難が生じることがある。清潔や身だしなみを保持し，適切な衣類を着用することができないと，外出や人と会うことを控える要因ともなる。また，不潔な状態でいると人間関係にも影響することがある。

4．高齢者を観察するうえでの注意点

　　高齢者は自分の身に起きている症状を適切に訴えることが難しい。曖昧な表現で，疾患に特徴的な症状と異なる訴えをすることもある。看護師はわずかな変化を見逃さず，高齢者が発する訴えに耳を傾け，既往の再発，現病の悪化，合併症の発生，治療による有害作用などを常に予測しながら観察することが必要である。

　　加齢に伴う機能低下や健康障害があると，高齢者を「できないことが多い人」「援助を要する人」ととらえてしまうことがある。しかし，高齢者のADLを細やかに観察してみると，自分でできることもたくさんあることが理解できる。自立を促すと同時に，その人らしい生活を支援するためにも高齢者の残された機能は何か，その人の強みはどこかを観察することが重要である。

B　コミュニケーション

　　高齢者は，生活歴や価値観，信条など一人ひとり異なる。高齢者に対して個別性ある看護を展開するためには，一人の個人として接するように心がけ，その人のニー

ズを理解するとともに信頼関係を築く必要がある。しかし，高齢者は老人性難聴や知的機能の低下などによって，コミュニケーションに問題が生じやすい。円滑なコミュニケーションが行えるように適切に援助することが求められる。

1．高齢者のコミュニケーションの特徴

1　聴力低下

　加齢を原因とした左右対称性の難聴を**老人性難聴**という。加齢に伴う内耳の有毛細胞や蝸牛神経，中枢への障害により高音域の聴力低下が始まり，徐々に低音域へ広がる感音性難聴である。音の鮮明さが低下し，音の違いを聞き分ける力（語音弁別能）が低下するため，人ごみや騒音の多い場所では聞き取りが悪くなる。また，早口や，ぼそぼそと抑揚のない話し方は聞き取ることが難しい。

2　物忘れ

　加齢による知的機能の低下に伴い，物忘れがみられる。物忘れは認知症とは異なり，物忘れの自覚があり，日常生活に支障はない。しかし，物や人の名前が出てこないため，会話中に「あれ」や「あの人」などの代名詞が増える。また，昨日の昼食に何を食べたか聞かれても忘れてしまうなど，体験の一部を忘れてしまうため，正確な情報を得ることが難しいことがある。

2．高齢者看護とコミュニケーション技術

1　聴力低下のある高齢者とのコミュニケーション

　聴力低下のある高齢者は，何度も聞き返すことや誤った返答をすることに恥ずかしさを感じ，人とのコミュニケーションに消極的になることがある。家庭内においても，家族との会話のなかで孤立感や疎外感を抱くことがある。社会的・家庭内孤立が，人間関係の縮小・悪化につながることもある。聞こえにくいからと単に大声で話すと音が響き，言葉の明瞭性に欠け，かえって聞こえにくい（リクルートメント現象）。さらに高齢者は怒られたように感じて，自尊心を傷つけられることもある。聴力低下のある高齢者に適切な方法で円滑なコミュニケーションが行えるように援助する必要がある。

1）　聴力低下のある高齢者への援助

（1）　環境調整

・静かな環境で，一対一で会話を行う。

・話す人の口元や表情がわかるように，照明を明るくする。

・可能であれば，マスクなど口元を隠すものははずす。

（2）　会話の工夫

・突然話しかけず，話す前に聞く人の注意を集める。

・話し手の口の動きと表情がわかるように，正面を向いて話す。

・普通の声の大きさ（40〜60dB）で，ゆっくりと明瞭に，単語ごとに話す。

・話の内容は簡潔に，簡単な文章を用いて話す。

1　高齢者・老年期とは何か

2　高齢社会の医療と看護

3　高齢者看護の原則

4　高齢者看護の特徴

5　高齢者に多い疾患と看護

・初めに話の要点を伝えてから，説明する。

・相手のペースに合わせ，表情やジェスチャーなどの非言語的コミュニケーションを用いる。

・高齢者が聞き慣れた言葉を用いる。

・理解していないときは，言い方を変えてみる。または筆談を用いてみる。

・聞き手を焦らせないためにも，ゆっくりと穏やかに聴く姿勢で会話する。

（3）　補聴器の使用

　補聴器には耳穴型・耳かけ型・ポケット型などがある（表4-10）。補聴器の選択は聴力の程度（表4-11）やその人のニーズによって異なる。補聴器の購入には聴力検査が必要となる。

　補聴器は，装着者の残された聴力まで音を増幅して伝える装置である。今まで聞こえなかった音域の音まで，はっきり，大きく聞こえるようになる。しかし，補聴器は言葉以外の環境音もすべて増幅させるため，騒音環境や人ごみでは雑音が多く，音がガンガンと響き，肝心な言葉は聞き取りにくい。そのため，補聴器の使用をやめてしまうことがある。

　特に，補聴器を使い始めた高齢者と家族に対しては，補聴器の特徴と性能，使用の意義・注意点を十分に説明して理解してもらうことが必要である。

・初めは静かな場所で使用する。徐々に人の多い場所で使用し，慣らしていく。

・最初から音量を上げすぎない。

・初めは短時間の使用を勧め，徐々に装着時間を延ばしていく。

・補聴器のマイクを話し手に向け，近づける。

・使用しないときはスイッチを切る。

・耳垢が故障の原因となるので，補聴器に付いた耳垢を定期的に拭き取る。

表4-10 ● 補聴器の種類

	耳穴型	耳かけ型	ポケット型
	写真提供／リオン株式会社	写真提供／リオン株式会社	写真提供／リオン株式会社
利点	・目立たない ・活動の邪魔にならない ・眼鏡をかけられる	・閉塞感が少ない ・操作が簡単	・操作が簡単 ・値段が安い ・ハウリングが起こりにくい
欠点	・ハウリングが起きやすい ・閉塞感や咀嚼音が起きやすい ・操作が難しい	・汗や水が入りやすい ・眼鏡をかけられない	・コードが活動の邪魔になりやすい ・衣擦れの音がしやすい ・大きいので目立つ

表4-11 ● 難聴の程度分類（日本聴覚医学会難聴対策委員会，2014年）と補聴器の選択

難聴区分	聞こえの程度	耳穴型	耳かけ型	ポケット型
軽度 （25〜40未満dB）	小さな声や騒音下での会話の聞き間違いや聞き取り困難を自覚する			
中等度 （40〜70未満dB）	普通の大きさの声の会話の聞き間違いや聞き取り困難を自覚する			
高度 （70〜90未満dB）	非常に大きい声か補聴器を用いないと会話が聞こえない。しかし聞こえても聞き取りには限界がある			
重度（90dB以上）	補聴器でも聞き取れないことが多い			

2 **認知症高齢者とのコミュニケーション**

1）認知症高齢者とのコミュニケーションの問題

　認知症高齢者の看護で重要な点は，いかに認知症高齢者が安心して穏やかに過ごせるかである。行動・心理症状（behavioral and psychological symptoms of dementia；BPSD）の症状である不安，幻覚，抑うつ，暴力行為などは，不適切なケアや薬剤の有害作用など，様々なことを引き金に症状が悪化する。また，ケアする側のコミュニケーションも大きく影響する。認知症高齢者は，情緒面・感情の機能は保たれるため，ケアする側が優しく穏やかに話しかければ，認知症高齢者も安心して落ち着いている。しかし，叱る，強い口調で話す，無表情で対応する，馬鹿にした態度を取るなど不適切な対応を取ると，認知症高齢者は不安や恐怖心を抱き，混乱を起こし，BPSDを引き起こすことにつながる。

2）認知症高齢者とのコミュニケーションの基本

　①目線を合わせ，笑顔で表情豊かに，身振りを交えて話す。

　②ゆっくり，穏やかに，低めの落ち着いた声の調子で話す。

　③簡単な言葉で，簡潔に話す。

　④話の内容は1つに絞る。複数の内容を盛り込まない。

　⑤子ども扱いしない。1人の人として，尊重した態度で接する。

　⑥気が散らない静かな場所で話す。

3）認知症高齢者の特性と接し方

（1）話を打ち切らず，根気強く傾聴する

　認知症高齢者は，中核症状による記憶障害や見当識障害により「ここはどこかしら？」など，同じ質問や同じ話を何度もすることがある。「さっき言いましたよ」などと話を打ち切ってしまうと，本人は初めて話したと思っているので不快な気持ちになったり，傷ついてしまったりすることがある。同じ話を繰り返すときは，打ち切らずに根気強く話を聴くと同時に，話の内容や質問内容から認知症高齢者が何を伝えたいのか，どのような思いがあるのかを推察し，援助につなげることが大切である。

（2）　認知症高齢者のいる世界に寄り添う

　認知症高齢者は，重症度が進むと中核症状による記憶障害や見当識障害などによって，人や場所，なぜ今ここにいるのか，なぜこの人たちは自分を知っているのか，何を言われているのかが理解できずに，不安と焦りを感じながら過ごしている。認知症高齢者のいる世界を理解し，寄り添うようにかかわることが大切である。表情や笑顔，アイコンタクトなどの非言語的コミュニケーションを用いて，安心して訴えができるような雰囲気を作ることが重要である。認知症が重度になると，言語的コミュニケーションが困難となるため，非言語的コミュニケーションはより重要となる。また，認知症の症状として，自分の記憶をたぐり寄せ，欠落した記憶を埋め合わせるように事実とは異なることを話すこと（作話）がある。事実と異なっていても否定はせず，認知症高齢者のいる世界を受け止め，寄り添うことが大切である。

（3）　1人の個人として理解する

　認知症高齢者にも，青年時代や，結婚や子育てをしながら一生懸命に家族のために働いていた時代がある。短期記憶の障害はあっても，昔のことはよく覚えていることが多い。輝かしい時代の話を聴くと表情も明るくなり，いきいきとしてくる。その人の生活歴や価値観，信念を理解することで認知症の高齢者という括りではなく，1人の個人として理解することができる。人生の先輩として尊敬の念をもち，尊厳・尊重した態度で接することを心がける。また，生活歴や価値観，信念を理解すると，認知症高齢者がふだん話している言葉の真意を理解できることがある。個別性ある看護を実践するためにも，その人を知ることは重要である。

II　日常生活における援助技術

A　運動・移動

　高齢者にとって，運動は健康を維持し，日常生活能力の低下を防ぐうえで重要な意義をもつ。からだを動かさないと，骨・筋肉・関節・神経系の機能は衰えるからである。したがって，これらの機能低下を防ぎ，心肺機能の維持，血中コレステロールや中性脂肪の濃度を低下させ，動脈硬化や肥満を予防するために，運動は欠かせない。また，運動は糖代謝を促し，糖尿病のコントロールにも役立つ。

　さらに人間の覚醒水準は脳幹網様体から前頭葉への刺激と，四肢や体幹からの感覚刺激による大脳の賦活化の程度による。精神活動を活発にするためにも，できるだけからだを起こしていること，動かすことが必要である。また，骨粗鬆症を進行させない効果もある。さらに，人間にはからだを動かしたいという欲求があり，か

らだを動かすことは気分転換や回復意欲にもつながる。

1．運動機能の加齢変化

　高齢者は骨量低下や脊椎の変化，関節変形などの加齢による変化の影響により，立位姿勢の際に，前屈姿勢，円背，股関節屈曲，膝関節屈曲の姿勢になりやすい。

　高齢者の運動機能低下の原因を，表4-12に示す。加齢とともに運動機能が低下し，自立度が低下することで，介護が必要となる可能性が高い状態を**ロコモティブシンドローム**（locomotive syndrome：運動器症候群）という。これらの重症者の多くは**運動器不安定症***（musculoskeletal ambulation disability symptom complex）をもっている。

2．健康な高齢者への援助

　適度な運動は表4-13に示すような効果がある。高齢者は，加齢によってバランス能力が低下し，転倒するリスクが高くなる。そして，それが閉じこもりにつながる。これら運動器不安定症を予防するためにも，日頃から自分の体力に合った運動を継続して行うことが大切である。

1 運動への動機づけ

　高齢者が運動の必要性を理解し，意欲的に運動に取り組めることが大切である。そのためには，運動の意義を説明し，その人の考え方や生活背景を知り，どのような運動をするか一緒に計画する。できるだけ，運動効果を客観的に測定できる情報（運動量と脈拍の関係や体重値など）を示すようにすることで，目標を達成する喜びを感じやすくなり，運動が長続きするようになる。また，一緒に運動する仲間づくりや家族の励ましに努め，協力が得られるように働きかけることも重要である。

2 安全を守るための準備

　高齢者に対して，安全で効果的な運動を行うための注意点は次のとおりである。
　・事前に医学的チェックを受ける。
　・運動に適した，動きやすい服を身につける。特に，靴は足に合ったものを選ぶ。

表4-12 ● 高齢者の運動機能低下の原因

原因	筋肉量減少 筋力低下	骨量低下	神経障害
高齢者の状態	・心肺機能の低下 ・疼痛による運動量の減少 ・機能障害による運動量域の縮小 ・疾病・外傷による長期臥床など	・骨粗鬆症 ・骨の脆弱化性による骨折	・脳血管障害 ・前庭神経障害 ・視覚障害

*運動器不安定症：日本整形外科学会の定義によると「高齢化にともなって運動機能低下をきたす運動器疾患により，バランス能力および移動歩行能力の低下が生じ，閉じこもり，転倒リスクが高まった状態」である。

1　高齢者（老年期）とは何か
2　高齢社会の医療と看護
3　高齢者看護の原則
4　高齢者看護の特徴
5　高齢者に多い疾患と看護

表4-13●**適度な運動の効果**

・筋肉量の増加	・心肺機能を高める	・脂肪を燃焼させる
・骨の強化	・基礎代謝を高める	・ストレスを発散させる
・関節の柔軟性を高める		

歩くときに踵にかかる衝撃を軽減し，安定性のある靴がよい。
- 負荷が小さい運動から始め，少しずつ負荷を上げていく。
- 理解がしやすい，簡単な動きの運動から始める。
- 転倒事故を予防するため，運動時に手すりを使用したり，見守りを行う。
- 運動強度の誤認を予防するため，心拍数などに影響を与える薬剤の使用を確認する。
- 運動によって，高血圧や動脈硬化による血管障害を引き起こす可能性があるため，血圧測定を行う。

3 運動の種類と運動量

1）運動の種類

（1）持久性の維持と向上

持久性を高める運動には，ウォーキングや水泳がある。これらの運動は血液循環を盛んにし，血管の老化を防ぐ。

●**ウォーキング**　いつでもどこでも手軽に行うことができる。また，年齢や状態によって異なる脈拍数を目安にして，速度や歩く距離を調節できる。
- 準備運動を行う。からだが冷えたまま運動すると，血管や筋肉に障害が起きる可能性があるので，運動を始める前に血液循環を促す。
- ふだんより歩幅を広げ，速めに歩くようにする。1日10分から始めて，徐々に歩く回数や時間を増やしていく。
- 汗ばむ程度の速度で，息切れしたら会話ができる程度のペースに落とす。
- ウォーキング前にコップ1杯程度の水を飲み，のどが渇く前に少量ずつ，こまめに水分補給をする。
- 整理運動を行う。からだが温まっている状態で使った筋肉を伸ばし，疲労を予防する。
- 持病のある人は，医師の健康チェックを受ける。

●**水泳・水中体操**　肥満や変形性関節症があっても，水中では浮力が働くため，膝や腰への負担が少なくなる。また，全身の体表面に加わる刺激が末梢の毛細血管を圧迫し，心臓への静脈還流量が増加することで，全身の循環機能が高まる。

（2）そのほかの機能の維持と向上

●**筋力**　**筋力**とは筋肉の維持の太さに関係した体力である。筋肉に対する運動負荷で最大筋力の60％程度の力を1回6〜10秒間持続させることで効果が上がる。日常動作に必要な筋肉を鍛える。

　　歩行するだけでは筋肉が十分に使われないため，転倒予防のためにも意識的に筋肉を鍛えることが必要となる。適切な運動を継続的に行うことで，高齢であっても筋力を維持できる。

●**柔軟性**　**柔軟性**には，主に関節が関係し，筋肉の伸びや働きに影響する。事故防止のためにも，ラジオ体操などを習慣化するとよい。

　　ストレッチ体操は，一人ひとりのからだの状態に合わせ，筋肉を無理なく緩やかに伸ばした状態を20〜30秒続けることにより，筋肉内の血行を盛んにして酸素を送り込み，疲労物質である乳酸を分解する。立位，座位，仰臥位のいずれかの姿勢でも行うことができる。縮んだ筋肉をほぐし，関節の可動範囲を広げるために積極的に行うとよい。

●**平衡機能**　からだのバランスを保ち，転倒を防ぐために，爪先や踵で前後に歩く，横に歩くなどの運動を取り入れる。

2）　運動量

　　運動量は，どのような種類の運動を，どの程度の強さで，どれくらい行うかによって異なる。家の中の掃除や戸外での庭掃除，園芸，畑作りなど，全身的な筋肉活動を必要とする仕事もよい。

3．臥床患者への援助

　　高齢者は長期臥床（がしょう）によりいろいろな障害を起こすので，**早期離床**に努める。特に，ある程度の期間安静（不活動状態）が続くと**廃用症候群**を起こすので，寝たきりにならないようにすることが大切である。

■1　長期臥床による主な機能の低下とその影響

1）　拘縮

●**拘縮の原因**　**拘縮**とは関節の動く範囲が正常より狭くなった状態をいう。拘縮が起こりやすい状態には，関節炎，浮腫（ふしゅ），関節部分のけがや熱傷があるが，高齢者に多い脳卒中やパーキンソン症候群は，筋肉の緊張性を高めて短縮させ，短縮した筋肉に覆われた関節はしだいに動きが少なくなり，その結果，関節包や靱帯が短くなる。

●**拘縮の影響**　日常生活に多大な影響があるのは，膝，足首，手の関節に拘縮がある場合である。膝関節35度以上，足関節30度以上になると，杖や歩行器など補助手段が必要になる。手関節の拘縮は，食事や洗面，着替えの自立を妨げる。また，拘縮はからだの動きを奪い，圧迫を局所に集中させる。股関節と膝関節に拘縮があると，下肢の重さは仙骨部と踵だけにかかり，褥瘡（じょくそう）が生じやすくなる。

2）　筋萎縮

●**筋萎縮の原因**　加齢によって，筋力や握力が低下する。筋肉は無数の筋線維からできており，手足やからだを動かすときには筋線維の収縮が起こり，それによって生じる力が利用される。使わないでいると1日5％ずつ筋力が失われるといわれる。筋萎縮を進行させる要因は，低栄養状態，神経麻痺（まひ），関節の拘縮である。

●**筋萎縮の影響**　筋萎縮の及ぼす影響として，①耐久力が低下することで歩行が不安

定になり，転倒の可能性が大きくなる，②転倒で生じる外力を吸収できなくなる，③筋肉の弾力性が少なくなることで圧迫が吸収できなくなり，褥瘡が生じやすくなるなどがある。

3）骨萎縮

●**骨萎縮の原因**　骨萎縮の原因は，加齢によって骨実質や骨密度が減少することである。関連因子は，①栄養，ホルモン，ビタミン（特にビタミンD），②一定の力が骨に作用していることである。安静により機械的刺激が低下すると骨量変化が起き，尿中にCaが過剰に排泄されて，骨の脱Ca作用が起こる。助長因子には，閉経による性ホルモンのバランスの変化，筋萎縮がある。

●**骨萎縮の影響**　骨萎縮が起きると骨折しやすくなり，背骨の変形や痛みが生じやすくなる。

2 臥床患者への援助

①良肢位の保持，体位変換をする。

・医師の治療方針のもとに実施する。

・高齢者は起立性低血圧を起こしやすいため，臥床期間を最小限にし，ギャッチベッドなどを使用して30度くらいヘッドアップすることから始めて90度座位にもっていく。

②他動運動をする。自動運動ができないときは，他動的に全関節を全可動域にわたって動かす（**関節可動域〔ROM〕訓練**）。他動運動は関節の可動性を維持し拘縮を防ぐ。疼痛のない程度に愛護的に行う。

③自動運動の指導をする。他動運動は患者自身の筋を用いないので，筋力の維持には役立たない。できるだけ自動運動にもっていく。

他動・自動運動いずれにしても，理学療法士（PT）と協力して患者の状態に合わせ，計画的に進める。

4. 移動が困難な高齢者への援助

日常生活行動は，その目的の場所まで移動する動作が伴う。たとえば排泄のためにトイレに行くなどである。日常生活行動が自立することは，人間としての尊厳を保つうえでも大切である。行動ができるだけ自立するように，また日常生活の範囲を狭めないために，自分一人で歩いて移動できるように援助する。

1 起座位ができない人への援助

①ベッドから足を下ろして座る練習をする。本人に最も適した起き上がり方をからだで覚えられるように指導する（図4-3）。

②頭，頸部，背部が一直線になるようにし，足の裏全体が床に着くように安定した体位をとる（**端座位**）。足を肩幅に開き，足が床に着かないときは足台を用いる（図4-4）。

③座位が安定したら10分程度から少しずつ時間を延ばしていく。

④長期臥床していた高齢者が仰臥位から起座位になる場合は，気分不快や顔色に

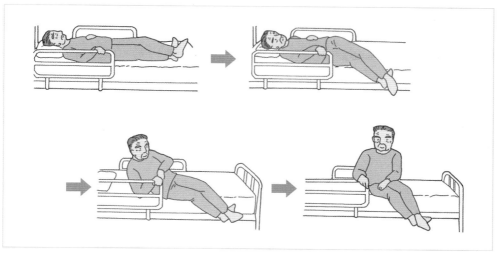

図4-3●起き上がり方（片麻痺の場合）

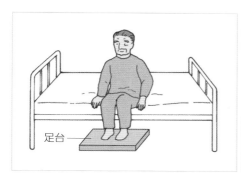

図4-4●端座位

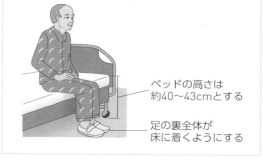

ベッドの高さは
約40〜43cmとする

足の裏全体が
床に着くようにする

図4-5●適切なベッドの高さ

　　注意する。

　　腰掛ける，立ち上がるなどの動作は，その動作が完遂する手前で転倒することが多い。一連の動作を確実にできるように練習する。

2　起座動作が確立している人への援助

　　起座動作から移動できるように，立ち上がる練習の援助をする。

1)　布団を使用している人

　　①四つん這いや膝立ち移動をする。

　　②家具や手すりにつかまって立ち上がれるようになったら，つかまり歩きをする。

2)　ベッドを使用している人

　　①手すりや移動用バーを利用して立ち上がり，ポータブルトイレに移動したり車
　　　椅子を使って移動する。

　　②ベッドの縁の高さは，膝の高さより低めにすると腰かけやすく，高めだと立ち
　　　上がりやすい。自分で端座位ができるようになったら，ベッドの高さは約40
　　　〜43cm にする（図4-5）。座って両足が床に着くので座位の安定性が増し，立

ち上がりも楽である。マットレスは柔らかすぎず，座っても沈み込まないものがよい。

3 立位，つかまり歩きが確立している人への援助

立位保持が可能な人に対しては，自立支援のためにも全介助ではなく部分介助を行う。手すりや各種歩行補助器を利用して，安全な歩行ができるように援助する（図4-6）。

4 室内でどうにか移動できる人への援助

安全に歩ける環境づくりをする。高齢者は視力，平衡感覚，反射機能が低下しているため転倒したり，つまずきやすい。

- 室内の整理整頓をする。
- 照明を明るくする。
- 段差を少なくする。
- 滑りやすい床には，毛足の短い絨毯を敷く。
- 階段には滑り止めをつける。
- 靴下やスリッパは，滑りにくいものにする。
- 動きやすい服装にする。
- 前かがみ姿勢での歩行はつまずきやすい。爪先を上げ，踵を床に着けて歩行するようにする。

5 屋外にどうにか外出できる人

杖やステッキを利用する。その利点として次のことがあげられる。

- 膝や脚に痛みがある人は，その痛みを軽減する。
- 跛行など，異常歩行を少なくする。

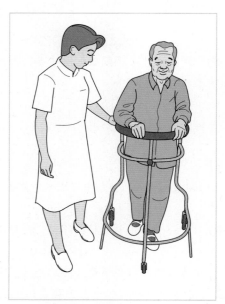

図4-6 ● 歩行器による歩行

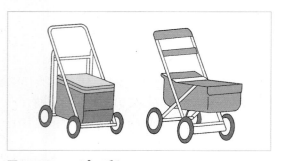

図4-7 ● ショッピングカー

　・歩行距離を延ばし，歩く速さが増加する。
　・疲労やエネルギー消耗を減らし，疲れが少ない。
　・歩行のバランスを良くし，転倒の予防に役立つ。
　買い物などでは，ショッピングカー併用で安定した椅子として利用できるものなどが便利である（図4-7）。

B　睡眠

1．高齢者にとっての睡眠

　睡眠は，意識の減退と周囲の事柄に対する反応の低下を伴う心身の休息状態をいう。睡眠の生理や睡眠と疲労の関係については，まだ十分に解明されていないが，熟眠感をもち，朝の覚醒がさわやかであることは，健康な生活に不可欠である。夜間の睡眠量は，個人の身体的・精神的・気質的特徴によって変わり，さらに年齢や性別，日々の環境の変化などの影響を受ける。睡眠パターンは加齢によって変化する（図4-8）。次に述べる高齢者の睡眠の特性を知って睡眠への援助をする。

１　高齢者の睡眠の特徴

　高齢者の睡眠の特徴は，表4-14のように睡眠の量や質に変化が生じる。これは加齢に伴う脳機能の変化や，ライフスタイルや環境の変化，睡眠障害を起こす疾患などの影響を受けて生じる。

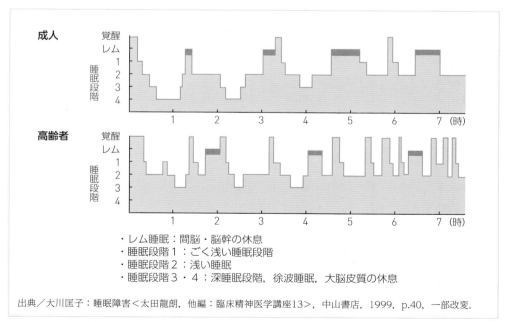

　・レム睡眠：間脳・脳幹の休息
　・睡眠段階１：ごく浅い睡眠段階
　・睡眠段階２：浅い睡眠
　・睡眠段階３・４：深睡眠段階，徐波睡眠，大脳皮質の休息

出典／大川匡子：睡眠障害＜太田龍朗，他編：臨床精神医学講座13＞，中山書店，1999，p.40，一部改変．

図4-8●成人と高齢者の睡眠段階の変化

表4-14 ● 高齢者の睡眠の特徴

・入眠障害：寝つきが悪い
・中途覚醒：夜，何度も目が覚める
・早朝覚醒：朝，早く目覚める
・睡眠障害：眠りが浅く，熟眠感がない
・昼寝や居眠りが増え，昼間の睡眠時間が増える

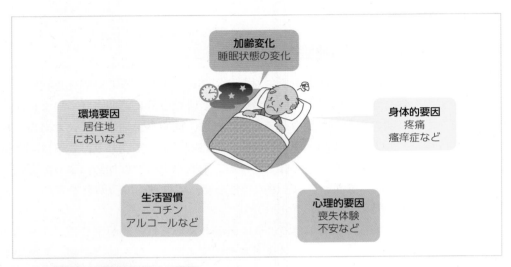

図4-9 ● 高齢者の睡眠に影響する要因

2 睡眠を阻害する要因

高齢者の睡眠を阻害する要因には，次にあげるような様々なものがある（図4-9）。
・日中の活動が不足しがちである。
・夜間の頻尿による覚醒がある。
・腰痛や背部痛，関節痛など身体的な苦痛が生じやすい。
・老人性皮膚瘙痒症など瘙痒感が生じやすい。
・孤独感や不安などが増える。
・高血圧や脳動脈硬化症など，疾患による影響が増える。

以上のような因子が重なって，高齢者は**不眠**に関する訴え（寝つきが悪い，中途覚醒をする，熟睡できない，早朝に覚醒する，昼夜逆転）が多くなる。

この結果，精神的にいらいらする，慢性的な疲労感が残る，疾病の回復が遅れる，せん妄状態を引き起こすなどの弊害が生じる。

2．高齢者の不眠への援助

1 外的要因の観察と援助

不眠の原因には環境要因によるものが少なくない。環境が高齢者に与える影響を考慮し，次の点に注意する。

表4-15 ● 睡眠薬の有害反応

・持ち越し効果（日中の眠気，ふらつき，脱力，頭痛，倦怠感など）
・記憶障害
・早朝覚醒，日中不安
・筋弛緩作用（筋弛緩作用が強く現れ，ふらつきや転倒がみられる）

・室温を調節する。
・暗さや静けさに配慮する。
・環境の変化に早く慣れるように入院時のオリエンテーションや同室者への紹介など環境適応への調整をする。
・睡眠中の安全の確保，身体の安楽に配慮する。

2 内的要因の観察と援助

不眠に関係する内的原因は，非常に個別性がある。したがって，次にあげる点などを中心にして，個々の高齢者の特性についての情報を収集し，援助する。

・起床後，光を浴び，からだを動かしたり朝食を摂って体温を高め，意欲的に活動して大脳を活性化する。
・昼寝は13〜15時に30分程度とする。
・体温の下降期に眠りに入りやすいので，入浴時間などを調節する。
・寒いようであれば保温をする。特に，高齢者は足の冷感を訴えるので，湯たんぽを入れたり，掛け物を調節する。
・夜間の排尿が安心してできるように，ポータブルトイレなどを準備する。
・不安で会話を望む場合は，話を傾聴し，不安の軽減に努める。
・身体的な安楽を図る。腰痛などに対して体位変換や体位の工夫をする。皮膚を清潔にして瘙痒感の軽減を図る。
・安眠への誘導をする。就寝前の足浴や頭頂部の指圧，マッサージなどをする。

3 睡眠薬の与薬

前述の援助を行ったうえで不眠を訴えるようであれば，どのような不眠のパターンを示しているかを観察し，睡眠パターンに合わせて睡眠薬の指示を受ける。睡眠薬与薬時は次のことに留意する。

・睡眠薬の効果を把握するとともに，有害反応（副作用）（表4-15）を早期発見し，2次的事故を予防する。
・高齢者は肝機能や腎機能が低下しているので，有害反応が出現しやすい。与薬後は十分観察する。
・夜中や起床時に下肢の虚脱感や歩行障害を生じることがあるので，トイレへ行くときなどふらつきに注意する。

C 食事

　　高齢者は，消化吸収機能の低下や代謝調節機能の予備力が少なく，栄養の過不足があると，すぐに栄養障害を起こす。また，**老年病**[*]は栄養との関係が深く，適正な食事を摂ることは，健康の維持・増進や疾病の予防，疾病からの回復に大きな意味をもつ。さらに，食事は，様々な楽しみが制約され単調になりがちな高齢者の生活における精神的な楽しみの一つであり，食事の場でのコミュニケーションは，人間関係をつくる社会的行為としての意義も大きい。

　　高齢者の食事の援助に関する課題は様々あるが，老化に伴う要因に応じた援助（表4-16）を考えてみる。

表4-16 ● 摂食・嚥下機能における加齢の影響と援助

高齢者の状態	摂食・嚥下機能への影響	援助内容
加齢変化	味覚・嗅覚の変化による食欲低下	食欲増進の工夫
	かむ力が弱くなりかみきれない	咀嚼・嚥下を考慮した食形態の工夫
	残存歯減少，義歯不適合によるかむ力の低下	
	唾液分泌減少による食塊形成困難	
	咽頭嚥下運動遅延によりむせやすい	
	食道の蠕動運動低下，上部食道括約筋閉鎖不全による残留や逆流	食事姿勢の工夫
	消化管の萎縮性変化，消化液分泌低下による消化・吸収機能の減弱	バランスよく食事摂取できる工夫
認知力低下	かき込むなど誤嚥しやすい食べ方	食事に集中できる環境づくり
	食事に集中できない	
	食べ物や食具を認識できない	
意欲低下	活動量の減少や食欲低下につながる	活動量の増加
体力低下	食事中に疲労しやすく誤嚥誘因となる	疲労しない食事体制の工夫
	喀出力低下	
筋力低下・平衡感覚低下	頸部伸展位となりやすく誤嚥しやすい	食事姿勢の工夫
	姿勢保持困難	
手指巧緻性など上肢の機能障害	摂食動作に支障をきたしやすい	自力摂取への工夫

---

[*]**老年病**：高齢者にみられる疾患で，老人性認知症のように高齢者に特有な疾患もあれば，動脈硬化や悪性腫瘍のように高齢者に高率にみられる疾患，壮年期に発症しそのまま老年期までもちこまれた慢性疾患，さらに，高齢のため壮年者とはある程度異なる特徴を示す疾患がある。

1．健康を維持・増進する食事摂取への援助

1 バランス良く適量の食事ができる指導

　老年期では，栄養状態が低下すると，日常生活に必要な身体機能が低下して老化が進みやすくなる。筋力の低下など，からだの老化を防ぎ，健康でいきいきと生活するために，エネルギーの必要量は減少しても，食事は３回，１日のリズムを考えながら，バランスよく必要な栄養素等を摂取することが大切である（**表4-17**）。

①主食は，咀嚼力（そしゃくりょく）が低下しても食べやすく，高齢者が好む傾向がある。しかし，主食の摂り過ぎは栄養の偏りを起こすので,適量にする。１食当たりの目安は，ごはんは茶碗１杯，パンは６枚切りのものを１枚である。全粒穀物食品を上手に取り入れるとよい。

②主菜（肉，魚，大豆製品各60～100g，卵１個を３食に分けて）は，**植物性たんぱく質**として，豆腐，納豆などを毎日摂る。優れた**動物性たんぱく質**である肉と魚をバランス良く食べ，血清アルブミン値を増やす。卵は安価で良質なたんぱく質源である。１日１個までは心臓病のリスクに対する悪影響はみられないとされている。

　　筋肉減少や筋力低下などのサルコペニアは，フレイルの原因の一つであり，高齢者のたんぱく質摂取は健康維持に欠くことができない。

③副菜，汁（１食当たり，野菜，海藻，きのこなどを合わせて100～150g 程度），野菜は緑黄色野菜や根菜類など，たくさんの種類を食べる。食物繊維を多く含み，便秘の予防や血中のコレステロールを下げる働きがあり，ビタミン，ミネラルも含む。

④牛乳，乳製品（牛乳なら200mL 程度）。

⑤果物（１日に100～150g）。

⑥油脂類は，多く摂り過ぎると動脈硬化症などの疾病を引き起こしたり，下痢を起こしたりしやすいが，不足も良くない。植物油には，リノール酸などの必須脂肪酸が含まれる。また，植物油や魚に多い不飽和脂肪酸はコレステロール濃度を低下させ，肉の脂質に多く含まれる飽和脂肪酸を摂り過ぎると，コレステ

表4-17 ● 高齢者の食事摂取基準

性別	年齢区分	推定エネルギー必要量*	たんぱく質（推奨量）	カルシウム（推奨量）	食塩（目標量）
男性	65～74歳	2100kcal/日	60g/日	750mg/日	7.5g未満/日
	75歳以上	1850kcal/日	60g/日	750mg/日	7.5g未満/日
女性	65～74歳	1650kcal/日	50g/日	650mg/日	6.5g未満/日
	75歳以上	1450kcal/日	50g/日	600mg/日	6.5g未満/日

＊身体活動レベル「低い」の場合
資料／厚生労働省：「日本人の食事摂取基準（2025年版）」策定検討会報告書，2024，p.395-396.

ロール値が上昇すると報告されている。トランス脂肪酸は欧米で含有量の表示義務化や規制が始まっている。日本人の摂取量は WHO や FAO（国際連合食糧農業機関）の勧告の範囲内だが，調整が進められる方向である。

⑦活性酸素は老化のスピードを速める原因となり，年齢とともに活性酸素への抵抗力が低下するため，抗酸化物質を含む食品を摂る。

2 食欲増進への援助

高齢者は**食欲不振**を生じやすい。食欲不振の要因として，まず味覚の低下がある。一般に高齢者は，強い味刺激でないと十分に認知できなくなる。80歳の人は20歳の人の4〜5倍の味刺激でないと認知できないともいわれ，特に**塩味**に対して顕著であり，味つけの濃い食事を好むようになる。

しかし，健康を維持するためには薄味が望ましく，治療食として塩分制限が必要な場合も多い。このギャップから食欲不振を訴える場合がかなりある。また，独居の高齢者の栄養状態は，家族とともに食事をしている人に比べると劣っていると指摘されるなど，情緒的・精神的因子も，食欲に大きく影響する。

食欲不振に対する援助としては次の点に留意する。

・環境を整え，器や盛り付けの工夫をする。
・鮮度のよいものほど薄味で食べられるので，新鮮な食材を選ぶ。
・味噌汁は具を多くして汁を少なくする。
・季節の香味野菜や酢などの調味料を活用する。
・歯ざわりのよい野菜の切り方の工夫をして，適度な歯ごたえによる食欲増進を図る。
・高齢者は舌苔がつきやすい。舌苔の除去など，口腔の清潔を図ることで味覚の低下を防ぐ。

2. 自力摂取への援助

高齢者は，食事摂取にかかわる運動機能の低下が生じやすい。一般的な筋力の低下に加えて，麻痺や拘縮，振戦，リウマチ，認知症など個人的な条件が加わり，摂取動作に支障をきたすことが多くなる。援助の基本はできるだけ自分で食事ができるようにすることである。

1 自力で食べられる工夫

・少々こぼしても心配がないようにエプロンを準備する。
・おにぎりにしたり，ものによっては一口大に切るなど，手づかみでも食べられるようにするのもよい。
・必要に応じて自助具を用いる（図4-10）。

2 自分で食べる意欲を引き出す

病室では，同室者とテーブルを並べて一緒に食事ができるようにしたり，歩行不能の場合でも車椅子を使用して食堂に出られるようにするなど，仲間と食べる楽しい雰囲気づくりをする。

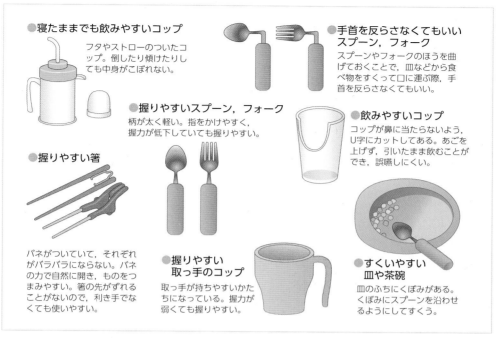

●寝たままでも飲みやすいコップ
フタやストローのついたコップ。倒したり傾けたりしても中身がこぼれない。

●握りやすいスプーン，フォーク
柄が太く軽い。指をかけやすく，握力が低下していても握りやすい。

●握りやすい箸
バネがついていて，それぞれがバラバラにならない。バネの力で自然に開き，ものをつまみやすい。箸の先がずれることがないので，利き手でなくても使いやすい。

●手首を反らさなくてもいいスプーン，フォーク
スプーンやフォークのほうを曲げておくことで，皿などから食べ物をすくって口に運ぶ際，手首を反らさなくてもいい。

●飲みやすいコップ
コップが鼻に当たらないよう，U字にカットしてある。あごを上げず，引いたまま飲むことができ，誤嚥しにくい。

●握りやすい取っ手のコップ
取っ手が持ちやすいかたちになっている。握力が弱くても握りやすい。

●すくいやすい皿や茶碗
皿のふちにくぼみがある。くぼみにスプーンを沿わせるようにしてすくう。

図4-10 ● 食事用自助具

3 **高齢者の気持ちに沿った援助**
・片麻痺などで食事をこぼしてしまうことから，人前での食事を嫌い一人で食事をしたい人もいるので，一人ひとりの気持ちを尊重する。
・摂取量が少なかったり，疲労感がみられたりするときは，タイミングよく介助をする。

3．咀嚼力低下や嚥下障害に対する援助

1 **咀嚼力低下への援助**
　高齢者には歯の咬耗・摩耗，残存歯の減少がある。また，義歯の場合には，健常者の1/4の咀嚼力になるといわれる。したがって，咀嚼力に適した食事内容にすることが大切である。
・リンゴなど薄く切って食べやすくする。
・きざみ食にする。

2 **嚥下障害への援助**
　食物は嚥下反射によって食道へ運ばれる（図4-11）。食物を飲み込むとき，通常は開いている気管を閉じる。このときに喉頭が挙上し，気管を閉じるように喉頭蓋が動いて食物が誤って気道に入らないようにしている。加齢によって喉頭の静止位置が下がり，嚥下時の喉頭の挙上も不十分となり，誤嚥しやすくなる。そのため，嚥下をスムーズに促すことが大切である（表4-18）。

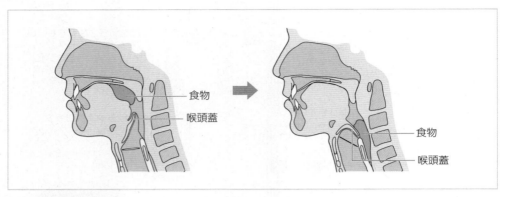

図4-11●嚥下反射

表4-18●食事介助

目的	誤嚥を予防しながら，できる限り自立した食事摂取を促す
適応	嚥下障害がある高齢者

1　必要物品

※次の物品を必要に応じて準備する。
- エプロン
- タオル
- とろみ剤
- 自助具
- すべり止めマット
- 安楽枕

2　事前準備

1）これから食事であることを伝える。覚醒状態を確認する。

理由・根拠　覚醒していない状態では誤嚥の危険がある。

2）体位を整える。

❶座位を保つ。座位を保てない場合は，できるだけ座位に近い姿勢をとる。
❷頸部の角度は，垂直に座ったときと同じ角度を保つようにする（図4-12）。

理由・根拠　座り方が不適切であると誤嚥しやすくなるため，タオルや安楽枕で嚥下しやすい体位を整える。

3）食事開始前の準備を整える。

❶手洗いを行う。

留意点　洗面所で流水で行うのがよいが，難しい場合はおしぼりを利用する。

❷唾液腺マッサージ（図4-13）や嚥下体操を実施する。

理由・根拠 食事への意識を高めるとともに，摂食嚥下に必要な筋肉のリラクセーションを図る。

❸とろみ剤を用いて飲食物に適度なとろみをつけたり，咀嚼機能に応じて一口大に切り分ける。

③ 手順

❶一口目はお茶や汁物で口を湿らせる。

理由・根拠 高齢者は加齢によって唾液分泌が低下し，口腔粘膜の滑らかさが失われ，舌の動きや嚥下運動が障害されている。口腔内が潤うと，咀嚼・嚥下がしやすくなる。

❷自力での摂食が困難な場合は介助する。

留意点 ・一口量は多すぎても少なすぎても嚥下がしにくい。
　　　　・舌のくぼみに食物を置くようにする。

❸むせたときはいったん摂食を中断し，空嚥下を促す。

理由・根拠 空嚥下をすることで，咽頭部に残った食物残渣を飲み込むことができる。

❹食後に口腔ケアを実施し，30分以上は座位または半座位（ファーラー位）を保つ。

理由・根拠 上体を起こしておくことで，食道への逆流を防ぐ。

④ 観察と記録

摂取量，食事摂取時の自立の状況，摂取に要した時間，食事中のむせの有無，口腔内・咽頭残留の有無，高齢者の疲労感，満足感について確認し，記録する。

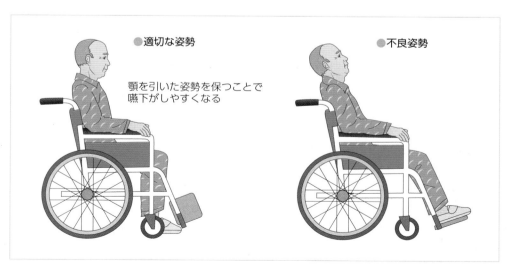

●適切な姿勢　　　　　　　　　　　　　　　　●不良姿勢

顎を引いた姿勢を保つことで嚥下がしやすくなる

図4-12●適切な食事姿勢

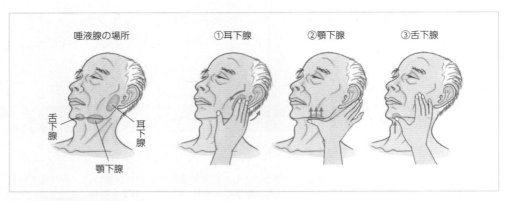

唾液腺の場所　①耳下腺　②顎下腺　③舌下腺

舌下腺　耳下腺

顎下腺

図4-13●**唾液腺マッサージ**

4．脱水

　高齢者は，加齢に伴う身体構成成分の変化，水・電解質代謝の変化，感覚機能の低下により，体液のバランスを保つ能力がしだいに衰え，成人に比べ脱水に陥りやすい。一度脱水状態に陥ると，重症なものでは昏睡やショック状態になる。脱水症はできるだけ早期に発見して，すぐ治療を始めることが大切である。しかし，高齢者は「のどが渇く」といった口渇を感じなかったり，口渇はあっても訴えなかったりすることが多く，発見が遅れやすい。そのため，脱水に陥らないように予防が重要となる。

1 脱水のメカニズム

　加齢に伴い，細胞は萎縮・脱落し，細胞内液が減ってくる。細胞内液は細胞外液（血液と組織間液）の水分が余ったとき，これを一時吸収したり，反対に不足したときに補うクッションの役割をしている。しかし，細胞内液が減ってくると体液を調節する能力が少なくなり，脱水を引き起こす。図4-14に示すように高齢者の脱水は，加齢に伴う高齢者自身の身体的状態に対する水分不足の状況と体外への排泄が多くなる状況のバランスが崩れることが大きな要因である。

1） 加齢による機能低下

●**体内水分量の減少**　成人に比べて細胞内液が10％程度減少する。

●**腎機能の低下**　尿濃縮力の低下により，体内が水分不足の状態でも，腎での再吸収が弱く，脱水が進みやすい。

●**口渇中枢の感受性の低下**　体内の水分が不足していても口渇を感じることが少なく，水分摂取量が少なくなる。

2） 脱水の要因

●**薬剤の服用**　循環器系疾患の罹患により利尿作用をもつ薬を服用している場合，摂取した水分以上の水分が排泄される。

●**水分摂取不足や排泄過多**　経口摂取困難による水分不足や嚥下困難による流涎，下痢，嘔吐などで水分や電解質のバランスが崩れやすくなる。

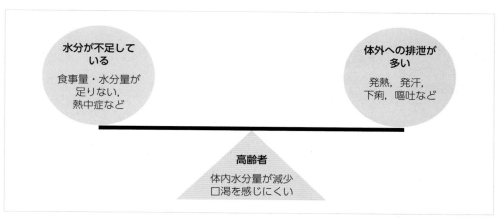

図4-14 ● 高齢者の脱水のメカニズム

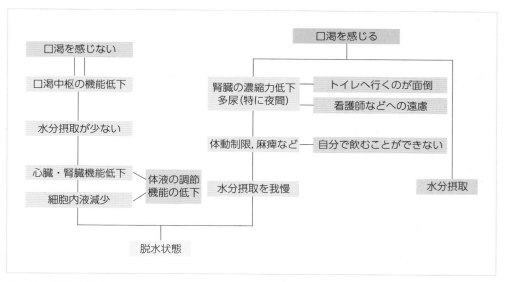

図4-15 ● 加齢と脱水

3）　環境要因

　排泄を気にして水分摂取を控える。図4-15，表4-19に示すように，高齢者は様々な因子が絡み容易に脱水状態となる。

2 脱水の症状

　高齢者の場合，表4-20のような一般的な症状が出にくい，または老化による変化に覆（おお）い隠されていて変化をとらえにくいため，脱水を起こしやすいにもかかわらず，発見されにくい。そのため，表4-21のような全身状態の変化として現れることを理解し，観察することが大切である。また，浮腫（ふしゅ）の存在が脱水の否定要素にならないことも留意しておく必要がある。

　日頃より活動的な生活をしている高齢者であれば，いつもと異なる変化を異常として察知することができるが，寝たきり状態の高齢者や精神活動が低下している高

表4-19 ● 脱水の種類と特徴

種類	特徴	原因
水分欠乏性脱水 （高張性脱水）	・体液中の水分が欠乏した状態 ・細胞内液から細胞外液への水分移動により細胞内液量が減少した状態	水分摂取量の低下 発熱 発汗
ナトリウム 欠乏性脱水 （低張性脱水）	・体液中のナトリウムが欠乏した状態 ・細胞外液から細胞内液への水分移動が起こり，細胞外液量が減少した状態	嘔吐 下痢
混合性脱水 （等張性脱水）	・体液中の水分とナトリウムの両方が欠乏した状態	通常，水分とナトリウムは同時に喪失するため，ほとんどの脱水は混合性脱水である

表4-20 ● 一般的な脱水の症状

・口渇	・尿量の減少や濃縮尿の排泄	・頻脈
・舌，口腔粘膜の乾燥	・脱力	・血圧低下
・皮膚・口唇の乾燥	・顔面紅潮	・意識障害　など
・皮膚の弾力性の低下	・発熱	

表4-21 ● 高齢者の脱水時の全身症状

・元気のなさ	・臥床傾向
・食欲低下	・物忘れの重度化
・歩行障害	・会話量の減少
・倦怠感	・つじつまの合わない発言　など
・尿失禁	

齢者ではそれが難しい。その場合には，全身状態の変化と脱水による直接的な症状を併（あわ）せて観察する。

3　脱水の治療

　経口摂取による水分摂取が可能な場合は，経口的に水分を補給する。経口摂取が困難な場合には，点滴などによる補液を行う。

4　脱水の看護

　高齢者の必要水分摂取量は，1日当たり1400～2000mLである。普通に食事を摂取していれば，約1000mLは食べ物から摂取できる。**水分出納（すいとう）バランス**に注意することに加え，補水については次の点に留意する。

1）　経口飲水が可能な場合

　・経口摂取を促す場合は，誤嚥（ごえん）に注意する。

　・ケアに合わせて，食事以外に飲水の機会を増やす工夫をする。

　・いつでも飲水できるように準備しておく。

表4-22 ● 脱水の観察項目

自覚症状	脱力感，倦怠感，食欲不振，口渇（有無・程度・頻度）
他覚症状	眼球の落ち込み，口腔粘膜や舌の乾燥，皮膚の乾燥，尿量の減少，バイタルサイン，なんとなく元気がない，傾眠傾向
水分出納バランス	飲水量，食事摂取量，輸液量，尿量，発汗の状態，便の性状・量，排液量，嘔吐の有無，呼吸状態

2) 経口飲水が困難な場合

　点滴などによる補液の場合は，滴下速度に注意する。また，補水以外にも次の点に留意する。

・皮膚の乾燥により，脆弱な皮膚を傷つけ，2次感染を起こす可能性があるため，皮膚の清潔保持と保湿に努める。
・口腔内の乾燥や，粘稠性の唾液の付着により不潔になりやすいため，誤嚥性肺炎を併発しないように口腔内の清潔保持に努める。
・脱水症治療により臥床期間中に廃用症候群を併発しないように援助する。

5 脱水の予防

　脱水の予防と早期発見のために，看護師は表4-22の点について観察し，援助を行う。

・高齢者は口渇を感じにくく，自ら訴えないことがあるため注意が必要である。
・水分摂取の必要性を十分に説明する。頻尿があると，看護師などに遠慮して水分の摂取を控えてしまう傾向があるので，特に注意する。
・積極的に水分摂取を促す。特に自分で動けない人には，好みを確かめ，なるべく希望するものを準備する。いつでも飲めるように，手の届く位置にお茶などを準備する。
・嚥下困難や液体でむせる場合は，適度なとろみをつけて水分摂取を促す。
・水分だけでなく，電解質のバランスも大切であるため，状況に応じて市販の経口補水液（図4-16）の利用も検討する。

5．低栄養状態

　高齢者は食事摂取量の低下により，低栄養状態に陥りやすい。特に，たんぱく質とエネルギーを必要量摂取することができない，**たんぱく質・エネルギー低栄養状態**（protein energy malnutrition；**PEM**）が多くみられる。低栄養状態は様々な影響を及ぼし（表4-23），高齢者のQOLを低下させることから適切な対応が必要である。入院患者においては，低栄養状態であると手術後の創傷治癒や合併症の予防，脳卒中患者の早期回復に問題を生じるため，院内に栄養サポートチーム（nutrition support team；NST）をつくって対応する。このチームは医師，看護師，管理栄養士などで編成される。

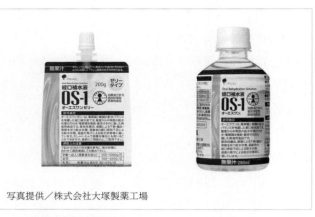

写真提供／株式会社大塚製薬工場

図4-16●経口補水液（例）

表4-23●低栄養状態が高齢者に
及ぼす影響

・免疫機能が低下する
・合併症を併発しやすくなる
・死亡率が高くなる
・疾病からの回復が遅延する
・入院日数が長くなる
・再入院する割合が高くなる
・医療費の負担が増える
・日常生活動作が低下する

表4-24●加齢に伴う低栄養状態の原因と誘因

・嗅覚の低下	・呼吸機能の低下
・味蕾数の減少による味覚の低下	・咳嗽反射効率の低下
・歯の欠損による咀嚼障害	・咀嚼力の低下（歯の脱落，咀嚼筋力低下など）
・唾液分泌量の減少	・運動量の低下に伴う摂取量の低下
・舌骨および口喉頭の下降	・消化率，吸収率の低下
・口腔，咽頭，食道などの嚥下筋力の低下	・精神的問題（うつ病など）

1 低栄養状態のメカニズム

　高齢者が低栄養状態をきたす要因には，表4-24の加齢に伴う原因と誘因以外に，一人暮らしなどの社会的要因，認知機能障害などの精神的心理的要因，疾病要因などのほか，偏食，食事に楽しみを感じられない，ADL の低下や閉じこもりで社会参加が少ないことなど，様々なものがある。

2 低栄養状態の症状

　体格指数（body mass index；BMI）が18.5未満，6か月間に2～3kgの体重減少，血清アルブミン値3.5g/dL 以下の場合は治療を必要とする。

3 低栄養状態の治療

　経口摂取が可能な場合は，経口的に栄養摂取を行う。経口摂取が困難な場合は，経腸栄養法や中心静脈栄養法が行われる。

4 低栄養状態の看護と予防

　低栄養状態の予防と早期発見のために，看護師は表4-25の点について観察し，援助を行う。

　治療方法別に，高齢者の尊厳を維持しながらスムーズに食事できるように援助することが大切である。

　・食べたいときに，少しずつでも食べられるように工夫する。

　・自分の力で食事を摂取できるように工夫する。

表4-25 ● 低栄養状態の観察項目

身体計測	体重，脂肪・筋肉量の減少，上腕周囲長・下腿周囲長・上腕三頭筋皮下脂肪厚・肩甲骨下部皮下脂肪厚
血液検査	血清アルブミン値，血中コレステロール値，血中ヘモグロビン値
そのほか	毛髪，皮膚，眼，口腔，意欲の低下，傾眠傾向，ふだんの摂食習慣

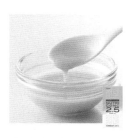
だし汁や水の代わりに加えることで，食事量を増やさずに，カロリーや栄養価を増やすことができる。
写真提供／ニュートリー株式会社

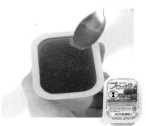
咀嚼力や嚥下力が低下した人でも，飲み込みやすい。たんぱく質，カルシウム，亜鉛などの栄養を補給できる。

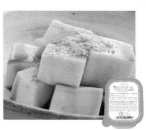
ソフトな食感で嚥下しやすい。通常の食事から十分栄養素を摂取できない人でも，少量で高栄養・高カロリーを補給できる。

図4-17 ● 栄養補助食品（例）

・食事の時間が楽しくなる雰囲気を工夫する。
・摂取栄養素の多様性・バランスに気をつけ，大切なたんぱく質源となる肉・魚・卵・大豆製品などを摂取できるように工夫する。
・少量でエネルギーや栄養素を確保できる栄養補助食品（図4-17）の導入も考慮する。

D　排泄

　排泄は，人が生命を営むための基本的かつ重要な機能である。人としての尊厳に影響するのも排泄である。「下の世話だけは受けたくない」とだれもが思っている。しかし，高齢者は加齢に伴い排泄機能・運動機能の低下や慢性疾患，内服薬の有害作用などから排泄に関する問題が起こりやすく，時には他者から援助を受けることもある。ADL，精神機能（排泄に対する理解や認識），関連要因（疾患，他症状）を考慮し，自尊心を傷つけないよう配慮して援助を行う。

1．便秘への援助

　加齢に伴い，便秘に悩む高齢者は多くなる。その原因は，加齢に伴う腸蠕動運動の低下，食習慣（食事量の減少，食物繊維摂取の減少など），体内の水分不足，活動量の減少による腸蠕動の低下，服薬量の増加などである。

1 便秘の種類（表4-26）

1）機能性便秘

大腸の機能低下によって腸管内に便が長くとどまり，水分が吸収されて硬くなった状態である。

（1）弛緩性便秘

腸管の緊張が低下し，腸蠕動運動が低下することで腸管内に便が長くとどまり，水分が吸収されて硬くなった状態である。単純性便秘ともよばれる。

（2）痙攣性便秘

精神的ストレスなどで腸管が過剰に痙攣，収縮し，便の排泄を障害することで腸管内に便が長くとどまり，水分が吸収されて硬くなった状態である。過敏性腸症候群の一つである。

（3）直腸性便秘

便意はあるが，排便を我慢する，トイレに行けないなど，排便のタイミングを逸しているうちに排便反射が低下し，直腸内に便が長くとどまり，水分が吸収されて

表4-26 ● 便秘の種類

便秘の分類		原因	
機能性便秘	弛緩性便秘 （単純性便秘）	腸管の緊張低下	
	痙攣性便秘	腸管の痙攣・収縮	
	直腸性便秘 （習慣性便秘）	排便反射の低下	
器質性便秘		腸管の狭窄による通過障害	

硬くなった状態である。女性や運転手などの職業の人に多くみられる。下剤や浣腸などを常習している場合も排便反射の低下を起こしやすい。習慣性便秘ともよばれる。

2) 器質性便秘

大腸における腫瘍や炎症が原因の腸管狭窄による通過障害によって起こる。

2 援助の方法

1) 観察項目

- ・便の有無，回数
- ・便の量，色，性状（表4-27）
- ・便秘の随伴症状の有無（腹部膨満感，腹痛，悪心，嘔吐）
- ・腹部の緊張の有無
- ・腸蠕動音の有無，減弱，亢進
- ・ガスの有無，腹部の鼓音の有無
- ・食事摂取量と内容
- ・水分摂取量
- ・活動状況
- ・便秘を起こしやすい服薬の有無

2) 便秘の予防

（1） 食事を適切・適量摂取する

排便量，排便反射を促進させるためにも食物繊維の多い食品を積極的に摂り，食事量も適量摂取するように指導する。

表4-27 ● ブリストル便性状スケール

非常に遅い（約100時間）				
	1	コロコロ便		硬くコロコロの便（ウサギの糞のような便）
	2	硬い便		短く固まった硬い便
	3	やや硬い便		水分が少なく，ひび割れている便
消化管の経過時間	4	普通便		適度な軟らかさの便
	5	やや軟らかい便		水分が多く，非常に軟らかい便
	6	泥状便		形のない泥のような便
非常に早い（約10時間）	7	水様便		水のような便

出典／Lewis SJ, Heaton KW：Stool form scale as a useful guide to intestinal transit time, *Scand J Gastroenterol*, 32
(9)：920-924, 1997.

（2）　水分摂取を促す

食前や起床時に冷たい水を飲むと，胃と大腸に反射を促す効果がある。しかし，高齢者は冷たい飲み物よりも温かい飲み物を好む傾向にある。高齢者の生活習慣に合わせて1日1000〜1500mLを目安に水分を摂取することを勧める。

（3）　活動量を高める

運動（散歩や体操など）や体位変換を促す。入院中など活動制限がある場合は，ADLをとおして活動を増やすことも大切である。

（4）　環境を整える

排便は，臭気や音を気にせず安心して排泄ができる環境を整えることも大切である。入院中は，ほかの患者や看護師への気兼ねから排泄を我慢してしまうこともある。便意を感じたら気兼ねなく訴えるように説明しておく。車椅子に移乗が可能であれば，トイレで排泄できるように援助する。座位になると腹圧がかかりいきみやすくなる。床上での排便を余儀なくされる場合，腹圧をかけやすいようにベッドの頭部を挙上し座位姿勢をとれるように整える。カーテンやドアを閉めプライバシーの確保，臭気，音への配慮を十分に行う。

3）　便秘時の対応

（1）　腹部マッサージ

大腸の走行に従って，時計回りに円を描くように**腹部マッサージ**を行う（図4-18）。大腸への機械的刺激で腸蠕動が亢進する。手のひらで痛みがない程度に圧迫しながらマッサージを行う。

（2）　罨法

腹部や腰背部への**温罨法**は腸蠕動を亢進させる。高齢者は皮膚が脆弱であり熱傷を起こしやすい。43℃以下の比較的低温でも，長時間の貼付に注意する。高齢者は自覚症状に乏しく自分から訴えることは少ない。看護師は定期的に皮膚の観察を行う。罨法実施前後に腸蠕動音を聴診し，温罨法の効果を評価するとよい。

（3）　摘便

便が長時間直腸内にとどまり，自力で排泄できない場合は**摘便**を行う（表4-28）。

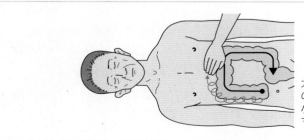

大腸の走行に沿って手のひらで押しながら，小さな円を描くようにマッサージする。

図4-18 ●腹部マッサージ

表4-28 ● 摘便

目的	直腸内に貯留し，自力で排泄できない便を用手的に排泄させる
適応	・坐薬や浣腸を併用し，自然排便を誘発しても排便がない高齢者 ・直腸下方に硬便がたまり，自立では排便が困難な高齢者

技術全体の留意点	根拠
①看護師の視野が確保できるように患者を側臥位または仰臥位にする。仰臥位は，膝を立て両足を開いてもらう	・看護師が右利きの場合，左側臥位にすると手技を実施しやすい
②口呼吸をしてもらいながら，ゆっくりと直腸粘膜を傷つけないように示指（人差し指）を4〜5cm挿入する	・口呼吸は外肛門括約筋の緊張を弛緩させ挿入しやすくなる ・肛門から5cm以上の直腸粘膜は機械的刺激で損傷を受けやすい

適応・禁忌	立位での摘便は直腸粘膜の損傷，穿孔の危険性があるため行わない

1　必要物品

・処置用シーツ
・バスタオル
・便器
・おむつ
・潤滑油（オリーブオイル，ワセリン）
・ディスポーザブル手袋2組
・トイレットペーパー
・陰部洗浄用物品（必要時）
・尿器（必要時）
・ビニールエプロン1枚
・マスク1枚

2　事前準備

❶患者に目的，方法，所要時間を説明する。
❷必要物品を準備する。標準予防策（スタンダードプリコーション）に従い，手指消毒，マスク，エプロン，手袋を装着する。

〔理由・根拠〕感染防止対策を行う。

❸カーテンやドアを閉め，環境を整える。

〔留意点〕プライバシーを守るように留意する。食事時間の前後は避ける。

❹殿部の下に処置用シーツを敷く。
❺布団を足元にたたみ，バスタオルを下半身にかけ，寝衣と下着を下ろす。

〔留意点〕不必要な露出を避け，保温に留意する。

❻患者に左側臥位になってもらう。

〔理由・根拠〕看護師の視野を確保しやすい。看護師が右利きの場合，左側臥位にすると手技を実施しやすい。

❼殿部におむつを敷く。

〔留意点〕患者の状態に合わせて便器またはおむつを使用するか選択する。

3 手順

1）手指を挿入する

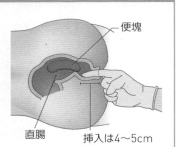

便塊

直腸 　　挿入は4〜5cm

❶手袋をもう1枚装着し，示指（人差し指）に潤滑油を
つける。

> 理由・根拠 看護師の手の汚染および爪などによる腸粘膜の
> 損傷を防止する。

❷患者に呼吸をしてもらいながら，ゆっくりと直腸粘膜
を傷つけないように4〜5cm挿入する。

> Point 「お口を開けてゆっくりハーッと息を吐いてください」と声をかける。

> 理由・根拠 ・口呼吸は外肛門括約筋の緊張を弛緩させ，挿入しやすくなる。
> ・肛門から5cm以上の直腸粘膜は機械的刺激で損傷を受けやすい。

> 留意点 手袋を2枚重ねて装着する。破損したときの汚染防止と汚染された手袋をすぐに換
> えることができる。

2）便を排出させる

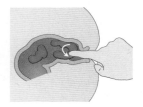

便塊を少しずつ壊すようにかき出す。

3）自然排便を促す

硬便が排泄された後は便器を挿入し，腹部マッサージや圧迫を行いながら自然排便を促す。

> 理由・根拠 無理に摘便を続けると出血や直腸粘膜損傷・穿孔の原因となる。

> 留意点 排便後に排尿がみられることがあるため，必要時尿器をあてる。

4）陰部を清潔にする

トイレットペーパーで便を拭きとった後，陰部清拭または陰部洗浄を行う。

> 理由・根拠 高齢者の皮膚は脆弱であり，汚染されたままにしておくと皮膚トラブルの原因となる。

5）着衣する

下着・寝衣をはかせ，整える。バスタオルをはずし，布団をかける。

6）手を拭く

おしぼりで手を拭いてもらう。

1 高齢者（老年期）
とは何か

2 高齢社会の
医療と看護

3 高齢者看護
の原則

4 高齢者看護
の特徴

5 高齢者に多い
疾患と看護

7）環境を整える

室内の換気，ナースコールの位置，カーテンを開けるなど環境を整える。

留意点 痛みや気分不良などの異常を感じたら，ナースコールを押して知らせるように説明しておく。

8）片付け

物品・排泄物を片付ける。
手袋，エプロン，マスクをはずし，ビニール袋に入れ，手指消毒を行う。

4 観察と記録

排便の量・性状・色，出血の有無，腹痛，肛門部痛，気分不良の有無，残便感の有無を確認し，記録する。

4）薬剤の使用

　腹部マッサージなどの援助をしても排便がみられない場合，下剤，坐薬，浣腸など薬剤を使用して排泄を促す。薬剤は，医師の指示のもとに使用する。下剤は少量から始め，下痢にならないようにする。直腸や結腸に便がとどまり排便がみられない場合は，坐薬または浣腸を行う。高齢者は肛門括約筋の低下によって坐薬や浣腸液が漏出しやすいため，挿入後は肛門部を押さえる。浣腸による強制排便後は，迷走神経反射による血圧低下やショック症状に注意する。

2．下痢への援助

1 下痢の種類

1）浸透圧性下痢

　浸透圧が高い食物や薬剤が腸内に入ると，腸内の浸透圧を下げようと腸管壁から水分が分泌される。排泄される便の水分含有量は増え，下痢となる。乳糖不耐症，人工甘味料，マグネシウム含有の下剤などが原因となる。原因となる食物や薬剤を摂取しなければ下痢は改善される。

2）分泌性下痢

　腸の主な機能として水分の吸収があるが，水分を分泌する機能もある。細菌やウイルスの毒素やホルモンが原因で腸管粘膜を刺激すると，水分の分泌が異常に亢進する。便の水分含有量が増え下痢になる。

3）滲出性下痢

　腸に炎症があると滲出液や血液がしみ出て，便の水分含有量が増え下痢になる。クローン病や潰瘍性大腸炎などが原因となる。

4)　腸管運動異常性下痢

　　腸蠕動運動が過剰に亢進すると，便の通過時間が短くなり，水分の吸収が不十分となり下痢になる。過敏性腸症候群や甲状腺機能亢進症などが原因となる。

2 援助の方法

1)　観察項目

　　排泄された下痢便の状態，随伴症状を観察するとともに，下痢の原因をアセスメントする。高齢者は脱水に陥りやすいため多角的に観察する。

　①排便の観察：排便の回数・間隔・性状・量・酸性臭の有無・血液の有無。

　②随伴症状：腹痛，悪心・嘔吐，倦怠感，脱力感，めまい，発熱，血圧低下，意識レベルの低下，皮膚・口腔内の乾燥，尿量回数・量の減少の有無。

　③検査結果：血液データ（白血球数，赤血球，ヘモグロビン，ヘマトクリット，CRP，尿素窒素，クレアチニン，電解質など），便培養検査結果，便潜血結果。

2)　水分・電解質の補給

　　下痢の悪化に伴い体内の水分と電解質が減少し，**脱水**を起こすことがある。特に高齢者は脱水に陥りやすく，意識レベルや全身状態に影響することもあるため，適切な水分補給が必要となる。高齢者は口渇中枢の感受性の低下により，のどの渇きを自覚しにくいため自ら積極的に飲水することは少ない。看護師は，こまめな水分摂取を促し飲水できるように援助する。腸への刺激を減らすために，冷たい水分や炭酸飲料は避ける。下痢に伴いふだんより飲水量・食事摂取量が少なくなるようであれば，経口補水液の飲料水を活用することも検討する。経口的に水分や食事を十分に摂取できない状態であれば速やかに輸液が必要となる。

3)　消化吸収の良い食事

　　腸への刺激や負担が少ない消化吸収の良い食事にする。粥やうどん，よく煮た野菜，豆腐，白身の魚などは消化に良い。脂質の多い肉・魚，イカ，タコ，海藻類，食物繊維の多い野菜などは消化に悪いため避ける。

4)　清潔を保つ

　　高齢者はもともと皮膚が脆弱であり，頻回な排便やおむつ内の便失禁によって肛門部周辺の皮膚が汚染や刺激を受けると，発赤やびらんを起こしやすくなる。排便

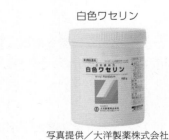
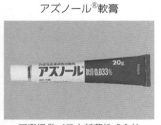

白色ワセリン　　　　　　　アズノール®軟膏

写真提供／大洋製薬株式会社　　　写真提供／日本新薬株式会社

図4-19 ● 皮膚保護用軟膏（例）

後は肛門部周辺を清潔に保てるように援助する。高齢者の場合，過剰な洗浄は皮脂を奪うため，かえって皮膚のバリア機能を破綻させる。便が皮膚に接触しないように撥水効果のある油性の皮膚保護用軟膏などを塗布し，刺激から守るようにする（図4-19）。

3．尿失禁への援助

　尿失禁は，失禁による不快感だけでなく高齢者の生活の質に大きく影響する。排尿を失敗するという出来事は高齢者の自尊心を傷つける。また「外出先で漏らしたらどうしよう」という不安から日常生活・社会生活行動の低下をもたらす。高齢者は１つの要因だけでなく，複数の要因が重なることで失禁を起こしていることもある。十分にアセスメントし，それぞれの失禁に対して適切に援助する必要がある。

1 尿失禁の種類

　尿失禁は５つに分類される。それぞれの症状と要因を示す（表4-29）。

2 援助の方法

1）切迫性尿失禁

（1）膀胱訓練

　漏れる不安から，尿意がないにもかかわらず頻回に排尿していると，膀胱は萎縮してしまう。膀胱内の蓄尿量が減少し，ますます頻尿になってしまう。**膀胱訓練**を行い，自分の意思で排尿をコントロールできるように指導する。訓練の内容は，尿

表4-29 ● 尿失禁の分類と要因

分類		症状	要因
器質性尿失禁	切迫性尿失禁	激しい尿意が生じ，我慢できずに尿が漏れてしまう状態	蓄尿期の排尿筋の過活動。多くは原因不明。脳血管疾患，パーキンソン病などによる神経系の異常が原因となることもある
	腹圧性尿失禁	咳，くしゃみ，重い荷物を持ち上げる，運動など腹圧がかかると漏れてしまう状態。女性に多くみられる	加齢や出産による骨盤底筋群の弛緩。また閉経後の尿道粘膜萎縮，手術による尿道変化などによる内因性尿道括約筋不全
	溢流性尿失禁	自分では排尿したいのに出せず，膀胱内に満ちている尿が少しずつ漏れ出てくる状態	前立腺肥大症などによる下部尿路閉塞による排泄障害。または，抗コリン薬などの薬剤や手術による末梢神経障害のため，排尿筋の収縮力低下による排泄障害
機能性尿失禁		排尿機能は正常にもかかわらず，排尿動作に時間がかかり間に合わずに漏らしてしまう状態	麻痺や筋力低下による運動機能の低下，認知機能障害によって排尿動作に支障をきたしている
反射性尿失禁		尿意や徴候はないが，ある程度膀胱内に尿がたまると反射的に漏れ出る状態	脊髄損傷などによる脊髄障害が原因となる。本来，膀胱内に尿がたまると求心性神経は脊髄を介して大脳に伝達され尿意として感じるが，脊髄障害があると伝わらないため尿意は感じない。しかし，脊髄反射を介して膀胱括約筋などが刺激され反射的に尿が漏れる

意があってもなるべく我慢してから排尿するというものである。5分程度から始め10分, 15分と徐々に間隔を延ばして膀胱容量を増やすようにする。1回尿量を徐々に増やし, 排尿間隔を3時間程度あけられることを目標とする。膀胱訓練中は, 水分を1日1500mLを目安に摂取するように指導する。排尿時間, 排尿量, 漏れの有無, 水分摂取量などを排尿日誌（図4-20）に記載し, 自己の排尿状況を理解できるように指導する。尿意を我慢できるようにするために骨盤底筋体操も膀胱訓練と一緒に行う。

（2）薬物療法

　切迫性尿失禁に対して, 排尿筋の過活動を抑制する抗コリン剤などによる治療が行われる。薬物療法と併用して膀胱訓練, 骨盤底筋体操を行うとより効果的である。しかし, 抗コリン剤の有害作用である口渇, 便秘, めまい, 排尿障害について十分説明する。異常があるときには訴えるように説明する。

排尿日誌（bladder diary）

月　日（　）　　　　　　氏名＿＿＿＿＿＿＿＿

起床時間：午前・午後 ＿＿＿＿＿時 ＿＿＿＿分
就寝時間：午前・午後 ＿＿＿＿＿時 ＿＿＿＿分

メモ　その日の体調など, 気づいたことなどがあれば記載してください。

	時　間	尿　量 （mL）	我慢でき ない尿意 （○印）	漏れと量 （○印） パット(80) g	備　考 (排尿時の自覚症状, 飲水量など)
	時から翌日の		時までの分をこの1枚に記載してください		
1	6 時 10 分	50mL	○	○ 240g	
2	6 時 50 分	70mL			水　200mL
3	7 時 50 分	110mL			お茶 150mL
4	8 時 30 分	60mL	○	○ 280g	お茶 150mL
25	5 時 30 分	80mL			水　50mL
	時　間	尿　量	排　尿	漏　れ	
	計	760mL	4回	860g	1350mL

翌日＿＿＿＿月＿＿＿＿日の

起床時間：午前・午後 ＿＿＿＿＿時 ＿＿＿＿分

図4-20 ●排尿日誌（例）

2) 腹圧性尿失禁

●**骨盤底筋体操**　骨盤底筋群（図4-21）は，骨盤内内臓を下から支えるとともに尿道や肛門を引き締める役割がある。方法としては，肛門や腟を締めたり，緩めたりする体操である（表4-30）。体位は高齢者の ADL を考慮し決める。その際，座位は安定した椅子に座って行う。立位では机など安定した場所に手をつくなど転倒に留意して行う。

3) 溢流性尿失禁

●**間欠的自己導尿**　残尿がみられるため，定期的に自分で導尿を行う必要がある（図4-22）。自己導尿できるように指導を行う。巧緻性の低下や認知機能障害によって高齢者自身が間欠的自己導尿を行えない場合は家族などに指導する。

　指導内容は，一時的導尿を指導する。高齢者は腟の自浄作用の低下や免疫力が低下していることから細菌などに感染しやすいため清潔操作が重要となる。退院後の生活を考慮し，導尿前の手洗いについては，外出先や手洗いが難しい場合は携帯手

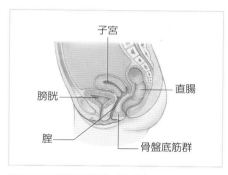

図4-21 ● 骨盤底筋群（女性）

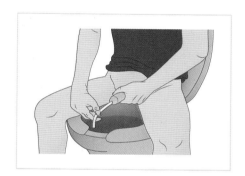

図4-22 ● 自己導尿

表4-30 ● 骨盤底筋体操

仰臥位	座位	立位
①両膝を立て，肩幅に脚を開く ②深呼吸をしてからだの力を抜く ③肛門と腟を締めながらゆっくり5つ数える ④肛門と腟をゆっくりと緩める ⑤10回1セットを1日3～4回行う	①床に脚を着け，肩幅に脚を開く ②背中をまっすぐに伸ばす ③深呼吸をして腹部に力が入らないようにする ④仰臥位の③～⑤を行う	①机に手をつき，肩幅に脚を開く ②背中をまっすぐに伸ばす ③深呼吸をして肩と腹部に力が入らないようにする ④仰臥位の③～⑤を行う

指消毒やウェットティッシュを使用すること，尿道口の消毒を綿球ではなく清浄綿で十分に拭くことなど，高齢者や家族が清潔を保ちながらも実施しやすい方法を指導する。

4)　機能性尿失禁

排尿動作のどこに障害があるのかアセスメントし，排尿動作がスムーズに行えるように援助する。

（1）　排尿の誘導

高齢者は尿意が起こってから排尿に至るまでの時間が短いため，定期的な排尿誘導を行う。排尿パターンを観察し，誘導するタイミングを決める。食事の前や入浴，リハビリテーションの前など高齢者の生活パターンを考慮し，自然な排泄行動を取り戻せるように援助するとよい。

認知機能が低下している高齢者は，トイレの場所がわからず間に合わないために失禁することもある。場所がわからなくなることの不安や失禁による自尊心の低下を軽減するためにも定期的に誘導するとよい。病室はトイレから近い場所にし，高齢者が見つけやすいように配慮することも大切である。

（2）　トイレまでの移動能力を高める

麻痺や筋力低下によって歩行障害がある場合，車椅子への移乗訓練やリハビリテーションによる歩行訓練や歩行に必要な大腿四頭筋の筋力トレーニングを行う。大腿四頭筋は便座に座る・立ち上がる動作にも重要な筋肉である。

（3）　衣服の着脱

高齢者は厚着をしていることが多く，着脱衣に時間がかかる。その間，立位保持バランスが必要であるためベッドサイドでの立位保持訓練を行う。おむつを使用している場合は，パンツタイプのおむつなど着脱がしやすいものを選択する。麻痺や視力障害などがある場合，手すりの位置と場所の確認も重要である。

5)　反射性尿失禁

●**排尿訓練**　手で下腹部を圧迫する用手的排尿法や，下腹部や大腿などを軽くトントンと叩くなど，刺激すると反射が起こる引き金現象を利用した反射性排尿を指導する。脊髄障害の程度によって高齢者自身が行えない場合は，家族などに指導する。

E　清潔

1．高齢者にとっての清潔

加齢に伴い，皮膚・粘膜のバリア機能は低下し脆弱となる。そのため，微生物や紫外線，酸やアルカリ性物質による化学的刺激，衝撃や引っ張るなどの物理的刺激を容易に受けやすく，感染や炎症，創傷などを起こしやすくなる。入浴・清拭によって清潔を保持することは，微生物などの侵入を防ぎ，皮膚トラブルの発生の予防と回復を助けるために重要な援助となる。不潔な状態が続けば身体的な問題だけでは

なく，周囲の人々との人間関係など精神的・社会的にも影響を及ぼす。高齢者の自立を促しながら清潔の保持を支援する必要がある。

2．入浴

　入浴は清潔の保持とともに血行促進やリラックス効果があり，心身の回復を得る機会となる。しかし，入浴は血圧や脈拍などの血行動態への影響や転倒などのリスクもある。高齢者の全身状態を十分に観察し，援助する必要がある。

1 1人で入浴できる人への援助

　自立して入浴できる高齢者であっても，リスクに対して予測的に観察・確認する必要がある。

1）観察
・既往歴（高血圧，血管系疾患の有無）
・現病に関する症状，随伴症状の有無と程度
・疲労感や寒気など，ふだんと異なる症状の有無
・バイタルサイン，一般状態

2）留意点
・脱衣所と浴室の温度差がないように調整する。
・脱衣所の床，浴室の床の水滴を拭いておく。
・空腹時，食事直後は避ける。
・シャワーや浴槽の湯の温度は，約40℃に設定する。
・入浴中は，定期的に浴室の外から異常がないか声をかける。
・入浴後は水分を補給するように促す。
・入浴後は皮膚が乾燥するので，保湿クリームなどを塗るように促す。

2 1人での入浴が困難な人への援助

　高齢者が入浴動作のどこに困難を抱えているのか観察し，シャワーチェアや機械浴を利用し援助する（表4-31）。

表4-31●入浴介助（仰臥位機械浴）

目的	・皮膚・粘膜を清潔にし，爽快感を得る ・血液循環を良好にし，心身の緊張を緩めてリラックス効果を得る
適応	・疾病や治療，身体機能障害などによって，1人で安全に入浴が行えない高齢者

技術全体の留意点	根拠
①機械浴の装置を点検し，安全に動くか確認する ②浴槽の湯の温度を約40℃に設定し，あらかじめ湯をためておく ③不要な肌の露出を避け，プライバシーの保護と保温に留意する ④機械式ストレッチャーの安全ベルトを必ず装着する	・機械の故障による事故を予防する ・38～41℃の湯は副交感神経を優位にし，血管系に対する負担が少ない ・病室で衣類を脱衣し，機械式ストレッチャーで浴室まで移動する間の肌の露出と保温 ・転落・溺水を防ぐ

1　必要物品

【患者】
- 石けんまたはボディーソープ
- シャンプー
- リンス
- 浴用タオル
- バスタオル
- タオル
- 寝衣
- 下着
- おむつ（必要時）
- 保湿クリーム
- ブラシ

【看護師】
- 綿毛布1枚
- 湯温計
- 機械拭き用のタオル
- 防水エプロン
- 長靴
- ドライヤー
- 血圧計
- スライディングボード（必要時）

2　事前準備

❶浴室の室温を調整する（23〜25℃）。

[理由・根拠]　生体への負担が少ない。

[留意点]　温度感覚は季節や個人により差があるため事前に確認しておく。

❷機械浴の装置を点検し，安全に動くか確認する。

[理由・根拠]　機械の故障による事故を予防する。

❸浴槽に湯（約40℃）をためる。

[理由・根拠]　38〜41℃の湯は副交感神経を優位にし血管系に対する負担が少ない。

❹排泄の有無を確認する。

[留意点]　排便がある場合，陰部清拭を行い，便を取り除いておく。

❺綿毛布をかけた状態で脱衣を行う。

[理由・根拠]　不必要な露出を避け，保温する。

❻ベッドからストレッチャーに移動し，安全ベルトをかける。

[理由・根拠]　転落を防ぐ。

[留意点]　移動にはバスタオルやスライディングボードなどを利用する。

❼浴室に移動する。移動時は足元から先に進める。

[理由・根拠]　頭部の保護を行う。

3　手順

1）湯をかける

シャワーの湯（約40℃）を確認し，患者の足元に湯をかける。患者に熱く感じるか確認する。

> 理由・根拠　・38〜41℃の湯は副交感神経を優位にし血管系に対する負担が少ない。
> ・末梢から湯をかけることで血管系への負担を少なくする。

> 留意点　湯の好みは個人差があるため，熱くないか（ぬるくないか）確認し，心地よい入浴になるように援助する。

2）洗う

❶全身に湯を十分にかけた後，髪とからだを洗う。
❷石けんをよく泡立て，強くこすらないように洗う。
❸高齢者に自分で洗えるところは洗ってもらう。

> 理由・根拠　・強くこすると皮脂を取りすぎてしまい，乾燥をまねく。乾燥することで皮膚のバリア機能を低下させる。
> ・残存機能の維持・向上に留意する。

> 留意点　乾燥が強い場合は，からだを洗う洗剤は弱酸性のものを使用する。ナイロン製の浴用タオルは避け，柔らかい素材のタオルを使用する。

3）洗い流す

からだの泡を十分に洗い流す。

> 理由・根拠　石けん成分が残ると，瘙痒感や皮膚トラブルの原因となる。

4）湯につかる

❶患者に声をかけてから，浴槽内に機械式ストレッチャーを下ろす。
❷浴槽とストレッチャーの間に四肢が挟まれていないか確認する。

> 理由・根拠　皮膚の損傷やケガを予防する。

> 留意点　患者に声かけを行い，不安を軽減させる。

5）からだを温める

❶湯につかり，からだを温める。
❷湯につかっている間，患者の顔やからだの位置，安全ベルトを確認する。

> 理由・根拠　浮力によってからだが浮くため，足元にからだがずれることによる溺水などの事故を予防する。

> 留意点　湯温の好みは個人差があるため，熱くないか（ぬるくないか）確認し，心地よい入浴になるように援助する。

6）浴槽から出る

患者に声をかけてから，機械式ストレッチャーを浴槽内から上げる。

留意点 患者に声かけを行い，不安を軽減させる。

7）タオルで拭く

バスタオルでからだと髪を十分に拭き，綿毛布をかける。

留意点 不必要な露出を避け，保温する。

8）移動する

病室に移動したら安全ベルトをはずし，機械式ストレッチャーからベッドに移動する。

留意点 移動にはバスタオルやスライディングボードなどを利用する。浴室から病室に移動する際，機械式ストレッチャーの水滴を簡単に拭き取る。

9）着衣する

下着，寝衣，おむつ（必要時）を着用する。

10）保湿する

保湿クリームを塗る。

理由・根拠 乾燥を予防する。

11）髪を乾かす

髪をドライヤーで乾かし，整髪する。

12）体位を整える

安楽な体位に整える。

理由・根拠 ・入浴による疲労の回復を促す。
・褥瘡発生を予防する。

13）片付け

浴室，浴槽と機械式ストレッチャーを施設の方法に従い清掃する。
寝衣，タオルなど，患者に借りた必要物品を返却する。

④ 観察と記録

入浴前後のバイタルサイン，気分不良や疲労感の有無，皮膚の汚染・落屑・乾燥・発赤・潰瘍の有無と程度，関節の異常・痛みの有無，残存機能の状況を確認し，記録する。

理由・根拠 入浴後は血行動態の変化が起こりやすい。

留意点 観察後は水分摂取を促す。

3．清拭

　健康状態によって入浴することができない高齢者には**清拭**（せいしき）を行う。清拭は皮膚の清潔を保持するとともに，爽快感などを得る効果がある。高齢者は皮膚が脆弱であるため皮膚トラブルが起こりやすい。また，皮膚トラブルに対して軟膏薬を塗布している場合がある。清拭は皮膚を清潔にし，乾燥した皮膚を柔らかくすることで薬を吸収しやすくなるなどの効果もある。

❶ 特に注意して清潔にする部位

●**陰部・肛門部・殿部周辺**　高齢者は，加齢に伴う腟の自浄作用の低下や免疫力（めんえきりょく）の低下などによって感染を起こしやすい。さらに尿失禁や便失禁によって皮膚・粘膜が汚染されると発赤（ほっせき）やびらんなどの皮膚トラブルを起こしやすくなる。寝たきりの高齢者でおむつを装着している場合，汗や排泄物（はいせつぶつ）で殿部は常に湿潤（しつじゅん）し，褥瘡（じょくそう）のリスクとなる。陰部・肛門部・殿部周辺の清潔を保持するように援助する。

❷ 皮膚を保護しながらの清拭

●**拭く力の加減**　高齢者の皮膚は脆弱であり，摩擦やずれなどによる皮膚裂傷（スキン - テア）（図4-23）を起こすことがある。低栄養状態や乾燥，浮腫（ふしゅ）などの症状があるとそのリスクは高まる。看護師が何げなく腕を持ち上げ拭くという動作でも，皮膚裂傷は起こる可能性がある。拭くときは関節を支え，強い摩擦を起こさないように優しく拭く。

❸ 機能の減退防止

　健康状態によって活動量が減少している高齢者にとっては，清拭はからだを自然に動かす機会にもなる。一部，自分で拭くことができる，横を向くことができる，

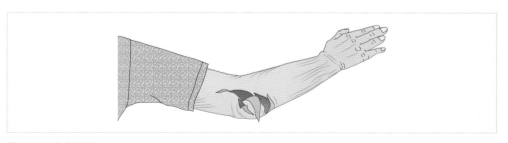

図4-23 ● 皮膚裂傷

脚を立てていられる場合は協力を促す。四肢や体幹（頸部・胸腰部）を自然と動かすことで関節や筋肉の減退を防止する。

4　安全への配慮

①ベッド柵やベッドのストッパーを必ず設置し，転落の予防を行う。

②室温や湯温の適温を守り，血管系に負担をかけないように行う。

③高齢者の健康状態によっては，清拭を行うことで呼吸器や循環器の負担になることもある。実施前後にバイタルサインや症状の有無などを観察する。清拭を行うことで呼吸器や循環器の負担になることが予測される場合，姿勢の工夫や観察を十分に行いながら清拭を実施する。たとえば，心不全の高齢者は座位または半座位（ファーラー位）で行い，心電図モニターや経皮的動脈血酸素飽和度（SpO_2）を定期的に確認しながら行うとより安全である。症状の出現が緩慢なのも高齢者の特徴である。自覚症状だけではなく客観的な観察を行いながら安全に実施する。

4．陰部洗浄

外尿道口は粘液の分泌腺が多数開口しているため分泌物が多く，常在菌も生息している。さらに，しわやたるみで陰部の皮膚面が密着し，排泄物，分泌物，汗で湿潤しやすい。高齢者は，加齢に伴い腟の自浄作用の低下や免疫力が低下していることから感染を起こしやすい。失禁している，尿道カテーテルを留置している，入浴できない高齢者に対して，1日1回は陰部洗浄を行う必要がある。陰部洗浄は羞恥心を伴うため，看護師の声かけや説明などは特に配慮する（表4-32）。

表4-32 ● 陰部洗浄（おむつ着用例）

目的	・排泄物，分泌物，汗などの汚れを取り除き陰部を清潔に保つ ・臭気や瘙痒感などを除去し，爽快感を得る ・尿路感染を予防する	
適応	・疾病や治療，身体機能障害などによって，1人で安全に入浴が行えない高齢者	
技術全体の留意点		**根拠**
①室温は23～25℃に設定し，カーテンを閉める ②38～39℃の湯で洗浄する		・陰部を露出した際の寒気と羞恥心へ配慮する ・陰部の皮膚・粘膜は薄くデリケートなため，微温湯とする
③洗浄剤は十分に泡立てて洗う		・洗浄剤が十分泡立つと洗浄力が発揮される
④汚物や洗浄剤の泡，排泄したおむつなどに触れた手袋は適宜換える		・清潔な衣類やシーツを汚したり，濡らす原因となる ・物品やワゴンに触れることで院内感染の原因となる

1 高齢者（老年期）
とは何か

2 医療と看護
高齢社会の

3 の原則
高齢者看護

4 の特徴
高齢者看護

5 疾患と看護
高齢者に多い

1 必要物品

- 洗浄用ボトル（38〜39℃の湯）400〜500mL
- 水温計
- 防水シーツ
- ボディーソープ
- ガーゼ（不織布）3枚
- 使用したおむつや手袋を廃棄するビニール袋

- 陰部用タオル1枚
- バスタオル2枚
- 紙おむつ1枚
- ディスポーザブル手袋（4組）
- ビニールエプロン1枚
- マスク1枚

2 事前準備

❶患者に陰部洗浄の目的・方法などを説明し，承諾を得る。
❷必要物品を準備する。
❸環境を整える。

- スクリーンやカーテンで仕切る。
- 室温（23〜25℃）を調整する。
- ベッドのストッパーとベッド柵の確認をする。
- ベッドを適切な高さにする。

> 理由・根拠 ・陰部を露出した際の寒気と羞恥心へ配慮する。
> ・援助中の転落を予防する。

❹標準予防策に従い，手指消毒，マスク，エプロン，手袋を装着する。

> 理由・根拠 感染防止対策を行う。

3 手順

1）患者の準備を整える

❶下半身にバスタオルをかける。
❷防水シーツを敷き入れる。
❸患者のズボンを脱がす。
❹両下肢をバスタオルで覆う。

> 理由・根拠 不必要な露出は避け，同時に保温する。

2）陰殿部の観察

おむつを開き，陰殿部の状態を観察・確認する（帯下，におい，皮膚や粘膜の状態，排泄物の有無・性状）。

> 理由・根拠 皮膚・粘膜に異常がある場合，原因となるものを確認する。

3）湯をかける

❶下腹部へ温湯が流れないよう，乾いた陰部用タオルを恥骨上へ置く。
❷看護師の前腕内側で湯温を確認する。
❸湯をかけることを患者へ伝える。
❹患者の大腿内側で湯温を確認する。
❺患者に湯の温度を確認しながら湯を陰部にかけ，湿らせる。

> 理由・根拠　陰部の皮膚・粘膜は薄くデリケートなので熱傷を予防するために看護師自身が確認する。

> 留意点　適温でも湯の温度感覚には個人差があるため患者に確認する。
> 突然，陰部に湯をかけると患者は驚くので，初めは大腿の内側にかけ確認する。

4）陰部を洗う

❶洗浄剤と湯をしみ込ませた不織布ガーゼを十分泡立て，優しく洗う。
❷性差を考慮して洗浄する。

> 理由・根拠　女性は肛門から尿導口に向かって洗うと感染を起こす原因となる。

> 留意点　高齢者はしわが多いため，部位によっては皮膚を軽く引っ張りながら洗う。

> Point　・男性の場合は，亀頭と包皮内部を洗う。陰嚢を持ち上げ裏側も洗う。
> ・女性の場合は，利き手の反対の手指で，陰唇を開くように上（腟口）から下（肛門）へ一方向で実施する。

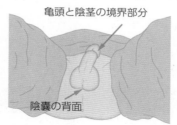

亀頭と陰茎の境界部分

陰嚢の背面

2面の接する部分をていねいに拭く

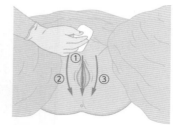

数字の順にガーゼの面を替えながら前から後ろへ拭く

5）湯で洗い流す

❶手袋を交換し，洗浄剤を十分に洗い流す。
❷乾いた陰部用タオルで陰部の水分を軽く拭き取る。

> 理由・根拠　石けん成分が残ると瘙痒感や皮膚トラブルの原因となる。

> 留意点　水分の拭き取りが不十分であると，皮膚の浸軟を起こしやすいため，注意する。

6）肛門部周囲を洗う

患者を側臥位にし，肛門周囲を洗う。

> 留意点　患者の顔は看護師と反対側を向いているため，適宜患者の呼吸状態・表情・苦痛について確認を行う。

7）湯で洗い流す

❶手袋を交換し，洗浄剤を十分に洗い流す。
❷陰部用タオルで水分を拭き取る。

8）おむつを取る

汚れたおむつを内側に丸めながらはずしビニール袋に入れる。

[理由・根拠] 感染防止対策のため。

[留意点] おむつを引き出す際は，引っ張らないようにする。

9）清潔なおむつを着用する

❶手袋を交換し，処置用シーツをはずす。
❷清潔なおむつを装着する。
❸この際，患者を仰臥位に戻す。

[留意点] 自立度に合わせ，防水シーツの取り除き方，おむつの装着方法を考える。

10）整える

❶患者の衣類・体位・寝具を整える。

[理由・根拠] 褥瘡発生を予防する。

[留意点] 保温と羞恥心への配慮を行う。

❷手袋，エプロン，マスクをはずしてビニール袋に入れ，手指消毒を行う。

[理由・根拠] 感染防止対策のため。

❸ベッド周囲の環境を整える（ベッドの高さ，スクリーンやカーテン，ナースコールの位置，ベッド柵など）。

[理由・根拠] 転倒・転落防止のため。

❹不快感や気分不良など，一般状態を確認する。

[留意点] 気分不良などの異常を感じたらナースコールを押して知らせるように説明しておく。

❺手洗いを行う。

[理由・根拠] 感染防止対策のため。

11）片付け

おむつを所定の場所に廃棄し，使用物品は施設の方法で洗浄，消毒を行う。

1 高齢者（老年期）とは何か

2 高齢社会の医療と看護

3 高齢者看護の原則

4 高齢者看護の特徴

5 疾患と看護高齢者に多い

> **4　観察と記録**
>
> 排泄物の量や性状，陰殿部の汚染状況，殿部の発赤など皮膚・粘膜の異常の有無と程度を確認し，記録する。

5．口腔の清潔

　口腔の健康は全身の健康と密接に関連している。ヒトが生命を営むために必要な栄養を摂取する最初の機能が口腔である。しかし，高齢者は加齢に伴い口腔機能が低下する。唾液の分泌低下による口腔内の自浄機能の低下に伴い，う蝕や歯周病を起こしやすい。その結果，欠歯に伴う咬合力の低下，咀嚼力の低下などにより十分な栄養を摂取することが困難になってくる。口腔機能の低下による低栄養はサルコペニア（加齢性筋肉減弱症）やロコモティブシンドロームに影響し，ADL やQOL の低下を招く。

　高齢者は嚥下機能の低下に伴い，**誤嚥性肺炎**を起こしやすい。口腔内の雑菌を含んだ唾液が気管に誤嚥されることなどが原因であるため，感染予防として**口腔ケア**は重要である。また，ヒトが「息をする」「話す」「表情をつくる」という機能も口腔が担っている。口腔が不潔で臭気があると対人関係にも影響する。したがって，口腔内を清潔にすることは高齢者の身体的・精神的・社会的に重要な援助である。

1　自分でできる人への援助

　自分で口腔ケアを行える高齢者であっても効果的なケアを行っているとは限らない。加齢や疾患による姿勢バランスの低下や上肢，手指の巧緻運動機能の低下によって磨き残しや義歯の不十分な手入れなどから，歯周病やう蝕の悪化を起こす可能性がある。口腔ケアを行っている様子を見守り，必要があれば磨き方やブラシの選択を指導する必要がある。

2　一部介助が必要な人への援助

　筋力低下，姿勢バランス保持能力の低下，麻痺，関節拘縮などによって口腔清掃動作のどの部分に援助（移動，必要物品の準備，磨く，うがい）が必要か観察し，自立を促しながら援助する。

1）移動

　洗面所まで車椅子または歩行器などの補助器具を使い移動介助を行う。

2）必要物品の準備

　棚から物品を取り出す，コップに水を汲む，デンタルペーストの蓋を開け歯ブラシに付けるなど，高齢者の必要に合わせて援助を行う。

3）磨く

　柄の太い歯ブラシや電動歯ブラシを用いて，なるべく自分で行えるように援助する。磨きにくい部分は看護師が磨く。強く磨くと歯を削ったり，歯肉を傷つけたりしてしまうため，歯ブラシを軽く当て優しく磨く（表4-33）。

4）含嗽

　立位で行う場合は，姿勢バランスを崩して転倒しないように支える。転倒リスクが高い場合は，椅子や車椅子に座ったまま含嗽してもらう。洗面台に口元が近づけられないようであれば，ガーグルベースンを用いて含嗽してもらう。

3 全介助が必要な人への援助

　意識障害のある高齢者などは全介助となる。口腔ケアのわずかな水分でも誤嚥することがあるため，必要に応じて吸引を行いながら援助する（**表4-34**）。

表4-33 ● ブラッシング法

スクラッビング法	ローリング法	バス法	フォーンズ法
90度		45度	
歯ブラシを歯面に90度（直角）に当て，5mmくらい左右に動かしながら1本ずつ磨く	歯ブラシの横を歯肉に軽く押し当て，回転させながら磨く	歯と歯茎の境目に歯ブラシの毛先を45度に当て，2mmくらい動かして磨く	歯をかんだ状態で歯ブラシを歯面に直角に当て，円を描くように磨く

表4-34 ● 口腔ケア

目的	・う蝕，歯周病の予防と悪化防止 ・誤嚥性肺炎などの感染症予防 ・口臭予防	
適応	・疾病や治療，身体機能障害などによって，1人で歯磨きが行えない高齢者	
技術全体の留意点		**根拠**
①患者の状態に合わせて半座位（ファーラー位），座位，側臥位のいずれかの体位に整える		・誤嚥を予防する
②スポンジブラシやガーゼに含ませた水分が垂れない程度に絞る		・誤嚥を予防する

1　必要物品

- ・歯ブラシ
- ・舌用ブラシ
- ・歯間ブラシ
- ・口腔スポンジ
- ・口腔清拭用ウェットシートまたはガーゼ
- ・コップ

- ・水
- ・洗口液
- ・ガーグルベースン
- ・タオル
- ・保湿剤（マウスジェルなど）
- ・吸引用物品（必要時）

　　・ディスポーザブル手袋（1組）　　　　　・マスク1枚
　　・ビニールエプロン1枚

② 事前準備

❶患者に口腔ケアの目的・方法などを説明し，承諾を得る。
❷必要物品を準備する。
❸環境を整える。
　・スクリーンやカーテンで仕切る。
　・ベッドのストッパーとベッド柵の確認をする。
　・ベッドを適切な高さにする。

　[理由・根拠]　・口腔内を人に見られるのは羞恥心を伴うため配慮する。
　　　　　　　　・体位を変えたときに転落がないように安全に配慮する。

❹標準予防策に従い，手指消毒，マスク，エプロン，手袋を装着する。

　[理由・根拠]　感染防止対策を行う。

❺体位を整える。半座位（ファーラー位）の場合，頸部を前傾にする。仰臥位の場合，健側を下側にする。

　[理由・根拠]　誤嚥を予防する。

❻首元のまわりにタオルを広げる。

　[留意点]　水分や洗浄剤が垂れて衣類やリネンを濡らさないようにする。

③ 手順

1）口腔内を拭く

❶コップの水（または洗口液）にスポンジブラシを浸し，水が垂れない程度に絞る。
❷スポンジブラシを口腔内に入れ，食物残渣や口腔内に付着している痰などの汚れを拭く（歯→上顎→両頰→舌→舌下）。
❸スポンジが汚れたら適宜洗い，口腔内全体を拭く。
❹口腔粘膜を傷つけないように拭く。

　[理由・根拠]　・水を誤嚥するのを予防する。
　　　　　　　　・無理にこすると口腔粘膜を傷つけ，出血や感染の原因となる。

　[留意点]　痰が乾いた状態でこびり付いていることがある。スポンジの水分で痰を湿らせてから拭くと取りやすい。スポンジで取れない場合は，口腔清拭用ウェットシートまたは水を湿らせたガーゼで拭く。

2）歯磨き

❶残歯がある場合，水（または洗口液）で湿らせた歯ブラシで磨く。
❷歯ブラシを軽く当て優しく磨く。

❸歯ブラシが汚れたら適宜洗いながら磨く。

> 理由・根拠 ・歯間，歯肉と歯の間に歯垢が残りやすいため歯ブラシで磨く。
> ・強く磨くと歯肉を傷つけたり，歯を削ってしまうため。

> 留意点 歯ブラシも余分な水分は絞る。

3）舌の清掃

❶舌苔がある場合，水（または洗口液）で湿らせた舌用ブラシで軽くこすりながら汚れを取る。

❷ブラシが汚れたら適宜洗いながら行う。

> 理由・根拠 舌苔には細菌が多数存在し，感染や口臭の原因となるため。

> 留意点 舌の奥をこすると嘔吐反射を引き起こすため注意する。

4）必要時，吸引

口腔内に水分がたまっている場合は，吸引を行う。

> 理由・根拠 誤嚥予防のため。

5）保湿

❶保湿剤（マウスジェル）を口腔内全体に薄く塗る。

> 理由・根拠 口腔内の乾燥によって自浄作用が低下するため保湿を行う。

❷手袋をはずす。

> 理由・根拠 感染予防対策のため。

❸患者のタオルをはずし，体位・寝具を整える。

❹ベッド周囲の環境を整える（ベッドの高さ，スクリーンやカーテン，ナースコールの位置，ベッド柵など）。

> 理由・根拠 転倒・転落防止のため。

❺不快感や気分不良など一般状態を確認する。

❻エプロン，マスクをはずし手を洗う。

6）片付け

患者の物品は洗浄して戻す。スポンジブラシや口腔清拭用クロスなどは所定の場所に廃棄する。使用物品は施設の方法で洗浄，消毒を行う。

4 観察と記録

口腔内の汚染状況，歯垢の有無，食物残渣の有無，口粘膜の乾燥の有無と程度，出血や潰瘍，痛みの有無，口臭の有無を確認し，記録する。

4　義歯の洗浄

　義歯を不潔にしておくと細菌や真菌は繁殖し，残歯のう蝕，歯周病の悪化，口内炎，誤嚥性肺炎の原因となるため，清潔を保持する必要がある。義歯床と人工歯は柔らかい素材で作られている。歯ブラシやデンタルペーストで磨くと，傷をつけたり，磨り減らす原因となるため適切な方法で洗浄する。

　不適切な保管方法の場合，義歯が変形することがある。変形すると義歯が合わなくなり食事に影響する。義歯は個人に合わせて作られており高価なものでもある。落として破損したり，紛失したりしないように保管・取り扱いに十分留意する。

1）　総義歯・部分義歯の着脱法

　総義歯・部分義歯の着脱法を図4-24に示す。自分で着脱できる高齢者であれば，慣れたほうから着脱すればよい。しかし，自分で義歯を着脱できない高齢者へ援助する場合，口腔内のスペースが大きいほうが着脱しやすくなる。よって，入れるときは上顎の義歯から，はずすときは下顎の義歯からとなる。総義歯を口腔内に挿入する，または取り出す際は，総義歯の端から回転するように入れる，または取り出す。無理に行うと口角裂傷や口腔内を傷つけるため，注意する。

2）　義歯の洗浄

　①義歯をはずす。

　②流水下で義歯用ブラシを用いて食物残渣や汚れを洗い流す。落とすと破損の原因となるため，ガーグルベースンに水をためた上で磨くようにするなど配慮する。

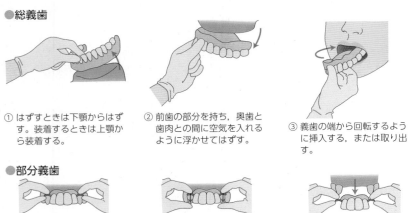

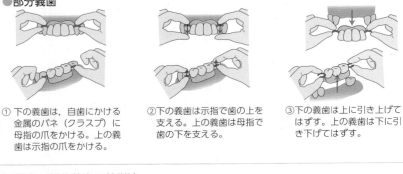

●総義歯

① はずすときは下顎からはずす。装着するときは上顎から装着する。

② 前歯の部分を持ち，奥歯と歯肉との間に空気を入れるように浮かせてはずす。

③ 義歯の端から回転するように挿入する，または取り出す。

●部分義歯

① 下の義歯は，自歯にかける金属のバネ（クラスプ）に母指の爪をかける。上の義歯は示指の爪をかける。

②下の義歯は示指で歯の上を支える。上の義歯は母指で歯の下を支える。

③下の義歯は上に引き上げてはずす。上の義歯は下に引き下げてはずす。

図4-24 ● 総義歯・部分義歯の着脱法

③義歯床と人工歯は義歯用歯ブラシの柔らかいほうで磨く。義歯床と人工歯は柔らかい素材で作られているため，硬いほうのブラシで磨くとすり減る原因となる。

④クラスプの金属部分は義歯用歯ブラシの硬いほうで磨く。磨きにくく汚れが残り，細菌が繁殖しやすい部分であるためていねいに磨く。

⑤水または義歯用洗浄剤液の中に浸して保管する。乾燥させたり，熱湯に浸すと義歯が変形を起こすため，保管方法に留意する。

⑥義歯の細菌・真菌繁殖を予防するために，夜間は義歯をはずし義歯用洗浄剤液に浸して保管する。

6．毛髪の清潔

　頭皮の皮脂の分泌は盛んであり，毛髪は汚れやすい。臭気やかゆみを引き起こしやすい部位である。

1 洗髪

　高齢者は加齢に伴い皮脂の分泌量が減少し，頭皮は乾燥しやすくなるため１週間に１～２回の目安で洗髪を行う。

　洗髪を行うときは次の点に留意する。

（1）　寒気を感じさせない

　高齢者は寒がりであるため，室内の温度調整やすきま風が入らないような環境調整を行うとともに保温に注意する。

（2）　安楽な姿勢に留意する

　疾患や治療による姿勢への配慮を行い，疲労させないように配慮する。また，円背がある場合は，頸部の負担なども配慮し，枕やタオルで安楽な姿勢に整える。

（3）　ADL に合わせた援助方法

　高齢者の健康状態，ADL の拡大状況に合わせて，場所や物品などを選択する。ケリーパッドを使用して臥床した状態で行うか，または，洗髪台まで歩行し座位で行うのか，対象に合わせて援助を行う。

2 整髪

　整髪は，髪を整え頭皮の血行を促す効果がある。また，ヘアスタイルはその人の好みやおしゃれなど個性が表れるものであり，高齢者の価値観や生活スタイルなどが反映される。援助をとおしてコミュニケーションを広げるよい機会にもなる。

　高齢者の髪が整っていないまま検査やリハビリテーションなどに移送されている場面を見かけることがある。整髪は単に髪を整えるだけでなく，一日の始まりを意識し，活動への意欲や他者との交流に対する準備など，精神的・社会的な影響をもたらす。特に，ベッド上で過ごすことの多い高齢者に対して活動への意欲と準備に大切な援助となる。

1　高齢者（老年期）とは何か

2　高齢社会の医療と看護

3　高齢者看護の原則

4　高齢者看護の特徴

5　高齢者に多い疾患と看護

7．寝衣や寝具の清潔

　　ベッド上で過ごすことの多い高齢者の寝衣や寝具は，食べこぼしや皮膚の落屑，排泄物，血液の付着などで汚れ，寝具は整っていないことがある。訪室時に適宜環境整備やシーツ交換，ベッドメイキング，寝衣交換などを行う。心地よい療養環境を整えるとともに院内感染の防止などに努める必要がある。

8．褥瘡予防

1　褥瘡

1）定義

　　褥瘡とは，皮膚・皮下組織などが長時間圧迫されることによって，局所的に血流障害となり，阻血性の壊死が生じて発生する難治性の皮膚潰瘍をいう。日本褥瘡学会は2005（平成17）年に「身体に加わった外力は骨と皮膚表層の間の軟部組織の血流を低下，あるいは停止させる。この状況が一定時間持続されると組織は不可逆的な阻血性障害に陥り褥瘡となる」としている。

2）メカニズム

　　褥瘡の主な原因は外力であり圧迫，ずれ，摩擦などが含まれる。外から力が加わると物体内部にも力が発生する（応力）。褥瘡の発生には，応力（圧縮応力，引っ張り応力，剪断応力）×時間が関係している（図4-25）。

3）発生要因

　　褥瘡の発生要因には個体要因，共通要因，環境・ケア要因がある（図4-26）。要因をアセスメントし，発生リスクを予防することが重要である。

4）好発部位

　　褥瘡は，骨が突出している部位に好発する（図4-27）。

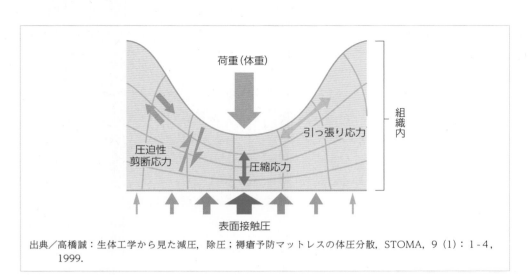

出典／高橋誠：生体工学から見た減圧，除圧；褥瘡予防マットレスの体圧分散，STOMA，9（1）：1-4，1999．

図4-25 ●褥瘡の発生メカニズム

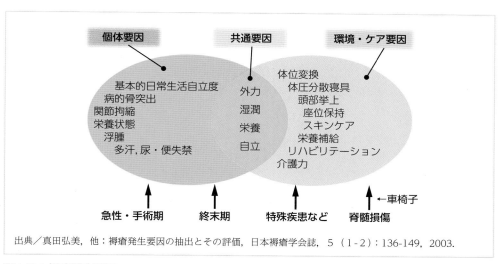

出典／真田弘美，他：褥瘡発生要因の抽出とその評価，日本褥瘡学会誌，5（1-2）：136-149，2003.

図4-26 ● 褥瘡発生要因

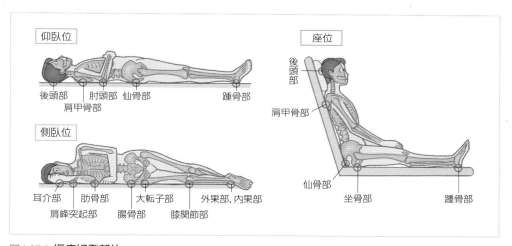

図4-27 ● 褥瘡好発部位

5）分類

　褥瘡の深達度や色（創面色調）などによる分類がある。全米褥瘡諮問委員会（National Pressure Ulcer Advisory Panel；NPUAP）の褥瘡分類では，皮膚障害の深達度や重症度によって6つのステージに分類される（**表4-35**）。褥瘡の重症度と治癒過程の評価には，日本褥瘡学会のDESIGN-R®2020が用いられる。従来のDESIGN-R®の，褥瘡の深さ（D），滲出液の多寡（E），大きさ（S），炎症／感染の有無（I），肉芽組織の性状（G），壊死組織の有無（N），ポケットの有無（P）の7項目に加え，DESIGN-R®2020では，褥瘡の深さ（D）に「深部損傷褥瘡（DTI）疑い」と炎症／感染の有無（I）に「3C：臨界的定着疑い」が新たに追加された。褥瘡の深さ（D）の点数を含めずに各項目の点数を合計し，点数が大きいほど重症度が高いと評価する。褥瘡の評価分類は，ケアの評価に重要でありケア方法を決定

表4-35 ● NPUAP ステージ分類

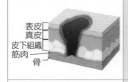

表皮
真皮
皮下組織
筋肉
骨

DTI疑い
圧力および／または剪断力によって生じる皮下軟部組織の損傷に起因する，限局性の紫または栗色の皮膚変色または血疱。

ステージⅠ
通常骨突出部位に限局する消褪しない発赤を伴う，損傷のない皮膚。暗色部位の明白な消褪は起こらず，その色は周囲の皮膚と異なることがある。

ステージⅡ
スラフ（水分を含んだ軟らかい黄色調の壊死組織）を伴わない，赤色または薄赤色の創底をもつ，浅い開放潰瘍として現れる真皮の部分欠損。破れていないまたは開放した／破裂した血清で満たされた水疱として現れることがある。

ステージⅢ
全層組織欠損。皮下脂肪は確認できるが，骨，腱，筋肉は露出していないことがある。スラフが存在することがあるが，組織欠損の深度が分からなくなるほどではない。ポケットや瘻孔が存在することがある。

ステージⅣ
骨，腱，筋肉の露出が伴う全層組織欠損。黄色または黒色壊死が創底に存在することがある。ポケットや瘻孔を伴うことが多い。

判定不能
創底で，潰瘍の底面がスラフおよび／またはエスカー（黄褐色，茶色，または黒色の乾燥した硬い壊死組織）で覆われている全層組織欠損。

する指標にもなる。

2 褥瘡の予防

1） 褥瘡発生リスクのアセスメント

　　個々の褥瘡の発生要因（基本要因，固体要因，環境・ケア要因）について観察し，発生リスクをアセスメントする。また，スケールを用いて客観的に評価する。褥瘡発生リスクの評価スケールにはブレーデンスケールなどがある（表4-36）。

　　ブレーデンスケールは，看護師が日常業務のなかで観察できる6項目（知覚の認知，湿潤，活動性，可動性，栄養状態，摩擦とずれ）で褥瘡の発生リスクを評価する方法であり，点数が低いほど褥瘡の発生リスクは高い。

2） 予防の援助

　　アセスメントした褥瘡発生リスク要因に対して援助することが必要である。

表4-36 ● ブレーデンスケール

知覚の認知 圧迫による不快感に対して適切に対応できる能力	1．まったく知覚なし 痛みに対する反応（うめく，避ける，つかむなど）なし。この反応は，意識レベルの低下や鎮静による，あるいはからだのおおよそ全体にわたり，痛覚の障害がある。	2．重度の障害あり 痛みにのみ反応する。不快感を伝えるときには，うめくことや身の置き場なく動くことしかできない。あるいは，知覚障害があり，からだの1/2以上にわたり痛みや不快感の感じ方が完全ではない。	3．軽度の障害あり 呼びかけに反応する。しかし不快感や体位変換のニードを伝えることが，いつもできるとは限らない。あるいは，いくぶん知覚障害があり，四肢の1，2本において痛みや不快感の感じ方が完全ではない部分がある。	4．障害なし 呼びかけに反応する。知覚欠損はなく，痛みや不快感を訴えることができる。
湿潤 皮膚が湿潤にさらされる程度	**1．常に湿っている** 皮膚は汗や尿などのために，ほとんどいつも湿っている。患者を移動したり，体位変換するごとに湿気が認められる。	**2．たいてい湿っている** 皮膚は，いつもではないがしばしば湿っている。各勤務時間中に少なくとも1回は寝衣寝具を交換しなければならない。	**3．時々湿っている** 皮膚は時々湿っている。定期的な交換以外に，1日1回程度，寝衣寝具を追加して交換する必要がある。	**4．めったに湿っていない** 皮膚は通常乾燥している。定期的に寝衣寝具を交換すればよい。
活動性 行動の範囲	**1．臥床** 寝たきりの状態である。	**2．座位可能** ほとんど，またはまったく歩けない。自力で体重を支えられなかったり，椅子や車椅子に座るときは，介助が必要であったりする。	**3．時々歩行可能** 介助の有無にかかわらず，日中時々歩くが，非常に短い距離に限られる。各勤務時間中にほとんどの時間を床上で過ごす。	**4．歩行可能** 起きている間は少なくとも1日2回は部屋の外を歩く。そして少なくとも2時間に1回は室内を歩く。
可動性 体位を変えたり整えたりできる能力	**1．まったく体動なし** 介助なしでは，体幹または四肢を少しも動かさない。	**2．非常に限られる** 時々体幹または四肢を少し動かす。しかし，しばしば自力で動かしたり，または有効な（圧迫を除去するような）体動はしない。	**3．やや限られる** 少しの動きではあるが，しばしば自力で体幹または四肢を動かす。	**4．自由に体動する** 介助なしで頻回にかつ適切な（体位を変えるような）体動をする。
栄養状態 ふだんの食事摂取状況	**1．不良** 決して全量摂取しない。めったに出された食事の1/3以上食べない。たんぱく質・乳製品は1日2皿（カップ）分以下の摂取である。水分摂取が不足している。消化態栄養剤（半消化態，経腸栄養剤）の補充である。あるいは，絶食であったり，透明な流動食（お茶，ジュースなど）なら摂取したりする。または，末梢点滴を5日間以上続けている。	**2．やや不良** めったに全量摂取しない。ふだんは出された食事の約1/2しか食べない。たんぱく質・乳製品は1日3皿（カップ）分の摂取である。時々消化態栄養剤（半消化態，経腸栄養剤）を摂取することもある。あるいは，流動食や経管栄養を受けているが，その量は1日必要摂取量以下である。	**3．良好** たいていは1日3回以上食事をし，1食につき半分以上は食べる。たんぱく質・乳製品を1日4皿（カップ）分摂取する。時々食事を拒否することもあるが，勧めれば通常補食する。あるいは，栄養的におおよそ整った経管栄養や高カロリー輸液を受けている。	**4．非常に良好** 毎日おおよそ食べる。通常は，たんぱく質・乳製品を1日4皿（カップ）分以上摂取する。時々間食（おやつ）を食べる。補食する必要はない。
摩擦とずれ	**1．問題あり** 体動のためには，中等度から最大限の介助を要する。シーツでこすれずにからだを移動することは不可能である。しばしば床上や椅子の上でずり落ち，全面介助で何度も元の位置に戻すことが必要となる。痙攣，拘縮，振戦は持続的に摩擦を引き起こす。	**2．潜在的に問題あり** 弱々しく動く，または最小限の介助が必要である。移動時，皮膚はある程度シーツや椅子，抑制帯，補助具などにこすれている可能性がある。たいがいの時間は椅子や床上で比較的よい体位を保つことができる。	**3．問題なし** 自力で椅子や床上を動き，移動中自分を支える筋力を備えている。いつでも，椅子や床上で良い体位を保つことができる。	

©Braden and Bergstrom，1988．（真田弘美，大岡みち子訳）

(1)　圧迫，ずれ，摩擦

①不動状態の人には２時間ごとに体位変換を行う。

②体位変換は，枕などを用いて30度側臥位とする。骨突出のない殿部の接触面積を増やし，大転子部にかかる体重を分散させる。

③車椅子に座るときは，股関節・膝関節・足関節が90度になるように座位姿勢を保たせる（90度ルール）（図4-28）。体重を大腿部後面で支え，仙骨部の圧迫を避ける。自分で殿部を浮かせることができない人には１時間ごとに殿部の除圧を行う。

④ギャッチアップは30度までとし，ギャッチアップ後と水平に戻したときにはずれと摩擦が生じるため，背抜きを行う（図4-29）。

⑤骨突出部の体圧が40mmHg以上になる場合は，エアマットレスなどの体圧分散寝具を利用したり，体位変換を行うことで骨突出部の体圧を分散させる。

(2)　湿潤

失禁や汗などによる湿潤を予防するために陰部洗浄や清拭を行い，皮膚の清潔を

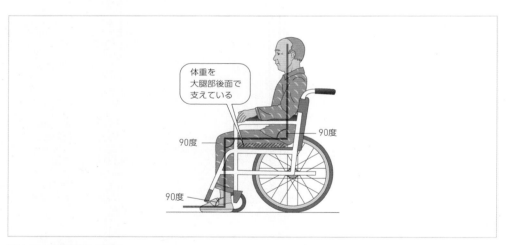

図4-28 ● 90度ルール

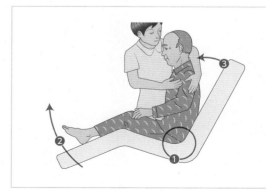

①大転子部とベッドの屈曲部を合わせる（必要時，水平移動）。
②ギャッチアップは足から上げ，膝関節を屈曲させる。次に頭を上げる。
③ベッドと背中の間に空間を作るように前屈させる。
④下肢の置き直しと衣類のシワを直す。
⑤水平に戻したときは，側臥位にしてベッドと背中の間に空間を作るようにし，体圧を抜く。

図4-29 ● ギャッチアップと背抜き

保持する。失禁などによる皮膚の浸軟は，皮膚のバリア機能を低下させる。石けんをよく泡立て，優しく洗い，優しく洗い流す，または，拭き取るように愛護的な清潔ケアを行う。

　失禁が頻回な場合，撥水効果のある皮膚保護剤を使用し，尿や便と皮膚が直接接触しないようにケアする。

（3）　低栄養

　高齢者の低栄養は，食事量の減少や偏りなどから起こるたんぱく質・エネルギー低栄養状態（PEM）や，摂食・嚥下の問題によるものがある。このような患者の活動性は低下し，褥瘡発生リスクが高まる。栄養状態をアセスメントし，多職種連携による栄養サポートチーム（NST）を交えて，その人に合わせた栄養摂取を検討する必要がある。

F　衣生活

1　高齢者にとっての衣生活

　今日の衣服は，補助的な体温調節と外的刺激や害虫などから，からだを保護するなどの身体的役割と，対人交流や学校や職場での社会生活を円滑に行うための社会的役割を担っている。また自分のアイデンティティ（性別，年齢，所属，価値観，性格など）を他者に示す心理的役割もある。

　高齢者にとって衣服とは，身体的役割のみならず長年培われてきた生活習慣や社会生活で養われた価値観，信念などが反映されている。高齢者が最後までその人らしく生活していくためにも衣服には大切な意義がある。看護師はその意義を十分理解したうえで衣服の選択や援助を行う必要がある。

2　高齢者の衣の選択

1）　低刺激なもの

　高齢者は加齢によって皮脂，角質細胞間脂質，天然保湿因子が減少する。皮膚は乾燥しやすく外的刺激に対してかゆみなどが現れる。瘙痒感から皮膚を瘙破し，皮膚トラブルの原因となる。肌に直接触れる肌着や寝衣は綿や絹などの天然素材のものが肌への刺激が少なく望ましい。

2）　暑さや寒さの調節

　高齢者は季節を問わず重ね着をしていることがある。加齢に伴い体温調節機能が低下し，寒さは強く感じるが，暑さを感じにくくなるためである。しかし，寒冷・暑熱環境により体温は容易に変動しやすく，低体温や高体温となる。高齢者に熱中症が多く発症するのもそのためである。

　高齢者は寒さへの調節は積極的に行うが，暑さへの調節は不十分なことがある。暑熱環境において衣服は，からだからの放熱量，外部からの輻射熱，水分蒸発によってからだの周囲にできた熱の調節を行っている。吸水性・速乾性・吸湿性・通気性・透湿性などのある素材を選び，襟や袖などが開口していて緩やかにフィットする衣

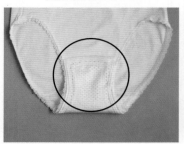
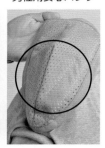

女性用安心ショーツ　　　　　男性用安心パンツ

写真提供／帝人フロンティア株式会社

図4-30 ● 尿漏れ用パンツ

類を選択する。

3）　着脱が容易なもの

高齢者は関節可動域の縮小や手指の巧緻性（こうちせい）が低下することで着脱に時間を要することがある。高齢者に合わせて選択，工夫する。

- 脱ぎ着がしやすいものを選ぶ（伸縮性のある素材／袖口と襟口が開口している／片麻痺（へんまひ）や機能性尿失禁などがある場合，ズボンのウエストがゴムになっているなど）。
- 関節の動きや麻痺（まひ）の程度によって上着は前開きのものとし，ボタンをマジックテープやスナップボタンにするなど工夫する。

4）　転倒予防

高齢者は加齢に伴い転倒するリスクが高まる。ズボンのすそが長すぎるとすそ口を自ら踏んで転倒してしまうことがある。サイズに合った衣類を選択する。

5）　色やデザイン

療養中は，寝衣や下着など限られた衣類を着用している。しかし，そのデザインや色，柄などはその人の個性が現れる。家族が購入したものも，健康に生活していたときの高齢者の好みや似合うものを選びそろえたものである。更衣の際には，なるべく高齢者自身に選んでもらうようにするとよい。だれでも自分に似合うものや好みのものを着ることはうれしいことである。他者との交流や活動への意欲に影響を与える。

6）　尿漏れへの対応

咳など腹圧がかかる際に少量の尿漏れがある場合，股布（またぬの）に吸水性のパッドが織り込まれている尿漏れ用パンツ（図4-30）やパンツにテープで固定する尿吸水シートなどを利用するとよい。尿漏れによる衣類の汚染や臭気への不安が軽減できる。尿漏れの量が多い，頻度が高い場合は，パンツ式紙おむつや尿取りパッドを使用する。

3 臥床状態の寝衣交換

臥床状態の患者の寝衣交換について表4-37に示す。

表4-37 ● 寝衣交換（寝たきりの場合）

目的	・皮膚の清潔を保つ ・皮膚の生理機能を保つ ・爽快感を得る	
適応	・疾病や治療，身体機能障害などによって，1人で寝衣の着脱が行えない高齢者	
技術全体の留意点		**根拠**
①麻痺，疼痛，関節拘縮などがある場合，健側から脱がせ患側から着せる ②寝衣は背縫いのないものを選択する ③四肢の着脱衣の際は関節を下から支える		・衣類にゆとりができ，脱臼や疼痛の増悪を予防できる ・褥瘡を予防する ・不用意に四肢を持ち上げると皮膚裂傷（スキン-テア）を起こすため

1 高齢者（老年期）とは何か
2 高齢社会の医療と看護
3 高齢者看護の原則
4 高齢者看護の特徴
5 高齢者に多い疾患と看護

1　必要物品

- ・清潔な寝衣（パジャマ）
- ・綿毛布
- ・ビニール袋
- ・マスク
- ・エプロン
- ・手袋

2　事前準備

❶患者に寝衣交換の目的・方法などを説明し承諾を得る。
❷必要物品を準備する。
❸環境を整える。
- ・スクリーンやカーテンで仕切る。
- ・室温（23〜25℃）を調整する。
- ・ベッドのストッパーとベッド柵の確認をする。
- ・ベッドを適切な高さにする。

　[理由・根拠]　・不必要な露出を避け着恥心と寒気へ配慮する。
　　　　　　　・体位を変えたときに転落がないように安全に配慮する。

❹標準予防策に従い，手指消毒，マスク，エプロン，手袋を装着する。

　[理由・根拠]　感染防止対策を行う。

❺綿毛布をかけ，掛け布団を足元に下ろす。

　[理由・根拠]　不必要な露出を避け保温する。

3　手順

1）片側の袖を脱がせる

❶看護師の手前側の肩から脱がせ，次に肘関節を下から支えながら袖を脱がせる。
❷麻痺，疼痛，関節拘縮などがある場合，健側から脱がせ患側から着せる。

　　　　〔理由・根拠〕　・不用意に上腕を持ち上げると皮膚裂傷（スキン‐テア）を起こすため。
　　　　　　　　　　　・衣類にゆとりができ脱臼や疼痛の増悪を予防できる。

2）清潔な寝衣を着せる

❶清潔な寝衣の袖に看護師の手を入れ，迎え手をしながら袖を通す。
❷迎え手で袖を通すときにも手関節，肘関節を支える。

3）側臥位にする

看護師は反対側に立ち側臥位にする。

4）寝衣をからだの下に丸め込む

脱いだ寝衣を内側に丸めながら患者のからだの下に入れ込む。

〔留意点〕　皮膚の落屑や汚れをベッドに撒き散らさないように内側に丸め込む。

5）中心線に合わせる

❶清潔な寝衣の中心線を脊柱に合わせてしわがないように着せる。
❷残りの身ごろをからだの下に入れ込む。

〔理由・根拠〕　褥瘡を予防する。

6）仰臥位にする

仰臥位に戻す。

7）反対側を脱がせる

❶反対側の寝衣を引き出し脱がせる。
❷肘関節を下から支えながら袖を脱がせる。

8）反対側の清潔な寝衣を着せる

❶清潔な寝衣を引き出し，袖に看護師の手を入れ，迎え手をしながら袖を通す。
❷迎え手で袖を通すときにも手関節，肘関節を支える。

9）しわを伸ばす

ボタンをしめ，脇縫いをハの字に引っ張りしわを伸ばす。

〔理由・根拠〕　褥瘡を予防する。

10）ズボンを下ろす

自分で殿部を上げられる場合は上げてもらい，はいていたズボンを大腿部まで下げる。

留意点 片麻痺がある場合，健側の膝を立ててもらい殿部を上げてもらう。

11）ズボンを脱がせる

- ❶看護師の手前側の足から脱がせる。
- ❷膝関節，足関節を下から支えながら脱がせる。
- ❸反対側の足も脱がせる。
- ❹麻痺，疼痛，関節拘縮などがある場合，健側から脱がせ，患側から着せる。

12）清潔なズボンをはかせる

- ❶清潔なズボンのすそ口に看護師の手を入れ，迎え手をしながらズボンを膝まではかせる。
- ❷反対側も膝まではかせる。

13）ズボンを腰まで引き上げる

- ❶ズボンを大腿部あたりまで上げる。
- ❷自分で殿部を上げられる場合は上げてもらい，ズボンを腰まで引き上げる。

14）しわを伸ばす

- ❶ズボンのしわやねじれを直す。

  理由・根拠 ずれや摩擦をなくし，褥瘡を予防する。

- ❷患者の綿毛布をはずし，寝具を整える。
- ❸手袋，エプロン，マスクをはずし，ビニール袋に入れ，手指消毒を行う。

  理由・根拠 感染防止対策を行う。

- ❹ベッド周囲の環境を整える（ベッドの高さ，スクリーンやカーテン，ナースコールの位置，ベッド柵など）。

  理由・根拠 転倒・転落防止のため。

- ❺不快感や気分不良など，一般状態を確認する。

15）片付け

脱いだ寝衣をたたみ，ビニール袋に入れて患者に返却する。

4 観察と記録

気分不良や疲労感の有無，皮膚の汚染・落屑・乾燥・発赤・擦破創の有無と程度，関節の異常・痛みの有無，残存機能の状況を確認し，記録する。

1 高齢者（老年期）とは何か

2 高齢社会の医療と看護

3 高齢者看護の原則

4 高齢者看護の特徴

5 高齢者に多い疾患と看護

4 **座位になれる場合の寝衣交換**

①ベッドをギャッチアップし，座位にする。

②看護師の手前側の肩から脱がせ，袖を片方ずつ脱がせる。麻痺^{まひ}，疼痛^{とうつう}，関節拘^{こう}縮^{しゅく}などがある場合，健側から脱がせ，患側から着せる。

③患者の上半身を支えながら軽く前屈にし，寝衣を脱がせ取り除く。

④清潔な寝衣の袖に看護師の手を入れ，迎え手をしながら片方ずつ袖を通す。

⑤患者の上半身を支えながら軽く前屈にし，寝衣を腰のほうに向け引っ張りしわを伸ばす。

⑥ボタンをしめ，脇縫いをハの字に引っ張りしわを伸ばす。

⑦仰臥位に戻し，ズボンの更衣を行う（本項**3**「臥床状態の寝衣交換」手順10）以降参照）。

G アクティビティケア

1．高齢者の自立支援のためのアクティビティケア

2013（平成25）年に厚生労働省は，ライフステージに応じた健康づくりのための身体活動（生活活動・運動）を推進することで健康日本21（第二次）の推進に資するよう「健康づくりのための身体活動基準2013」を策定した。この中で身体活動は図4-31，表4-38のように示されており，高齢者の自立支援のためには運動指導だけでなく，身体活動支援を行わなければならないとされている。さらに身体活動支援の一環としてアクティビティケアの実施が必要となる。

アクティビティケアは活動を通じて脳や心身機能の維持・向上を図る援助活動で

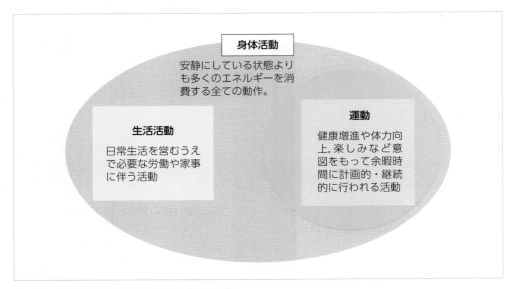

図4-31 ● 健康づくりにおける身体活動の意義

表4-38 ● 健康づくりのための身体活動基準2013

65歳以上の身体活動（生活活動・運動）の基準
・横になったままや座ったままでなければどんな動きでもよいので，身体活動を毎日40分行う
・現在の身体活動量を少しでも増やす
・今より毎日10分ずつ長く歩くようにする
・歩数の目安（男性7000歩/日，女性6000歩/日）

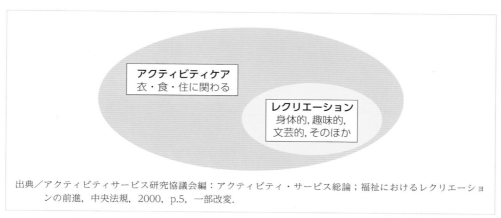

出典／アクティビティサービス研究協議会編：アクティビティ・サービス総論；福祉におけるレクリエーションの前進，中央法規，2000，p.5，一部改変.

図4-32 ● アクティビティケア

ある。加齢に伴う心身の老化や廃用症候群を予防し，生活の活性化を図る目的で行われる生活活動や運動，文化活動をいうため，レクリエーションも含む（図4-32）。高齢者の**自立支援**を考えるうえでは欠かせない。高齢者の活動性を高めるには，一人ひとりに適したアクティビティケアを提供することが必要である。

2．アクティビティケアの種類

1 集団アクティビティケア

施設などで，集団で行われる。対象者全員の日常生活の活性化や心身機能の活性化を支援する。集団アクティビティケアは表4-39の5つに分類される。

2 個別アクティビティケア

対象者一人ひとりの日常生活の活性化や心身機能の活性化を支援する目的で行われる（表4-40）。

3．アクティビティケアが行われる場所

アクティビティケアが行われる場所は，入所施設，通所施設，居宅など多岐にわたる。行われる場所に適したアクティビティケアを提供することが大切である。

4．アクティビティケア実施時の留意点

アクティビティケアを実施するときには，次のことに留意する。

表4-39 ● 集団アクティビティケアの分類

①傍観的・受動的アクティビティ	見学や鑑賞によるもので積極的参加を要しない 例）映画鑑賞，観劇など
②パフォーマンス的アクティビティ	からだを動かしたりするもの 例）ダンス，合唱など
③個別的集団アクティビティ	グループのなかで作業・活動するもの 例）書道教室，絵画教室，手芸教室など
④個別的連携アクティビティ	個人と集団で合わせたもので，1つのプロジェクトを完成させる 例）季節行事など
⑤独立的集団アクティビティ	個人がまったく別のところで参加し，のちに1つのプロジェクトを完成させる 例）文集づくり，ニュースレターづくりなど

表4-40 ● 形態別具体的なアクティビティケア

集団アクティビティケア		個別アクティビティケア
大集団	**小集団**	
伝統行事 誕生会 運動会 交流会 遠足	季節行事 回想 茶話会 工芸・工作 書道・俳句 体操 ゲーム 園芸 映画鑑賞	リアリティオリエンテーション 回想 工芸・工作 書道・俳句 読書・朗読 ネイルケア・化粧 フットケア 料理・掃除・洗濯

（1）　アクティビティケアの主体者を明確にする

　だれのためのアクティビティプログラムであるかを明確にすることで，アクティビティケアが効果的となる。

（2）　対象者のニーズを把握する

　一次的な希望を叶えるだけでなく，対象者の身体的・精神的・社会的側面を理解することで，より効果的に行える。

（3）　アクティビティケアを実施する環境を理解する

　アクティビティケアが行われる場所の特性を理解して計画する。

（4）　対象者の生活リズムを考える

　対象者の生活リズムに考慮したプログラムを実施することで，生活リズムの維持につながる。

（5）　アクティビティの内容は，対象者の毎日の生活に意味をもたせられるものにする

　　プログラムをとおして，日常生活や社会生活をより身近に感じることができることが重要である。

H　高齢者のセクシュアリティ

1．異性への関心

　　セクシュアリティとは，人間にとっての性のあらゆる面，つまり，性別・性的役割・性欲・性交渉・性行動といった幅広いものを包括する概念である。高齢者のセクシュアリティについても，高齢化とともに避けて通ることはできない。

　　老年期の男女を対象に行われた調査では，加齢によって異性への関心が著しく低下することはないと報告されている。また，セクシュアル・ヘルスの定義では，「セクシュアリティに関する，身体的，心理的，ならびに社会的・文化的ウェルビーイングの進行中のプロセスの経験である。セクシュアル・ヘルスは，個人的・社会的生活を豊かにする，調和的で個人的，および社会的ウェルネスを育む性的能力の自由な，しかも責任ある表現である。それは単に機能不全や疾病，虚弱でないことと同じではない。セクシュアル・ヘルスが獲得され，維持されるためには，すべての人々のセクシュアル・ライツが認められ，擁護されることが必要である」と述べられている[1]。このことからも高齢者が健康で自立した生活を送るためにはセクシュアリティに関することも，１人の人間としての日常生活における当たり前の欲求として認識する必要がある。

　　単に，高齢者を否定するのではなく，専門職として，相手の尊厳を損なわない対応が大切である。性を表に出すことをタブー視する日本の文化・社会的背景の影響により，適切な対応ができないことによる看護師自身の不安の保持や心理的葛藤につながることにも留意する必要がある。次に，よくある事例とその場での対応方法および基本的な考え方をあげる。

2．看護師としての対応

1　身体への接触がある場合

（1）　事例

・看護師の胸や尻など身体に触れる。

・抱きついてくる。

（2）　その場での対応方法

・気配を察したら予防的に反応する。

・触れてきた手を取り，「どうしましたか」と自然に受け止め，会話に変える。

2 **性的発言がある場合**

（1）　事例

・看護師の身体的特徴について言及する。

・性的な話をする。

（2）　その場での対応方法

・さりげなく受け流し，ほかのことに関心を向ける。

・明るくユーモアで応じ，雰囲気を変える。

・毅然とした態度で「お断りします」などとはっきり言う。

3 **基本的な考え方**

・1人で抱えこまないで上司に相談する。

・スタッフ間で情報を共有し統一した対応を取る。

・なぜ性的言動が現れるのか，高齢者の背景を考える。

・極端な拒否反応は怒りを誘発し，態度を助長させることもあるため，注意する。

・看護師の思わぬ拒否反応に驚いて，高齢者が転倒して受傷することもあることに注意する。

・特定のスタッフに限定される場合は複数でかかわる，またはかかわるスタッフを替える。

I　リスクマネジメント

1．高齢者特有のリスクマネジメント

　高齢者は，身体機能や認知機能の低下から危険を察知し回避することが困難な状況にある場合が多い。また，何らかの事故が発生し，受傷した場合には回復に時間がかかり，その影響は心身に及ぶ。そのため，自立した生活の維持が困難となり，高齢者本人のQOLだけでなく家族のQOLにも影響を及ぼすことになる。そこで，高齢者の特徴を理解したうえでのリスクマネジメントが必要となる。

　図4-33からもわかるように，医療機関における事故は60代以降で急激に増加する。治療機能を損なわない安全で快適な環境づくりが大切である。加齢が事故発生に与える影響は表4-41のとおりである。

2．高齢者に多いリスク

1 転倒

　高齢者は，加齢に伴う筋力の低下，バランス感覚の低下，敏捷さの低下に加え，運動機能に障害をもたらす疾患の複数罹患，薬物の影響で歩行や移動が不安定になることなどにより**転倒**する。転倒は，皮膚の損傷だけでなく，骨粗鬆症などの要因も加わって，骨折に結びつきやすく活動性の低下を招く。高齢者が支援や介護が必要となった原因として「関節疾患」「転倒・骨折」の占める割合が高いことから，

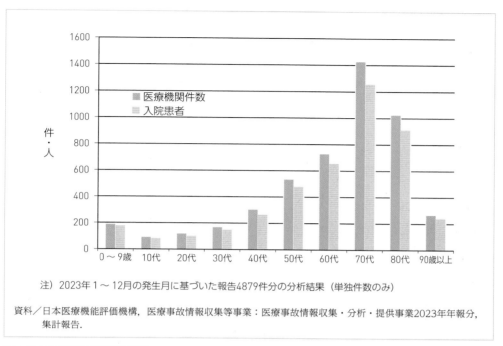

注）2023年1～12月の発生月に基づいた報告4879件分の分析結果（単独件数のみ）

資料／日本医療機能評価機構，医療事故情報収集等事業：医療事故情報収集・分析・提供事業2023年年報分，集計報告.

図4-33 ● 年代別医療事故件数

表4-41 ● 加齢が事故発生に与える影響

		加齢変化	影響
感覚機能	視覚	老視や色の識別力の低下	障害物の発見が遅れてつまずく
		羞明の増強	直射日光や照り返しがあると，周囲がよく見えない
		瞳孔の縮小や暗順応の遅延	特に夜間，光が少ないと周囲が見えない
	聴覚	高音域の聴取困難，雑音がある環境における音の識別力の低下	聴取困難や聞き間違いが起きやすい
	触覚	温度感覚や痛覚の低下	低温やけど，同一体位による圧迫や靴の不適合に気づかない
嚥下機能		唾液の分泌量の低下，嚥下反射，咳反射の低下	誤嚥が起こりやすく，気道に入った異物を吐き出せない
歩行機能		歩幅の狭まり，すり足ぎみの歩行	つまずきやすい，バランスを崩すと体勢を立て直せない

転倒予防は高齢者の QOL を維持するうえで重要である。

　高齢者が転倒する要因には内的要因と外的要因がある（図4-34）。転倒は繰り返しやすいため，転倒を予防するには要因を明らかにすることが大切である。また，運動器の生活習慣病とよばれる**ロコモティブシンドローム**（locomotive syndrome：運動器症候群）は加齢に伴う運動器の障害により要介護の状態や要介護となるリスクをもつ状態をいう。「7つのロコチェック」（表4-42）で早めに見つけ，対応する

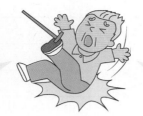

内的要因 （高齢者側の要因）	外的要因 （環境要因）
加齢，過去の転倒経験，感覚器の障害，循環器の障害，筋骨格系の障害，認知の障害，薬剤など	照明，床の状況，歩行補助具，履物，段差，入浴など

図4-34 ● 転倒の要因

表4-42 ● ７つのロコチェック

①片脚立ちで靴下がはけない
②家の中でつまずいたり滑ったりする
③階段を上るのに手すりが必要である
④家のやや重い仕事が困難である（掃除機の使用，
　布団の上げ下ろしなど）
⑤２kg程度の買い物をして持ち帰るのが困難である
　（１Lの牛乳パック２個程度）
⑥15分くらい続けて歩くことができない
⑦横断歩道を青信号で渡りきれない

※１つでも当てはまれば，それは運動器が衰えているサインであり，ロコモティブシンドロームの心配があるとされる。
出典／日本整形外科学会公認ロコモティブシンドローム予防
　　　啓発公式サイト：ロコチェック.

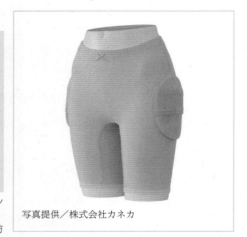

写真提供／株式会社カネカ

図4-35 ● ヒッププロテクター

必要がある。さらに**運動器不安定症**（運転機能低下をきたす運動器疾患によって転倒リスクが高まった状態）についても早期対応が必要といえる。

　運動器不安定症は，具体的には65歳以上であること，運動機能低下をきたす疾患（またはその既往）が存在すること，日常生活自立度判定が，ランクJまたはAであること，運動機能評価テストの項目を満たした場合に該当する。

●**転倒予防のポイント**　転倒予防のポイントは，①転倒ハイリスク高齢者とリスクの変化を把握すること，②安全な環境を提供すること，③安全な移動および座位姿勢を保証すること，④転倒のリスクを高める薬剤を管理すること，⑤筋力とバランス機能を強化することである。

　転倒予防には，歩行，筋力強化，ストレッチ，太極拳[＊]などのバランス訓練を複合的に取り入れることが有効である。また，転倒ハイリスク高齢者で，特に骨折リスク高齢者についてはヒッププロテクター（図4-35）を併用することも転倒による大腿骨頸部骨折の予防に効果的である。

＊**太極拳**：立位で中腰を保ち，上肢を動かしながら重心移動や方向転換をするといった全身を使った運動である。動作がゆっくりしており，運動中の転倒・骨折の危険が少ないことから，近年，高齢者が安全にできるバランス訓練として，日本でも注目されつつある。

2　窒息

　窒息は，食物などが気道に詰まり呼吸が阻害され，急速な低酸素血症と高二酸化炭素血症を引き起こす。3～6分間気道が閉塞^{へいそく}されると死亡や重篤な後遺症を残す。

　高齢者の窒息の原因は，認知機能の低下，食の自立困難，義歯未装着を含む咀嚼^{そ しゃく}機能の低下などがある。摂食嚥下^{えん げ}障害における合併症の一つでもあり，高齢者の不慮の事故による死亡原因の第2位である（令和4年人口動態調査）。

　窒息を起こしやすい人の特徴を**表4-43**，誤嚥^{ご えん}のリスクを**表4-44**に示す。

●**窒息予防のポイント**　窒息予防のポイントは，①高齢者の咀嚼・嚥下能力に応じた食形態を選択する，②食事は十分に覚醒していることを確認してから開始する，③唾液分泌を促す口腔^{こうくう}体操を行ったり水分を十分に摂りながら食事を進める，④食事中も見守るなどである。

3　熱傷

　高齢者は認知機能や感覚機能の低下により，給湯器の蛇口を間違えたり，手指の振戦^{しんせん}によって，ポットややかんの湯をこぼしてしまったりするなど，熱傷を起こしやすい。また，高齢者は温度感覚が鈍麻していることから，皮膚の変化が現れてから熱傷に気づく場合がある。近年では，こたつやホットカーペット，カイロや湯たんぽなどによる低温熱傷の報告も増えている（**表4-45**）。さらに，高齢者自身による熱傷だけでなく，看護者による熱傷の報告も多い。

●**熱傷予防のポイント**　浴槽の湯温は自動調整されているものが多いが，機械を過信

表4-43 ● **窒息を起こしやすい人の特徴**

・丸のみ	・口に食べ物が残る
・かき込み	・義歯をはずしている
・すすり込み	・口腔乾燥
・早食い	・食物の認知困難
・大食い	・多量の薬服用
・食べながらしゃべる	・ADL低下
・かむ力が弱い	・頸部硬直
・飲み込みが悪い	・姿勢調整が困難
（咳あり：リスク小，咳なし：リスク大）	

表4-44 ● **主な誤嚥のリスク**

看護上の問題	機能的な問題
食事に集中できない	覚醒状態が悪い
不良姿勢で食事する	咀嚼機能が低下している
一口量が多い	嚥下と呼吸のタイミングが合わない
食形態が嚥下機能と合っていない	頸部後屈姿勢に傾く
水分と固形物が混合している	口の中に食べ物が残る
体調不良や疲労がある	咳反射が出にくい
薬剤の有害作用がある	

表4-45 ● 高齢者に多い熱傷事故

①低温やけど	低温やけどの原因製品
②着衣着火	1位　カイロ
③ストーブの上に置いたやかんなどの熱湯を浴びる事故	2位　湯たんぽ
	3位　ストーブ類
④入浴に際しての事故	4位　電気毛布，あんか

資料／消費者庁：News Release，2015年11月18日.

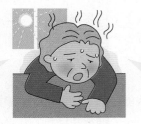

環境要因	身体的要因
気温が高い 湿度が高い 風が弱い 日差しが強い 閉め切った室内 エアコンがない 急に暑くなった 熱波の襲来	高齢者である 糖尿病, 心臓病, 認知症などの持病がある 低栄養状態 水分補給がしにくい

資料／環境省：熱中症環境保健マニュアル，2014，をもとに作成.

図4-36 ● 高齢者が熱中症を引き起こしやすい要因

せず，必ず湯温を素手で確認することが大切である。

4　熱中症

　体温調節機能が低下している高齢者は，基礎疾患に加え，体内水分が少ない，汗をかきにくい，のどの渇きを感じにくいなどの身体的要因に加え，エアコンを使いたがらないなどの理由から熱中症弱者といわれる。さらに，高齢者に多い高血圧症による利尿薬の使用や糖尿病による多尿などもその要因としてあげられる（図4-36）。また，高齢者ではおおよそ半数が住宅内で発症しており，屋内で発症した場合には数日を経て徐々に悪化することから，回復が困難である。

● **熱中症予防のポイント**　熱中症予防のポイントは，①日当たりの良い部屋の場合はカーテンなどで日差しを遮る，②室温・温度を把握するとともに，エアコンや扇風機などを使用し空気の流れをつくる，③体温を把握し，通気性の良い服装や掛け物を使用する，④高齢者が口渇を訴えなくても，定期的に水分補給を促すなどである。

J　緊急時の対応を要する高齢者の看護

　高齢者が異常を訴えたときや，高齢者の異常に気づいたときは，症状が重くなっていて緊急に対応しなければならないことが多い。そのため日頃から高齢者の状態を把握し，わずかな変化も見逃さず早期に発見することが重要である。

1 高齢者(老年期)
とは何か

2 高齢社会の
医療と看護

3 高齢者看護
の原則

4 高齢者看護
の特徴

5 高齢者に多い
疾患と看護

1．早期発見

　早期発見のための高齢者観察のポイントを次にあげる。

・食事：促さないと食べない，介助しないと食べない，飲みこまないなど食事量の減少がある。

・覚醒状態：日中うとうとしていて刺激しないと起きない，傾眠がち，不穏状態にある。

・会話：言葉が少ない，無口になる。または，多弁になる。会話が成立しない，意味不明な発語がある。

・清潔：洗面や歯磨きをしない，終日同じ衣服を着ている。

・排泄状態：尿の回数や量の増減や失禁の有無，または恥骨上部の膨隆がある。

・活動状態：ふだんできていることをしたがらない，動作が緩慢である。または落ち着きなく歩き回る。

2．緊急連絡

　高齢者に緊急事態が発生したときは，状態が悪化していることが多いため，早急に家族との連絡が必要となる。入院中だけでなく，在宅で生活している高齢者にとっても緊急時の連絡先は大切である。

　緊急連絡についての留意点を次に示す。

・入院時に，必ず緊急時の連絡先や連絡方法を確認する。主治医や家族不在時の連絡先についても確認しておく。

・退院時に，電話のそばなどだれもが目につくところに緊急時の連絡先や連絡方法，お薬手帳や健康保険証などをひとまとめにしておくことを助言する。

・家族へ緊急連絡する際は，家族の動揺や不安，精神的ショックに配慮する。

3．応急処置

1 呼吸困難

呼吸困難時は安静を促し，安楽な呼吸ができるよう援助する。

・呼吸困難の原因を特定するとともに，安楽に呼吸ができるように衣類を緩め，体位を整える。

・分泌物が貯留している場合は，吸引や体位ドレナージを行う。

・誤嚥が考えられる場合は，分泌物や食物を除去したのち，気道確保を行う。

・呼吸困難は死をイメージさせるため，手を握ったり背中をさすったりし，不安の軽減に努める。

2 窒息

窒息時は速やかに原因物質を排除することが優先される。

・座位の場合，口腔内の貯留物をかき出し，**背部叩打法やハイムリック法**（図4-37）を行ったり，吸引を実施する。

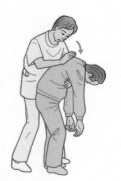 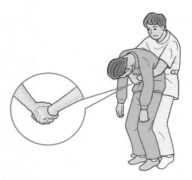

背部叩打法
一方の手で胸を支え，もう一方の手
で平手で左右の肩甲骨の間を叩く

ハイムリック法
みぞおちあたりで腕を組み合わせ，瞬間
的に下から上に強く引きしぼる

図4-37 ● 背部叩打法とハイムリック法

・臥位の場合は側臥位にしたのち，同様に口腔内の貯留物を用手的に取り除き，
吸引または背部叩打法を試みる。
・喘鳴やチアノーゼなどの呼吸障害が認められる場合，速やかに応援要請したり，
在宅では医療機関に搬送し，適切な処置が受けられるようにする。
・意識が無い場合は，直ちに心肺蘇生を行い，在宅では救急車をよぶ。

3 心臓発作

　生命に直接かかわる症状の場合もあるため，救急要請により医療機関へ早急に搬
送する。
・発作時の薬がある場合は，服用させる。
・意識があるときは，安楽な姿勢を保持し深呼吸を促す。嘔吐する場合もあるの
で，誤嚥や窒息に注意する。
・意識がない場合は心室細動を疑い，救急蘇生やAEDを使用する。

4 脱水

・輸液による水分と電解質の補給を行う場合，急速に滴下するとショックを起こす
危険性があるため，滴下速度に注意する。
・意識があり経口摂取が可能な場合でも，嚥下状態に注意し誤嚥しないように援助
する。

5 熱傷

・障害の拡大を防ぐために，可能な限り早急に受傷部位を冷水や氷水で十分に冷や
す。
・冷却は30分間が目安であるが，高齢者は特に低体温をきたしやすいので，受傷
部位以外の保温に努める。

6 熱中症

・涼しい場所に運び，衣服を緩め，頭を低くして寝かせる。

1
高齢者(老年期)
とは何か

2
高齢社会の
医療と看護の

3
高齢者看護
の原則

4
高齢者看護
の特徴

5
高齢者に多い
疾患と看護

・水分を補給する。

・足を高くし，手足を末梢から中心に向けてマッサージする。

・水や濡れタオルをかけてあおぐ。

・首，腋窩，足の付け根など，太い血管がある部分を冷却する。

・悪心や嘔吐で水分補給ができない場合には早急に病院へ搬送する。

7　転倒

・まず，受傷部位を特定する。自分で疼痛や受傷部位を訴えることができない場合は，特に詳細な確認が必要である。

・高齢者の転倒で問題となるのは，硬膜下血腫，骨折，外傷，打撲である。転倒直後に症状が出ない場合もあるため，継続的な観察が必要である。

・慢性硬膜下血腫の場合には1週間～3か月後に症状が現れる場合がある。明らかな症状がある場合には，症状に応じた対応が必要である。転倒直後は動揺している場合もあるため，精神面に対する配慮が必要となる。

8　骨折

応急処置後は速やかに医療機関に搬送する。

・開放性骨折の場合，患部を清潔なガーゼで圧迫し止血をする。患部の汚染がある場合は水道水で清潔にした後，圧迫止血をする。また，出血性ショックに注意する。

・骨折患部を固定する。また，末梢循環の観察をする。

・上腕骨骨折が疑われる場合は，前腕を90度に曲げて三角布で固定し，肩関節の安静を保つためにバストバンドで体幹に固定する（図4-38）。

・大腿骨頸部骨折が疑われる場合には，腓骨神経麻痺を起こす危険性があるため軽度外転し，内旋位に保って固定する（図4-39）。

9　自己抜去

チューブによっては，自己抜去が生命に危険を及ぼすことがある。そのため，自己抜去されない工夫が重要となる。

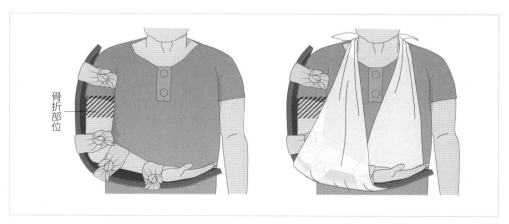

骨折部位

図4-38 ● 上腕骨骨折時の固定法

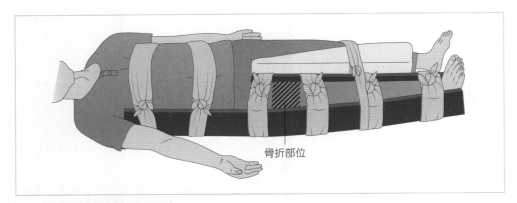

骨折部位

図4-39 ● 大腿骨頸部骨折時の固定法

　主なチューブ類の自己抜去の対応を次に示す。

①輸液ルート：抗凝固薬を使用している場合は止血の確認を十分に行う。

②胃瘻チューブ：瘻孔が閉じないように，一時的に抜けたチューブまたは代用チューブを挿入する。

③経鼻経管栄養チューブ：注入中の自己抜去は誤嚥する可能性が高く，危険が大きい。注入を直ちに中止し，誤嚥している場合は速やかに吸引する。

⑩　誤飲など

　誤飲は，特に認知機能の低下がみられる高齢者に多い。痙攣や意識障害がある場合は，救急要請により医療機関へ早急に搬送する。何を誤飲したかによって対応方法が異なる。主な対応方法を次に示す。

①固形物：指で咽頭を刺激して嘔吐を促す。意識障害があるときは誤嚥する可能性があるため，処置は行わずに医療機関に搬送する。

②揮発性物質：新鮮な空気の場所に移動し，衣服を緩める。呼吸抑制がある場合は人工呼吸を行う。

③義歯洗浄剤：医薬品と間違えて錠剤や粉末をそのまま飲んだり，コップの水に溶かした状態のものをジュースなどと間違えて飲んだりする事故が多い。牛乳（成人は120〜240mL）や卵白などを経口摂取させて希釈する。

④乾燥剤：シリカゲルは吸収されないため，全身毒性はほとんど認められない。消化管粘膜に付着した場合の脱水作用を考慮して，水や牛乳などの水分を十分に摂取させる。

⑤ポータブルトイレ用消臭剤：少量の場合は牛乳や卵白などを摂取させて希釈する。大量摂取時は嘔吐と下痢を起こすため，医療機関での胃洗浄などによる処置が必要となる。

K　災害看護

1．高齢者と災害

　2013（平成25）年の災害対策基本法一部改正により，これまで「要援護者」とされていた対象者が，「要配慮者」と「避難行動要支援者」の2つに分かれた。国および地方公共団体が，防災上必要な措置の実施に努めなければならない者として，高齢者，障害者，乳幼児その他の特に配慮を要する者が「要配慮者」とされた。

　また，要配慮者のうち，災害が発生し，災害発生のおそれがある場合に自ら避難することが困難な者で，円滑かつ迅速な避難の確保を図るため特に支援を要する者を「避難行動要支援者」としている。近年起きた大きな災害と高齢犠牲者の割合を表4-46に示す。

2．災害時における高齢者特有のリスク

　災害時における高齢者特有のリスクと具体的な支障について表4-47にまとめた。
・情報に関する問題：高齢者は加齢に伴う感覚器官の衰えにより，情報を受けることが困難になってくる。また，認知機能の低下がある場合には，情報の内容を理解したり判断することが困難になる。これらの問題は特に独居の場合，災害発生直後の情報伝達が遅れ，避難の遅れにつながる。
・環境適応に関する問題：高齢者の中でも特に認知症の高齢者の場合，急激な環

表4-46 ● 近年の災害と高齢犠牲者の割合

	災害名	死者・行方不明者（人）	うち高齢者（人）	割合（%）
1995（平成7）年	阪神・淡路大震災[1]	6,402	3,732	58.3
2004（平成16）年	新潟・福島豪雨[1]	16	13	81.3
	福井豪雨[1]	5	4	80.0
	新潟県中越地震[1]	68	45	66.2
2005（平成17）年	台風14号[1]	29	20	69.0
2006（平成18）年	豪雪[1]	152	99	65.1
	豪雨[1]	30	15	50.0
2007（平成19）年	新潟県中越沖地震[1]	14	11	78.6
2008（平成20）年	岩手・宮城内陸地震[2]	23	2	8.7
2014（平成26）年	豪雨（広島市土砂災害）[3]	74	44	59.5
2016（平成28）年	熊本地震[4]	50	34	68.0

資料／1）総務省行政評価局：高齢者の社会的孤立の防止対策等に関する行政評価・監視結果報告書，平成25年4月．2）牛山素行，他：自然災害科学，28（1）：59-66，2009．3）牛山素行，横幕早季：自然災害科学，34（特別号）：47-59，2015．4）牛山素行，他：自然災害科学，35（3）：203-215，2016.

表4-47 ● 高齢者特有の災害時リスク要因と支障

高齢者特有の 災害時リスク要因	具体的な支障
情報に関する問題	・情報を受けたり伝えたりすることが困難である ・情報の内容を理解したり判断することが困難である　など
危険回避行動に関する問題	・危険回避行動が遅れる ・危険回避行動によって死傷する　など
移動行動に関する問題	・体力不足により避難に遅れが生じる ・移動が困難なため被災後の日常生活に困難が生じる ・補助具の不足などにより移動に困難を生じる　など
生活行動に関する問題	・薬や医療器具がないことにより生命の危険や生活の維持が困難になる ・避難所がバリアフリーでないことによる生活上の困難がある
環境適応に関する問題	・日常生活への適応力が不足していることで心身の回復が遅れる
構造や経済に関する問題	・経済的な支障により復旧・復興が遅れる

出典／日本赤十字社：災害時要援護者対策ガイドライン，2006，p.2，一部改変.

境変化に適応できず認知症の症状が進行するため，避難所生活の維持が課題となる。

災害の内容別に高齢者特有のリスクについて次に説明する。

1 風水害

風水害は，突発的に発生する地震に比べてある程度予測可能であり，事前に避難ができるという特徴があるが，過去の風水害では高齢者の被害が相次いでいる。

その背景には，情報伝達の問題がある。風水害時は，避難勧告を呼びかける放送やサイレンの音が暴風雨で遮られて聞こえづらくなり，聴覚機能低下のみられる高齢者にとっては大きなリスクとなる。また，要配慮者である高齢者の場合，身体の自由がきかないことから家屋の1階で過ごしている場合が多く，床上浸水などで被害を受けやすい。さらに，避難のタイミングを見極めることが難しく，いざ避難しようと思っても，身体機能の低下によって自力で避難することができず，屋内に取り残されたりすることもある。

風水害後は，不衛生な環境下における呼吸器感染や消化器感染の発生などで体調を崩しやすく，悪化しやすい状況となる。

2 地震

(1) 家屋の倒壊による死傷

高齢者は古い家屋に居住していることが多い。1995（平成7）年の阪神・淡路大震災では，死者の8割が家屋の倒壊による圧死者であった。2007（平成19）年3月の能登半島地震や同年7月の新潟県中越沖地震においても，全壊や半壊した住宅のほとんどは古く，耐震化の改修も行われていなかった。古い木造家屋の所有者の半数は65歳以上の高齢者で，経済的理由から耐震化の改修を実施していなかった。

（2）　生活の場を失うことによる問題

　家屋の倒壊や経済的な理由などで自宅を離れ，避難所や仮設住宅で生活する高齢者にとって，慣れない環境での生活は身体機能レベルを低下させる。高齢者は新しい環境に適応する予備力が低下しているため，非常に大きな問題となる。

（3）　避難および避難所でのリスク

　震災発生後，自力で避難することができなかった高齢者は，自宅や避難所以外の場所に取り残されることが多い。また避難所でも，避難が遅れて出入口近くの場所しか空いていない，余震での恐怖から出入口に近い所にいる，トイレに近いという理由で出入口や廊下に近い所に場所をとるなど，環境の悪いところで過ごしがちであり，十分な口腔ケアが行えず肺炎に至るケースが多く報告されている。

3．災害サイクルにおける看護

　災害の段階や時期は，災害サイクルや災害フェーズとよばれる。表4-48に，災害サイクルにおける高齢者支援のポイントを示す。

1 準備期

　自立した高齢者とその家族については，被災時に必要となる物品の準備や被害を最小にする居住環境づくりが必要となる。居住地周辺におけるハザードマップや避難所の確認，居住地域で行われている災害対策の把握や，防災訓練への参加によるネットワークづくりを推奨するなど，防災教育や防災知識を普及することが大切である。

　さらに，2013（平成25）年の災害対策基本法の一部改正により，高齢者など特に配慮を要する者（要配慮者）のうち，災害発生時の避難などに特に支援を要する者の名簿（避難行動要支援者名簿）作成が自治体に義務づけられたため，名簿への登録有無などの確認も必要となる。

表4-48 ● 災害サイクルと高齢者支援のポイント

災害サイクル	生活の場	高齢者支援のポイント
準備期	自宅など	・災害時要配慮者の把握 ・防災教育 ・避難支援体制の構築
発災〜亜急性期 超急性期（〜72時間） 急性期（〜7日） 亜急性期（〜1か月）	避難所 福祉避難所 自宅など	・迅速な情報伝達と避難誘導，安否確認，状況把握 ・健康状態の把握と悪化防止 ・避難生活における日常生活上の問題への援助
慢性期〜静穏期 慢性期〜復旧復興期（〜3年） 静穏期（3年〜）	仮設住宅 災害復興住宅 自宅など	・健康状態の把握と悪化防止 ・避難生活における日常生活上の問題への援助 ・生活再建に向けた支援

2 発災〜亜急性期

　迅速な情報伝達と避難誘導により被害を最小にすること，また，要医療者や要配慮者への速やかな対応が必要となる。高齢者は，慣れない状況や環境での転倒や，基礎疾患の悪化などが見受けられる。さらに，一般の避難所での生活が困難な場合には，福祉避難所の利用を念頭に入れた対応が必要である。避難所の支援については次のことに注意する。

（1）　食事

　避難所で支給される食事は，おにぎりが冷たくて硬かったり，パンを好まなかったりと高齢者にとって適さない場合がある。また，義歯を避難所に持参できず食事に不自由があったり，配給場所まで食事を取りに行くことができなかったりなど，低栄養状態に陥りやすい。

・**対策**　レトルト粥や魚・肉の缶詰など，比較的水分があり，軟らかい非常食が行きわたるよう配慮する。

（2）　排泄

　トイレの数が限られたり遠いところにあったりすることから，トイレに行く回数を減らそうと水分摂取を控えることで，便秘や脱水状態に陥りやすくなる。また，慣れない仮設トイレで転倒して骨折するリスクも高くなる。

・**対策**　仮設トイレに近い場所に移動できるよう配慮したり，高齢者専用の排泄^{はいせつ}スペースを確保する。

（3）　清潔

　場所や物資が限られている避難所では，全身の清潔を継続的に保持することは難しい。特に水道が使えない場合は，口腔^{こうくう}ケアが行えずに肺炎を併発したり，陰部の清潔が保持できずに尿路感染症を併発したりするため，感染予防対策が必要である。

・**対策**　水を使用しなくても清潔が保持できるように，口腔用ウエットティッシュや排泄用ウエットティッシュを準備しておく。

（4）　活動

　バリアフリーでない避難所では，高齢者は自由に動くことができず，まわりへの遠慮から狭く限られた場所でじっとしていることが多い。そのため，活動性の低下が顕著にみられ，寝たきりになるリスクが非常に高くなる。

・**対策**　避難生活のなるべく早い段階から定期的にからだを動かす時間帯を設けたり，避難所デイサービスを開設する。

（5）　認知症高齢者

　内閣府の避難に関する総合的対策の推進に関する実態調査結果報告書（2013）によると，2011（平成23）年の東日本大震災では，多くの要配慮者が避難所に行っていないことがわかっている。

　認知症者の場合は，家族が周囲に遠慮して避難所に行かないことを選択している事例も見受けられた。避難所に避難しても，排泄の問題や不穏・徘徊などから認知症者が避難所で過ごすことができる日数の限界は３日程度といわれている。東日本

表4-49 ● 認知症の人が避難所生活を過ごすことができる条件

1 位	周囲の方の理解があった	5 位	日課や役割等を作った
2 位	なじみの人や家族が近くにいた	その他	認知症の知識がある
3 位	介護者を支援する人がいた		食べやすい食事がある
4 位	常に見守れる協力体制があった		レクリエーションがある

出典／社会福祉法人東北福祉会認知症介護研究・研修仙台センター：老人保健健康増進等事業成果物「避難所での認知症の人と家族支援ガイド」2012年度.

大震災時に認知症者が避難所生活を過ごすことができた条件として，表4-49のような項目があげられた。

・**対策**　パーテーションや間仕切りなどで専用スペースを確保する，専用のおむつ交換・排泄スペースを確保する，落ち着く静かな環境・顔見知りの人が近くにいる環境をつくる，早期に福祉避難所へ移動できるよう配慮する。

3　慢性期～静穏期

　避難所から仮設住宅に移ることで生活の場は確保されるが，身体的・精神的疲労が一気に表出して新たな病気を発症することがある。また，これまで築いてきた生活を喪失するという体験が，高齢者に与えるダメージは想像以上に大きい。高齢者の状態を把握することで閉じこもりや孤独死を予防し，生活再建を支援することが大切である。

Ⅲ　検査・治療に伴う高齢者の看護

A　検査を受ける高齢者の看護

1．高齢者と検査

　老年医学の発達に伴って，高齢者の受ける検査も多種多様となってきた。どのような検査であっても，不安・緊張を感じる高齢者はいる。高齢者の状態や理解力・検査経験などに応じて説明を行い，高齢者が納得したうえで検査が受けられるようにしていくことが望ましい。

　検査そのものが多様化し，危険を伴うような検査が行われる場合がある（表4-50）。使用する薬剤によっては強い有害反応がみられることがあり，しかも，症状が重篤な状態になる直前まで出現しないこともある。また，排泄機能が低下している場合は，症状の出現が遅延することがある。検査中はもちろん，検査後も注意深い観察と緊急に備えての体制を整えておくことが重要になる。一般的な検査の流れ

表4-50 ● 高齢者が受ける検査に伴う合併症と観察ポイント

検査	起こる可能性のある合併症	観察ポイント
血管造影	血腫，造影剤による腎不全，意識障害，血栓	動脈の触知，尿量，意識の有無，バイタルサイン
気管支鏡	気胸，心筋梗塞	バイタルサイン，呼吸時の胸郭運動の状態，不整脈
心臓カテーテル	不整脈	不整脈
負荷心電図	虚血性心疾患の増悪	バイタルサイン，尿量
呼吸機能検査	血圧上昇	血圧
内視鏡	出血，菌血症	バイタルサイン，悪心・嘔吐，腹部症状

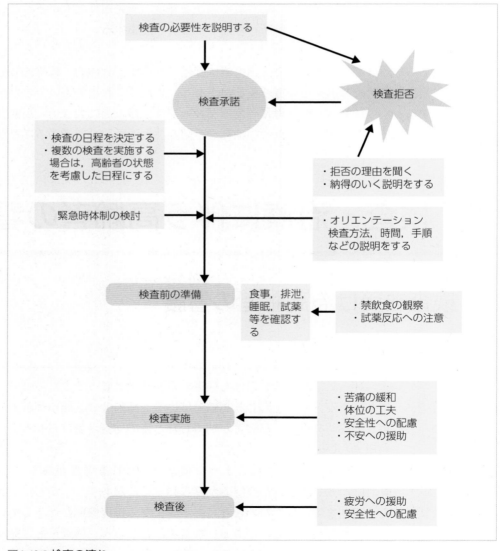

図4-40 ● 検査の流れ

は，図4-40に示したとおりである。

　このような高齢者の特徴を踏まえ，検査時の援助について次に述べる。

2．検査時の看護

1　検査前の準備

　高齢者によって，背景や理解力は様々である。理解力が良好で検査経験がある人もいれば，説明したことをすぐに忘れる人，自己流に解釈して行動する人もいる。検査前のオリエンテーションは対象に合わせてきめ細かく行う。

1）　オリエンテーションの内容

　検査の目的や方法，日時，場所，前処置，高齢者が準備する物品などについて説明する。説明はできるだけ具体的に，また，口頭で行うだけでなく，大きな文字で書かれた説明書やパンフレットなど，視覚に訴える方法を用いて，高齢者が少しでも理解しやすいように配慮する。

2）　前処置の説明

　検査に先だって禁飲食の指示が出されることが多い。しかし，この指示を守ることができない高齢患者は多い。説明したことを忘れてしまうという，患者側に原因がある場合もあるが，行った説明の内容や方法が患者に適していないという，看護者側に原因がある場合も意外に多い。

　たとえば，患者に「○月○日の朝，ごはんを食べないようにしてください」という説明を行ったとする。しかし，患者は夜中に間食したり（朝，食べなければよいという誤解），朝食にパンを食べたりしてしまうのである（ごはんでなく，パンなら食べてよいという誤解）。したがって，説明を行う際は誤解を与えないよう，伝え方に注意する（図4-41）。

　前処置としての下剤の投与は，下痢を誘発することがある。高齢者が下痢になると，脱水を起こしやすくなり，全身の機能低下につながる。また，浣腸はショック

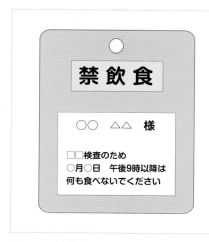
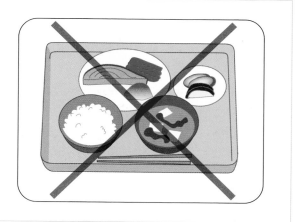

図4-41●禁飲食の例

を起こすことがある。このように，前処置は様々な問題を誘発することがある。前処置を行う際は，全身状態の観察を十分に行ったうえで実施する。

3）　患者の準備

検査に臨(のぞ)む高齢者には，次の準備が必要となる。

・時間的余裕をもって，排泄(はいせつ)などを済ませておく。

・検査しやすい衣類に更衣しておく。

4）　検査室への申し送り

申し送りの内容は，患者氏名，疾病(しっぺい)，前処置などのほか，高齢者の場合は特に，理解力の程度，認知症の有無，障害（言語，運動，感覚など），円背(えんぱい)，麻痺(まひ)，関節拘縮(こうしゅく)などの情報を申し送る。

2　検査中の援助

1）　不安の緩和

検査に伴う不安は大きい。検査前のオリエンテーションで検査の概要を説明していても，必要に応じて，何をするのか，今何をしているのかを繰り返し説明するように心がける。

また，不安を伴う検査や，理解力の低下がある高齢者が検査を受ける場合は，1人にしない。そばで手を握ったり，からだに触れながら声かけをすることで，不安の軽減を図る。患者に近づけない検査の場合であっても，患者から見える位置に立ち，声かけを行う。

2）　体位の工夫

高齢者のなかには，円背，麻痺，関節拘縮をもつ患者や，腰痛・膝痛など関節に痛みをもつ患者がいる。検査時は，一定の体位を保持していなければならないため，対象に応じた工夫が必要になる。枕や円座，毛布などを用いるとともに，検査に影響がない範囲で体位そのものを工夫する（図4-42）。

3）　安全の確保

検査中・検査後に，合併症など緊急の対応を必要とする事態が生じることがある。また，禁飲食を伴う検査は，体力低下や脱水などを起こす危険がある。異常の早期発見のため，検査中も注意深く観察を行い，緊急に備える。

高齢者にとっては検査自体がストレスとなる。検査施行時は，正確に手早く，失敗のないよう準備を整える。

転倒予防は欠くことのできない援助である。特に，検査を検査室で行う場合，高齢患者は不慣れな状況（場所，医療スタッフ，物品など）に置かれる。看護師はその点を理解したうえで，次のことに配慮すべきである。

・一つひとつの動作は，患者のペースに合わせて行う。急がせない。

・特殊な検査台への移動時は，看護師が付き添って説明や介助を行う。

・床に物を置かない。

3　検査後の援助

検査後は，必要に応じて安静を保つ。危険を伴う検査や薬剤を使用する検査の後

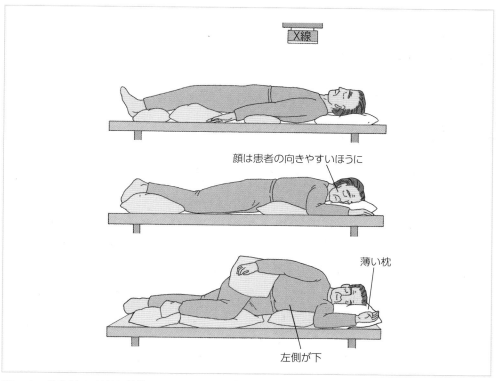

X線

顔は患者の向きやすいほうに

薄い枕

左側が下

図4-42 ● **検査時の安楽な体位**

は，特に注意深い観察が必要となる。特に，患者の代謝機能が低下している場合は，本人からの訴えがなくても翌日にかけて観察を続ける。

　検査後も，禁飲食や絶対安静などの指示が出ている場合は，患者が指示の内容を理解できるよう，具体的な説明をていねいに繰り返す。

B　薬物療法を受ける高齢者の看護

　高齢者は複数の疾患をもっていることが多く，それらの疾患は慢性化しやすいという特徴がある。その結果，多種類の薬物を長期間服用し続けなければならなくなる。薬物は同時に服用すると相互に影響しあい，薬効が変化したり，有害反応を起こすことがある。また，高齢者は薬物に対する感受性が強く，抵抗力が低下しているため，薬物の有害反応が出現しやすい。さらに，薬物の用法が十分に理解できずに，自己流で服用してしまうことが多い。このような場合，薬物の有害反応は出やすいものの，症状の出現が明瞭でないため発見が遅れるといった問題がある。

　薬物療法時の高齢者の看護について，次に述べていく。

1．経口薬

① 入院中の看護

　入院中の薬物管理は看護師が行う。与薬の原則を守り，次の点に注意しながら，安全に与薬を行うことが大切である。

- ・患者が，自分の服用している薬剤を理解していない場合は，他の患者の薬剤と区別がつかないため，服薬を必ず確認する。
- ・認知症などで理解力の低下がある患者は，誤ってPTP（press through pack）包装シートごと服用してしまうおそれがある。状況に応じて取り除いておく（図4-43）。
- ・数種類の錠剤やカプセル剤を，一度にまとめて服用しようとする患者がいる。誤嚥を防ぐため，1錠ずつ服用するように説明する。
- ・高齢者は，口腔内の分泌液減少などに伴って，内服した薬剤が口腔内に残ったり，食道壁や胃壁に付着しやすい。服薬時は水を頻回に飲むよう勧めたり，服薬補助ゼリー（図4-44）を使用する。
- ・手指の巧緻性や感覚の低下によって，患者自身で薬が取り出せない場合は，介助を行うとともに1人で薬を取り出せるように練習する機会をつくる。
- ・服用忘れを予防するため，薬は患者から見えやすいところに置く。
- ・脳血管障害などで顔面に麻痺がある患者の場合は，口腔内に錠剤やカプセルが残りやすいため，服薬後に口腔内を確認する。
- ・作用・有害作用の観察を注意深く行う。

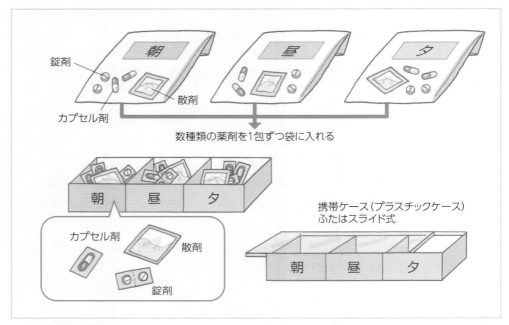

図4-43 ● 薬の準備

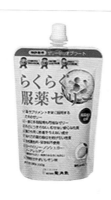

写真提供／株式会社龍角散

図4-44 ● 服薬補助ゼリー（例）

2　外来の看護

　高齢患者は，複数の薬剤が処方されていることが多い。それらをいかに正しく服用させるか，服用忘れや薬の誤用による異常をいかに早期に発見するかがポイントになる。

・食後薬，時間薬，頓服薬など，服用法によって薬袋を色分けする。または，目立つ色で用法をマークする。
・服用法は，時間や数について具体的に説明する。
・外用薬や坐薬などと一緒に内服薬が処方された場合，外用薬などを内服しないよう，使用方法をていねいに説明する。
・患者本人に服用法を指導する（図4-45）と同時に，家族にも服用法や有害反応についての説明，また，問題があれば服用を中止し，受診するよう説明を行う。
・お薬手帳（図4-46）や薬カレンダー（図4-47）の活用方法についても説明する。

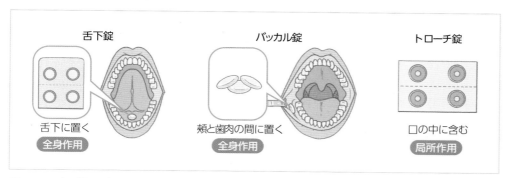

図4-45 ● 舌下錠，バッカル錠，トローチ錠の与薬方法

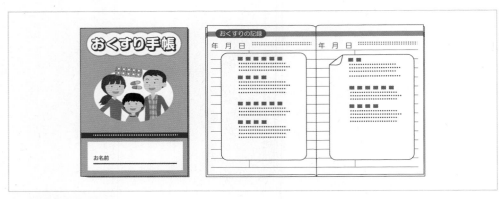

図4-46●お薬手帳

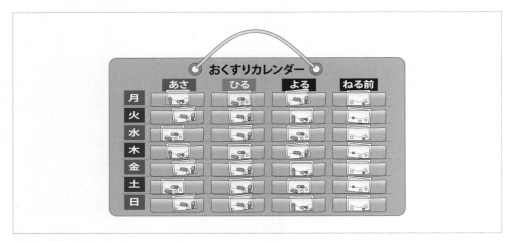

図4-47●薬カレンダー

2. 非経口薬

1 坐薬

　鎮痛薬，鎮静薬，解熱薬，緩下薬，抗がん剤などがある。

　高齢者は便秘になりやすく，腸内に便が滞留していることがあるため，坐薬挿入前に確認する。坐薬は室温や体温によって溶ける性質であるため，通常冷所保存されているが，冷たい状態で肛門に挿入すると，その刺激や異物感で便意を生じることがある。使用時は，室温下にしばらく置いた後，手で少し温めて表面を滑らかにする。

　坐薬挿入の目的，適応を表4-51に示し，さらに手順について記す。

表4-51●坐薬の挿入

目的	非経口薬を挿入する
適応	経口的内服が困難で，局所的作用を要する高齢者

1 必要物品

- 坐薬（下剤，鎮痛剤，解熱剤など）
- 潤滑油（オリーブオイル，ワセリン）
- ディスポーザブル手袋
- トイレットペーパー

2 事前準備

❶冷蔵庫に保存していた坐薬を使用する場合は，使用前に取り出し，常温に戻す。

[理由・根拠] 冷たい状態のまま挿入すると，刺激で便意を感じることがあるため。

❷坐薬挿入の目的，方法などを具体的に説明し，了解を得る。

[理由・根拠] 高齢者の不安を軽減する。

❸ベッド周囲を整え，カーテンや掛け物を活用して露出を少なくする。

[理由・根拠] プライバシーを保護する。

❹左側臥位に体位を整える。

[理由・根拠] 左側臥位は腸の自然な走行に沿うため，坐薬挿入時に腸を傷つけにくい。

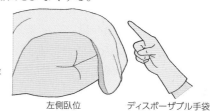

左側臥位　　　　ディスポーザブル手袋

3 手順

❶手袋を着ける。

❷肛門から直腸に指を挿入し，坐薬を入れる方向を確認する。

❸直腸内に便がないことを確認する。便がある場合は，摘便を行う。

[理由・根拠] ・直腸内に便があると坐薬を十分な深さまで挿入できないため。
・作用効果前に坐薬が排出されてしまうため。

❹坐薬を出し，先端に潤滑油を塗る。

[理由・根拠] 粘膜を損傷しやすいため。

❺左手で肛門を開き，坐薬の先が尖っているほうから静かに約4cm挿入する。

[留意点] ・坐薬の挿入中は声かけを行い，口呼吸を促す。
・直腸の走行に沿ってゆっくりと挿入し，肛門粘膜を保護する。

❻挿入後はトイレットペーパーなどで2〜3分程度，肛門部を押さえ，坐薬が完全に挿入されたことを確認した後，押さえをはずす。

[留意点] 便意や不快感がある場合でも，極力努責しないように説明する。

❼手袋をはずし，患者の衣服を整える。

1 高齢者（老年期）とは何か

2 高齢社会の医療と看護

3 高齢者看護の原則

4 高齢者看護の特徴

5 高齢者に多い疾患と看護

④ 観察と記録

血圧を含む全身状態を確認し，記録する。

> 留意点　・鎮痛薬や解熱薬は血圧を下降させ，時にはショックを招き重篤な状態に陥らせることがある。
> 　　　　・非経口薬の作用は15〜30分で現れるなど，経口薬に比べて早い。

② 湿布薬

　温湿布，冷湿布がある。腰痛や関節痛を訴える高齢者には欠かすことができない。使用時は，高齢者の皮膚が薄く弱いことに注意する。

　湿布薬貼付時の看護で注意しなければならない点は，次のとおりである。

・一度貼付したものをそのまま放置しない。
・発赤（ほっせき）など皮膚に異常が起きていないか，必ず観察を行う。
・湿布薬の交換時は，必ず清拭する。
・皮膚が弱い患者には湿布薬表面にガーゼを1枚あて（図4-48），ストッキネットや包帯で固定する。固定のための絆創膏は用いない。

③ 吸入薬

　主に呼吸器系疾患の患者に使用される。吸入薬は吸気時に気管内に吸い込まれるため，呼吸法が重要になる。薬剤によっては使用回数が決められているもの，乱用すると生命に危険をもたらすものがある。また，吸入器の形状によって使用方法が異なるため，使用法を守るよう説明を行う（図4-49）。吸入のタイミングを合わせることが難しい場合，吸入補助器具であるスペーサー（図4-50）を使用するとよい。理解力の低下がある患者の場合は，看護師が薬剤を管理する。

④ 皮下・筋肉注射

　高齢者は筋肉組織が減少しているため，注射時の神経障害に注意する。細めの注射針を選び，筋肉組織の厚い部位に注射すると，より安全である。連続して注射を行うときは，同一部位を避ける。

　糖尿病患者の自己注射は，視力障害や手の震えの程度を確認し，ペン型インスリ

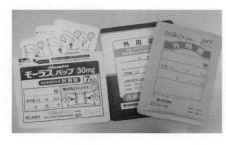
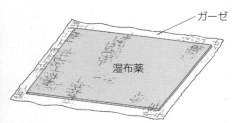

ガーゼ

湿布薬

皮膚の弱い人にはガーゼを1枚あてる。

図4-48 ● 湿布薬

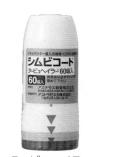

pMDI
（エアゾール）

写真提供／グラクソ・スミスクライン
株式会社

ディスカス
（ドライパウダー）

写真提供／グラクソ・スミスクライン
株式会社

タービュヘイラー
（ドライパウダー）

写真提供／アストラゼネカ
株式会社

図4-49 ● 吸入器の種類（例）

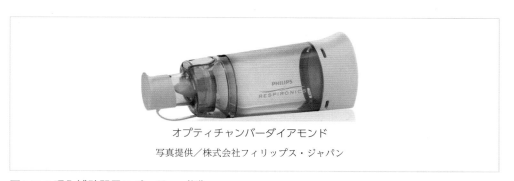

オプティチャンバーダイアモンド

写真提供／株式会社フィリップス・ジャパン

図4-50 ● 吸入補助器具スペーサー（例）

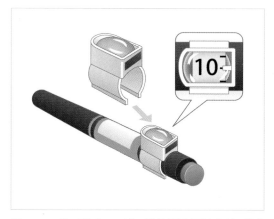

図4-51 ● ペン型インスリン注入器専用拡大鏡（例）

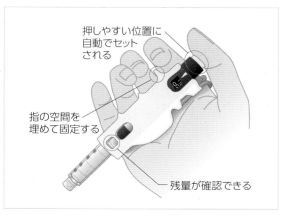

押しやすい位置に
自動でセット
される

指の空間を
埋めて固定する

残量が確認できる

図4-52 ● 握力低下患者用インスリン注入補助具（例）

ン注入器専用の拡大鏡（図4-51）や握力低下患者用インスリン注入補助具（図
4-52）を使用するなど，正確に行えるよう工夫する。指示された量のみを吸い上げ
る注射器の使用や，注射部位を書き込めるチェック表を用いるなど，患者の個別性
に合わせることが重要である。

5 末梢静脈内注射

末梢静脈内注射によって注入された薬物は，末梢静脈→右心→肺循環→左心→体循環の経路をたどり，5～10分で全身に薬液が行きわたる。薬効は迅速かつ強力であるため，心・腎機能が低下している高齢者にとっては負担が大きい。また，行動を長時間制限されることもあり，苦痛が生じる。薬物の注入以外に，経口摂取ができない患者に対する補水目的で実施されることもある。

施行時の看護を次に述べる。

・点滴は心拍出量を増大させ，心臓や腎臓への負担を増すため，注入速度は指示を守る。滴下時間に関する指示がない場合，高齢患者に対しては一般的な状況より緩やかで，幅をもたせた注入を行う。

・高齢者の血管壁は弾力が低下している。点滴針刺入直後であっても漏れることがあるため，常に観察を行う。

・経口摂取が可能であれば，輸液に頼らず食事・飲水量が増えるよう援助する。

・からだの一部がチューブでつながれることで，強い拘束感をもつ。体動に対する配慮および持続点滴の必要がないときは，日中の処置にとどめられるようにする。

C 食事療法に伴う看護

1. 高齢者の食事療法

食事療法には，①食事の量を制限するもの，②食事の内容や質を制限するもの，③量や質を補充するものがある（表4-52）。目的は，健康状態の維持・改善である。

高齢者の食事療法は，若い頃から継続的に食事療法を行ってきた場合と，ある程度年齢を重ねてから食事療法を行わなくてはならなくなった場合がある。後者の場合は，患者に長年の食習慣があるため，指示された食事療法の内容に沿うことが難しいこともある。食事療法を行う際は，健康維持とQOLの維持という両方の視点で考えることが大切である。

1 高齢者の食事療法の問題

糖尿病や腎疾患，心疾患，肥満症などは，疾患の進行予防を目的とする食事療法（摂取制限）が必要となる。指導は基本的に成人と同様であるが，高齢者に関する特徴を次に述べる。

表4-52 ● 食事療法

目的	疾患	内容
疾患の進行予防	糖尿病，腎不全，心不全，肥満症	摂取制限
病態の改善	貧血，低たんぱく血症	摂取量の補充
全身状態の改善	うつ状態，疾患罹患後	

1）　高齢者側の問題

（1）　長年の習慣

　高齢者は食事に対して長年の習慣があるため，食生活の変更を受け入れられないことがある。指導に対して患者がうなずいたり，「はい」と返事をするなど，食事療法について理解したように見えても，実際にはほとんど行わないことがある。自己流の方法に自信がある患者は，その傾向が強くなる。

（2）　無理解

　指導された内容が十分に理解できないままでいることがある。原因として，内容がわからない，言葉が聞き取れないなどがある。

（3）　合理化

　わからないことを確認する機会があれば，理解できる可能性がある。しかし，わからないことであったとしても，自分のこれまでの食生活を基準に判断し合理化してしまうと，理解していないことにも気づかなくなる。そのために食事療法が実施されていないことがある。

（4）　誤解・曲解

　指導されたことを誤解・曲解してしまい，正しく実施できないことがある。一度指導されたことが間違った内容であっても，それを信じてしまうと，その修正は難しい。これが忠実に実施されると，当然逆効果となり，健康状態が悪化してしまうことがある。

（5）　動機づけ

　自覚症状が少ない場合は，食事を変更する動機づけが弱く，食事療法の実施が困難になる。

（6）　対応策

　（1）～（5）の問題を踏まえたうえでの対応策として，①イラストや模型を使用して，高齢者にわかりやすい説明を心がける，②取り組みやすい内容から食事療法を開始する，③定期的に食事療法が維持できているかを確認するなどが考えられる。

2）　家族側の問題

　1日3食，規則的に食事療法を実施し，継続するには相当の努力を必要とするものの，高齢者にとっては負担が大きく，徐々に難しくなる。一人暮らしの場合はもちろん，家族と同居していても，配偶者が高齢で食事療法を理解できなかったり，子ども世帯が共働きで忙しく，協力を得られなかったりすることがある。また，家族が協力的であっても，本人が受け入れない場合もある。

3）　看護する側の問題

（1）　押しつけ

　完全自立を目標にして徹底的に教え込もうとするケースが見受けられるが，患者の能力や患者にとっての必要性を十分に考慮したうえで指導を行うことが大切である。

　「食品交換ができる」「必要エネルギーの計算ができる」「バランスのとれた献立

1　高齢者(老年期)とは何か

2　高齢社会の医療と看護

3　高齢者看護の原則

4　高齢者看護の特徴

5　高齢者に多い疾患と看護

を考え，調理ができる」などの目標を，看護師が立てて患者に押しつけるような指導は効果的でない。患者が「何を」「どこまで」望んでいるのか確認し，目標を共有して，患者自身が「何をすればよいか」を明確にできるように援助する。

　　また，「たんぱく質を○mg」など，専門用語による指導は不十分な理解や誤解の原因となるため，専門用語は使わずにわかりやすい言葉で説明を行う。

（2）　先入観

　　高齢者の特徴を理解することは大切であるが，「理解できない」「説明してもわからない」「食事に対する執着心があるため，教えても無駄である」などの先入観はもたないよう心がける。高齢であっても成長できる存在であるため，能力を不当に低く見下した指導を行ってはならない。患者が説明を理解できないようであれば，患者に合わせて指導の内容や方法を変更するよう努める。

２　高齢者に対する食事療法の援助

1）　高齢者の食事に対する考えの把握

　　虚弱な高齢者の場合，食事は生活のなかでも大切な位置を占める。食事療法が，個々の高齢者にとっていかなる意味をもつかを考えたうえで援助を行う。

　　人によっては「制限されたくない」「楽しみを奪われた生活で長生きはしたくない」と思ったり，「他者が管理さえしてくれれば，制限を守れる」と感じる人もいる。また，食事療法を守っていくことを生きがいとしたり，役割とする高齢者もいる。そのような場合の食事療法の指導は，より専門的な内容が求められる。

2）　高齢者の理解力を考慮した対応

　　患者の理解力，応用能力，判断力，意欲，行動力を把握する。セルフケアが可能な高齢患者には，成人と同様の指導を行う。

　　患者に言語的な理解力があっても，判断力や意欲，行動力が低下している場合は，食事療法の内容に関する具体的な指導（食べてよいもの，いけないものなど）は患者に行い，知識的な指導は介護者（家族）に行うなど，対象の理解力を考慮した援助を行う。

3）　高齢者の嗜好，摂食パターンなど食生活を考慮した対応

　　食べ慣れたもの，食べやすいもの，好きなものを中心に，具体的に指導すると効果が上がる。また，患者自身が調理する場合は，簡単な調理法を選んだり，患者の調理体験を生かせるようにする。

　　高齢者の食事療法の援助には様々な考え方があるため，援助を行う看護師が何に価値を置くかによって，食事療法の指導方法や内容が変わる。たとえば，「生命」に絶対的価値を置くと，食事療法は絶対に守らなければならないことになり，強制的に食べさせようとしたり，逆に，食事を取り上げたりすることになりかねない。しかし，「年だから，本人の好きにやらせてよい」ということではない。可能な限り工夫することが大切である。

2．栄養補給を受ける高齢者の看護（図4-53）

1 経腸栄養法

　腸からの吸収機能が残っている患者で嚥下に問題がある場合，また，口腔や食道の手術を受けた患者に適応される。経鼻経管栄養法，胃瘻，腸瘻などがある。

　中心静脈栄養法などと比較すると身体侵襲の危険は少ないとはいえ，経鼻経管栄養法では栄養剤注入中のカテーテル抜去で誤嚥する可能性が非常に高いため注意を要する。体内にチューブが挿入されていること，自然な食事とは異なることによって生じる問題（意欲低下など精神的問題）があることを考慮し，援助を行う。

　経腸栄養法の目的と適応を表4-53に示し，さらに手順について記す。

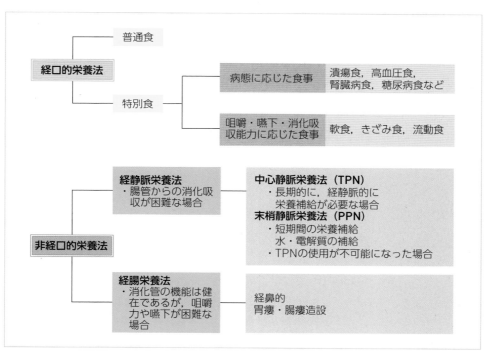

図4-53 ● 栄養補給法の種類

表4-53 ● 経腸栄養法

目的	栄養剤を，安全・安楽に注入する。
適応	経鼻経管より栄養を摂取し，消化吸収機能に障害がない高齢者。

1　必要物品

- ・栄養剤
- ・イルリガートル（必要時）
- ・滴下筒付き栄養セット
- ・カテーテルチップシリンジ
- ・白湯
- ・聴診器

2　事前準備

❶高齢者の一般状態を確認する。

❷氏名，栄養剤の種類・量，投与時間を確認する。

❸痰や唾液の吸引，口腔ケアを行う。

（理由・根拠）注入中のむせや吸引による咽頭の刺激は嘔吐につながるため。

（留意点）口腔内の唾液が少なくなるため，口腔の清潔を保てるようにする。

❹栄養剤を準備する。

（留意点）栄養剤の腐敗を防ぐため，栄養剤は温めたりせず，常温で使用する。

3　手順

❶体位は30〜90度の姿勢を保持し，腹部が圧迫されないように整える。

（理由・根拠）臥位や腹部が圧迫される体位は，注入した栄養剤の逆流や嘔吐につながる。

❷口腔，咽頭部を観察し，カテーテルが咽頭を上下に通っているかを確認する。

（留意点）・鼻腔からカテーテルを挿入しているときは，鼻腔内の保清に注意する。
・胃瘻・腸瘻を造設している患者は，カテーテル挿入部周囲の皮膚の変化を観察し，清潔を保つ。

❸カテーテルチップシリンジを装着し，胃内容物を吸引する。

（理由・根拠）・胃内容物が多量に吸引された場合，そのまま注入すると，胃の許容量を超えて嘔吐する可能性がある。この場合，注入時間を遅らせる，注入量を減らすなどの対応が必要となる。
・胃からの出血など，消化管に異常があった場合，吸引される内容物にも変化がみられる。

❹カテーテルチップシリンジをカテーテルに装着し，高齢者の心窩部に聴診器を当てる。カテーテルチップシリンジで10〜20mLの空気を勢いよく入れ，聴診器から気泡音が聞こえるかを確認する。

❺栄養剤の滴下を開始する。滴下速度は200mL/時を目安とする。

（理由・根拠）滴下速度が速すぎると，食道への逆流や下痢につながる。

（留意点）意識があれば，注入している内容を説明する。

❻栄養剤の注入が終了したら，カテーテルから栄養セットとイルリガートルを取りはずし，カテーテルチップシリンジで10〜20mLの白湯を注入してカテーテルの栓を閉める。

（理由・根拠）カテーテル内に栄養剤が残ると，栄養剤に含まれるたんぱく質が凝固し，カテーテルの

閉塞や細菌繁殖による感染につながる。

❼栄養剤注入後，30分〜1時間程度は上体を挙上したままにする。

[理由・根拠] 食道への逆流を防ぐため。

4　観察と記録

注入速度，注入の所要時間，注入中・注入直後の悪心・嘔吐，むせの有無，注入後の下痢の有無を確認し，記録する。

[理由・根拠] 注入中・注入後の消化器症状やむせは，投与量が多い，注入速度が速い，食道への逆流などが起こっている可能性がある。

[留意点] ・下痢をしている患者は，殿部の清潔に注意する。また，全身状態の観察を行う。
・腹部膨満感の強い患者には温湿布などを行い，苦痛の緩和を図る。
・嚥下が可能になった患者には，カテーテルを抜去したときに，その患者にとって飲み込みやすいものから経口摂取を試みていく。
・カテーテルは違和感があり，睡眠中に抜去してしまうことがある。患者に負担をかけないよう，注意しながら固定を行う。
・カテーテルが自然に抜けてしまったり，患者自身で抜去してしまったときは，医師に伝えて挿入してもらう。

2　中心静脈栄養法

中心静脈栄養法（total parenteral nutrition；**TPN**）は，血液量が多く血管が太い中心静脈（上大静脈，下大静脈）にカテーテルを留置し，**高カロリー輸液**（intravenous hyperalimention；**IVH**）を投与する方法である。経口摂取ができない場合や術前の栄養状態の改善，消化管の安静が必要とされる場合などに，栄養の維持のために行われる。水分と電解質のほかに，糖質，アミノ酸，脂質，ビタミンなどを混入した高張液で，一日に必要な栄養を補給することができる。一方で，カテーテル挿入時や留置に伴う危険があるため，それらを認識したうえで看護する必要がある。

TPN 実施時の留意点を次にまとめる。

・高張液の注入により，肝機能の異常がみられたり血糖のバランスが崩れることがあるため，注入速度は一定に保つ。
・体位・体動によって注入速度が変化するため，細かい観察を行う。頻回に訪問し，滴下状況や注入量を観察し，必要時には調整する。
・上大静脈からカテーテルが挿入されていることを考慮し，感染の予防を行う。
・TPN は経口摂取に問題があったり，治療の必要性から行っていることを説明する。十分理解できない患者には経口摂取をしないよう説明する。
・TPN 挿入によって重症感を強めたり，不必要に体動を制限しないようにする。歩行できる患者には，接続部の固定を十分に行い，滴下を調整したうえで歩行を促す。また，車椅子を利用した離床も考慮する（図4-54）。

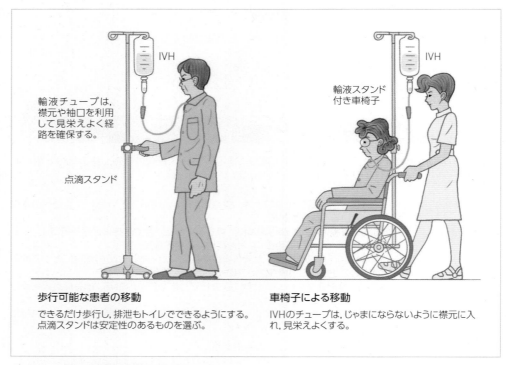

歩行可能な患者の移動
できるだけ歩行し，排泄もトイレでできるようにする。
点滴スタンドは安定性のあるものを選ぶ。

車椅子による移動
IVHのチューブは，じゃまにならないように襟元に入れ，見栄えよくする。

図4-54 ● TPN 実施中の移動時の工夫

・日常生活行動のうち，排泄や清潔など患者自身でできることを行えるよう，環境を整える。

D　手術療法に伴う看護

1. 高齢者に対する手術療法の考え方

　高齢化に伴い，外科的治療の対象となる高齢者は増加している。近年，麻酔技術や手術法の進歩によって，後期高齢者の手術が積極的に行われるようになっている。90歳以上の高齢者にも行われる時代になってきた。しかし，各種の臓器機能や予備能力が低下している高齢者は，麻酔や手術の浸襲を受けやすく，大きなリスクを伴う。手術療法を受ける高齢者を看護する場合は，加齢に伴う身体機能や精神機能の変化，麻酔・手術に伴う影響を理解し，看護にあたる必要がある。術前から高齢者の個別性を十分に把握して術後の合併症を予防し，ADL や QOL の維持・向上を目指した周術期看護が求められる。

2. 手術前の看護

1 インフォームドコンセントと不安への援助

　高齢者の手術は，患者の身体機能・精神機能が手術に耐えることができるか，術

後のADLやQOLが維持・向上できるかなど，全体像を考え決定されるが，最終的には，患者自身が手術を受けるか否かを決定すべきである。しかし，患者のなかには「もう年だから……」「家族に聞いて……」など，決断に対して消極的である高齢者も少なくない。看護者は，高齢者が手術療法を受けるか否かを自ら**意思決定**できるようなかかわりをする必要がある。医師から伝えられた手術に関する情報を本人がどう理解し，とらえているかを把握し，理解できていない部分は，わかりやすい言葉で説明する。治療に対する積極的な理解や参加は，術後の回復に大きく影響するため，意思決定において本人の意思が尊重されるよう看護者がかかわることは重要である。

　また，高齢者は疾患や手術前後に関して不安を強く感じるが，その不安を自ら訴えることが少ない。看護者は，心配事や不安を表出してもらえるよう，ゆっくり話すことができる環境をつくり，傾聴に努め，食欲・睡眠および行動を十分に観察する。

2 術前検査

　手術が決定されると，麻酔法・手術法の検討のため，様々な術前検査が行われる。入院や手術に関するストレスに加え，いくつもの検査を行うことは高齢者にとって大きな負担となる。検査前の不安や緊張を少しでも和らげるよう，傾聴とていねいな説明を心がけ，術前の検査を受けられるよう配慮する。

3 術前オリエンテーション

　高齢者が周術期にわたりできるだけ不安が軽減するよう，**術前オリエンテーション**を行う。内容は，手術の方法，麻酔法，手術前日と当日の準備，術前のトレーニング，術後の状態などである。患者は短期間に多くの説明を受けなければならないため，時に混乱を生じることがある。説明する際は，口頭のみではなくパンフレット（図4-55）を使用するなど，高齢者にとってわかりやすくイメージしやすいよう，字の大きさや絵・写真などを工夫し，ていねいに説明を行う。その患者の理解度に合わせて，繰り返し説明することも必要である。

　術後，集中治療室に入室する場合は，事前に見学してもらい，どんなところに入室するのかイメージしてもらうことも重要である。麻酔科医や集中治療室・手術室の看護師が術前訪問時にそれぞれの説明を行った際は，患者にわからないことや不安なことがないかを確認すること，また，不安軽減のため，術前は頻回に訪問し，声かけをすることが大切である。

4 術前訓練

　術後の合併症予防のため，術前から必要な訓練を行う。高齢者に多い術後合併症は呼吸器合併症であり，術前の**呼吸訓練**は非常に重要である。

　具体的には，呼吸法（腹式呼吸・口すぼめ呼吸），喀痰喀出訓練，体位変換法，含嗽法である。そのほか，床上での排泄の練習も行う。

5 栄養・睡眠

　手術は，身体的・精神的によりよい状態で臨むことが望ましい。栄養の管理も重

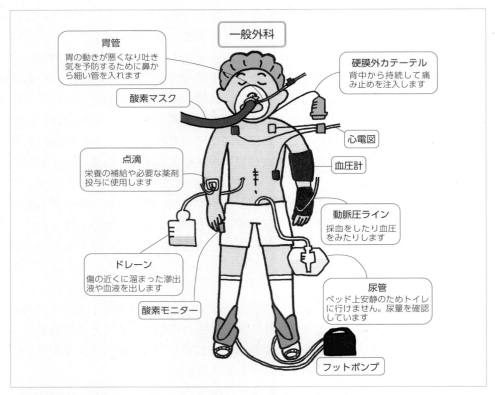

図4-55 ● 術前オリエンテーションのパンフレット（術後のイメージ図）

要となる。低栄養は，術後の創傷治癒を遅延させ，感染を起こしやすくなるため，十分な栄養管理に努める。また，体力を保持するため睡眠も大切である。手術に対する不安などで不眠になっている場合は薬物の使用も患者と一緒に考える。

6 清潔・排泄

術後の感染防止のため，手術前日には入浴またはシャワー浴を行う。実施できない場合は清拭を行い，皮膚の清潔を保つ。

術前に下剤の服用がある場合は，排泄への援助をする。必要時は，ポータブルトイレを設置し，ベッドサイドで排便ができるよう準備する。

3．手術当日の看護

手術当日は，不安や緊張が強いため，言動や表情を観察しながら，緊張が軽減できるような声かけを行う。手術室入室時は，指輪・義歯・補聴器・メガネなどを外すよう言われるが，必要ならば補聴器は入室直前まで使用し，説明が聞こえているか，理解できているかを確認しながら，できるだけ落ち着いた状態で手術室へ送る。

4．手術後の看護

1 手術直後の看護

●異常の早期発見　術後，高齢者は麻酔薬の排泄の遅延から，意識レベルや循環動態

が変動しやすい。特に，手術終了後5～6時間以内は，意識レベルやバイタルサインの測定を密に行い，異常の早期発見に努める。

2　術後合併症予防のためのケア

　高齢者の術後合併症の症状の現れ方は，不定型である。発見が遅れないよう注意しなければならない。主な術後合併症は，呼吸器合併症（無気肺・肺炎），循環器合併症（心不全，深部静脈血栓症），術後せん妄，手術創離開・縫合不全，褥瘡などである。

1）　呼吸器合併症

　加齢に伴う肺機能の低下に加え，麻酔薬・鎮静薬・鎮痛薬などの影響で肺の拡張障害，痰の喀出困難により，無気肺や肺炎を起こしやすくなる。術前に訓練した**深呼吸や痰の喀出**を促し，**体位変換**を行うことで呼吸器合併症を予防する。深呼吸や痰の喀出は，痛みがあると十分に行うことができないため，術後はバイタルサインや全身状態をよく観察しながら，積極的に痛みをとることが重要である。

2）　循環器合併症

　加齢に伴う心機能の低下に加え，麻酔の影響，手術中の輸液量による心負荷により心不全を起こしやすい。術後は，心電図モニターの監視，水分出納バランスの観察に留意し，輸液速度にも注意する。

　深部静脈血栓症の予防には，術中からの弾性ストッキング着用やフットポンプの使用が効果的である。

3）　術後せん妄

　高齢者は，術後に一過性の精神障害を起こすことが多い。これを**術後せん妄**という。術後せん妄の関連要因は，高齢，感染，高度の手術浸襲のほか，疼痛，睡眠障害，不安や恐怖，抑制，環境の変化などである。術後2日～1週間に起きることが多い。点滴ルートや各種ドレーン類の自己抜去，興奮によるベッドからの転落など，事故防止および安全確認に努める。術後は，疼痛緩和を行い，安眠できる環境をつくることが大切である。

4）　手術創離開，縫合不全，褥瘡

　低栄養状態にある高齢者は，創傷離開や縫合不全，褥瘡が起こりやすい。術前より栄養状態の改善を行っておくことが重要である。術後も，栄養状態をアセスメントし，高カロリー輸液や経口摂取による栄養補給を行って，低栄養状態にならないように注意する。

5）　早期離床への援助

　高齢者は，術中・術後の安静，術後の疼痛，術部位の安静による活動制限により，関節の拘縮，筋力の低下を起こしやすい。術後，大量出血がなく循環動態が安定したら，術後合併症や廃用症候群を予防するため，十分な疼痛コントロールを行い，早期離床への援助を行う。高齢者は，「からだを動かすと傷が開いてしまう」「痛みが増す気がする」といった不安を訴える場合があるが，術前から早期離床の必要性をわかりやすく説明し，術後の各段階においても，繰り返し必要性を説明する。体

1 高齢者（老年期）とは何か

2 高齢社会の医療と看護

3 高齢者看護の原則

4 高齢者の特徴と看護

5 高齢者に多い疾患と看護

位変換，座位の保持，立位保持，トイレ歩行と，その患者の機能障害の程度・疲労度などを考慮し，患者のペースに合わせて離床を進めていくことが術後管理では最も重要である。

引用文献

1) アメリカ保健機構，世界保健機関著，松本清一，宮原忍日本語版監修：セクシュアル・ヘルスの推進；行動のための提言，日本性教育協会，2003, p.12.

参考文献

・鈴木隆雄：日本人高齢者における身体機能の・縦断的・横断的変化に関する研究　高齢者は若返っているか？，厚生の指標，53（4）：1-10，2006.
・入来正躬，他：老人腋窩温の統計値，日本老年医学会雑誌，12（3）：172-177，1975.
・村田成子，他：老人の体温；皮膚感覚点分布頻度に及ぼす加齢の影響，日本老年医学会雑誌，11（3）：157-163，1974.
・緒方維弘：老年者の体温調節，老年病，1963（Special）：3-9，1963.
・日本高血圧学会高血圧治療ガイドライン作成委員会編：高血圧治療ガイドライン2019，日本高血圧学会，2019.
・江藤文夫，他：老年者のADL評価法に関する研究，日本老年医学会雑誌，29（11）：841-848，1992.
・内田育恵，他：全国高齢難聴者数推計と10年後の年齢別難聴発症率；老化に関する長期縦断疫学研究（NILS-LSA）より，日本老年医学会雑誌，49：222-227，2012.
・岡村菊夫，他：高齢者尿失禁ガイドライン　平成12年度総括・分担研究報告書，平成12年度厚生科学研究費補助金（長寿科学総合研究事業），2001.
・嶋田ラク子，他：高室温時および低室温時における全身清拭の生理機能に及ぼす影響，熊本大学医療技術短期大学紀要，6：13-22，1996.
・美和千尋，他：40℃入浴20分間によるヒトの生理的変化と心理的変化の関係，総合リハビリテーション，25（8）：737-742，1997.
・飯島勝矢：口腔機能低下予防の新たな概念：「オーラル・フレイル」，老年医学，53（11）：1177-1182，2015.
・真田弘美，他：褥瘡発生要因の抽出とその評価，日本褥瘡学会誌，5（1-2）：136-149，2003.
・高橋誠：生体工学から見た減圧，除圧；褥瘡予防マットレスの体圧分散，STOMA，9（1）：1-4，1999.
・入来正躬，他：高齢者の体温調節，バイオメカニズム学会誌，16（1）：31-37，1992.

学習の手引き

1. 高齢者の日常生活を評価する様々な指標について，各指標の特徴を整理してみよう。
2. 高齢者とのコミュニケーションにおいて，心がけたいことを考えてみよう。
3. 学生どうしで右片麻痺（左片麻痺）を想定し，ベッドから車椅子，車椅子からベッドへ移乗する手順を考え，実施してみよう。
4. 機能低下に応じた食事援助のポイントをまとめてみよう。
5. 食事用自助具の特徴と用途を調べてみよう。
6. 便秘や失禁の援助のポイントを整理してみよう。
7. 入浴や清拭など，高齢者の保清技術を確認してみよう。
8. 褥瘡予防の原則をあげてみよう。
9. 学生どうしで右片麻痺（左片麻痺）を想定し，寝衣交換を実施してみよう。
10. 自分が住んでいる地域の指定避難所を調べ，災害時，まわりに援助を必要とする人がいるか考えてみよう。

第4章のふりかえりチェック

次の文章の空欄を埋めてみよう。

1 加齢に伴う姿勢と動作の変化

立位姿勢の際に前屈姿勢や ____1____ （腰や背中が曲がって丸くなった状態）になりやすい。運動機能が低下し，自立度が低下することで介護が必要となる可能性が高い状態を ____2____ （運動器症候群）という。自立度を評価する指標の機能的自立度評価法（____3____）や ____4____ インデックスでは，合計点が高いほど自立度が ____5____ い。

2 高齢者の食事の援助

誤嚥予防のため，完全に ____6____ していることを確認する。嚥下障害がある場合は飲食物に ____7____ をつける。唾液分泌が低下しているため，一口目は ____8____ を勧める。義歯は ____9____ 顎から ____10____ 顎の順にはずす。

3 高齢者の低栄養状態

食事摂取量の低下により，特に，たんぱく質とエネルギーを必要量摂取することができない，____11____ （PEM）が多くみられる。BMIが ____12____ 未満，6か月に2～3kgの体重減少，____13____ 値3.5g/dL以下の場合は治療を必要とする。看護においては，少量でエネルギーや栄養素を確保できる ____14____ 食品の導入を考慮する。

4 褥瘡予防

褥瘡発生リスクの評価に用いる ____15____ スケールは，点数が低いほど褥瘡発生リスクが ____16____ い。褥瘡発生のリスクは骨突出部の体圧 ____17____ mmHg以上を目安に判断する。体位変換は ____18____ 時間ごとに行い，枕などを用いて ____19____ 度側臥位にする。

5 薬物療法を受ける高齢者の看護

高齢者は薬物に対する感受性が ____20____ く，抵抗力が低いため，____21____ 反応が出現しやすい。服薬援助では，服用方法によって薬袋を色分けしたり，服用方法について時間や数など具体的に説明する。

6 手術を受ける高齢者の看護

周術期にわたり不安が軽減するよう ____22____ を行う。説明は字の大きさや絵・写真などを工夫し，ていねいに行う。呼吸器合併症予防のため，____23____ は術前から行う。____24____ （一過性の精神障害）は術後数日以内に発症することが多いため，環境整備と安全確保に努める。

1 高齢者（老年期）とは何か
2 高齢社会の医療と看護
3 高齢者看護の原則
4 高齢者看護の特徴
5 高齢者に多い疾患と看護

■老年看護

第5章 高齢者に多い疾患と看護

▶学習の目標
- ●臨床で遭遇することの多い高齢者の疾患を理解する。
- ●認知症の特徴と認知症を有する高齢者への看護を学ぶ。
- ●高齢者に頻発する骨関連疾患とその看護を学ぶ。
- ●高齢者によくみられる慢性疾患の基礎を学ぶ。
- ●高齢者の自立支援，事故防止，うつ状態への援助を学ぶ。

I 認知症

A 認知症とは

1. 認知症高齢者数

2012（平成24）年の厚生労働省の報告では認知症高齢者数は約462万人（高齢者の15%）で，2025（令和7）年には700万人（高齢者の5人に1人）になると推定された。また図5-1に示すように，同じ2025年には**軽度認知障害***者数は約400万人になると推定された。これらの背景には，急激な高齢者人口の増加や平均寿命の伸びなどがあげられたが，報告時以降もこの傾向に変化はみられない。

2. 認知症の定義

認知症とは，いったん正常に発達した知能が，後天的な脳の器質的障害によって持続的に低下し，日常生活や社会生活に支障をきたすようになった状態をいい，特定の疾患名ではない。

アメリカ精神医学会が2000年に作成した『精神疾患の分類と診断の手引き』

***軽度認知障害**：mild cognitive impairment；MCI。認知症ほどではないが，正常なもの忘れより記憶などの能力が低下している状態をいう。特徴として，①ほかの同年代の人に比べてもの忘れの程度が強い，②もの忘れが多いという自覚がある，③日常生活にはそれほど大きな支障はきたしていない，④もの忘れがなくても認知機能の障害が1つある，などがある。MCIに関する研究結果によると，平均で年間約10%が認知症に進展すると報告されている（Bruscoli M, et al., Int Psychogeriatr, 2004.）。

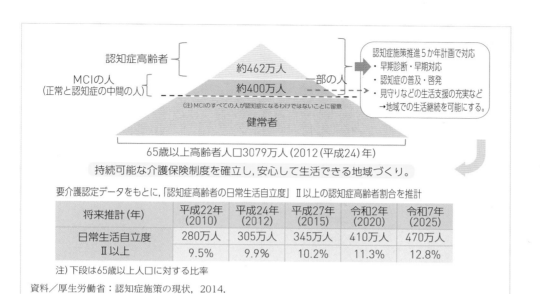

図5-1 ● 認知症高齢者の現状

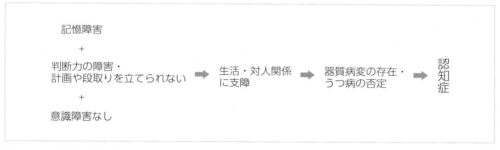

図5-2 ● 認知症の診断基準

（DSM-Ⅳ-TR）では，「知能（記憶力，知識，判断力）の低下を伴い，さらに失語，失行，失認などのほか，実行機能障害（計画を立てる，組織立てる，順序立てる，抽象化することができなくなる）のうち1つ以上が認められ，これらの状態が徐々に生じ，やがて，社会生活に支障をきたすことをいう」と定義されている（図5-2）。2013年に改訂されたDSM-Ⅴでは，記憶障害は必須ではなくなり，「アルツハイマー病による認知症」「前頭側頭型認知症」「レビー小体病を伴う認知症」「血管性認知症」という分類になった。

3．認知症の原因疾患

認知症を引き起こす原因疾患には，大きく分けて神経細胞の変性によって生じる**変性疾患**や**脳血管障害**のほか，感染症や脳腫瘍といった機能障害を引き起こす身体疾患など様々なものがある（表5-1）。このうち，アルツハイマー型認知症，血管性認知症，レビー小体型認知症，前頭側頭型認知症の4大疾患が代表的である。

表5-1 ● 認知症の原因となる主な疾患

変性疾患	アルツハイマー型認知症，レビー小体型認知症，前頭側頭型認知症，パーキンソン病関連疾患（進行性核上性麻痺など）
脳血管障害	血管性認知症（脳梗塞，脳出血などによる），ビンスワンガー病
中枢神経疾患	ベーチェット病，多発性硬化症
内分泌・代謝性障害	**甲状腺機能低下症，ビタミンB₁₂欠乏症**など
中毒	**薬物・金属・有機化合物などの中毒，アルコール中毒**
感染症	クロイツフェルト-ヤコブ病，脳炎，髄膜炎，脳梅毒，エイズ脳症など
腫瘍	脳腫瘍
外傷	慢性硬膜下血腫
そのほか	正常圧水頭症

注）太字は治療可能である疾患を示す。
出典／小阪憲司：知っていますか？レビー小体型認知症，メディカ出版，2009，p.12，一部改変.

1 アルツハイマー型認知症

①原因：**アルツハイマー型認知症**は，脳全体における神経細胞の変性（神経原線維変化）と異常なたんぱく質（アミロイドβ）の蓄積（老人斑）によって神経細胞が脱落し，脳全体が萎縮することで起こる認知症である。

②特徴：わが国の認知症のなかで最も多くを占め，女性に多い。初期から最近のことが思い出せない短期記憶障害がみられ，進行とともに見当識障害や視空間認知障害，失語，失行，失認などの症状が生じ，全般的に認知機能が低下していく。アルツハイマー型認知症は潜伏期間が長く，20年間に及ぶ場合もある。個人差が大きいがおおむね発症から，初期（1～3年）・中期（3～7年）・後期（7～10年）と緩やかに進行し，やがて寝たきりになる。65歳未満で発症する若年性アルツハイマー型認知症は進行が速い。

表5-2に，典型的なアルツハイマー型認知症のAさんの症状を示す。

表5-2 ● アルツハイマー型認知症（Aさん）の症状

症状	具体例
失語	トイレ→トレイ，あやめ→あめや
失行	左側にある流水ボタンが押せない，左側のズボンがはけない
失認	左側にある自室に戻れない，夏なのに寒いと言い窓を閉め厚着をする，道に迷う
空間無視	左側にある食事を食べ残す
注意力の障害	赤信号の道路を渡る，鍋を焦がす，ガスをつけっ放しにする
実行機能障害	積み木を組み立てられない，図形を適切にとらえられない
記憶障害	自分の年齢が言えない，食事をしたことを忘れる

2 血管性認知症

①原因：**血管性認知症**は，脳梗塞や脳出血などの脳血管障害が原因となって起こる認知症である。

②特徴：女性より男性に多い傾向にある。脳障害の部位や程度によって，出現する認知機能障害が異なる。8割以上の患者に，身体的症状*（麻痺，歩行障害，嚥下障害，構音障害，排尿障害）がみられる。精神状態では抑うつ状態（気分の落ち込みが激しい）や**感情失禁**（些細なことで泣いたり笑ったりする），夜間せん妄が多くみられるのも特徴である。記憶障害が現れても，判断力や理解力は保持されていたり，症状が日や時間ごとに変わり一定しないことから「**まだら認知症**」ともよばれる。

高血圧や脂質異常症，糖尿病などの誘因疾患を有することが多く，脳血管障害が再発するたびに段階的に進行（悪化）していくため，再発予防が重要となる。また，意欲や自発性の低下から廃用症候群を招きやすいため，リハビリテーションや通所介護などを利用して予防する。

3 レビー小体型認知症

①原因：**レビー小体型認知症**（dementia with Lewy bodies；DLB）は，レビー小体*という異常なたんぱく質（αシヌクレイン）が大脳皮質や扁桃核に蓄積することで起こる認知症である。1976（昭和51）年に小阪憲司が発見して国際的に知られるようになった，比較的新しい概念の疾患である。

②特徴：変性疾患による認知症のなかでは，アルツハイマー型認知症に次いで多いといわれる。CT や MRI では側頭葉の萎縮が目立ち進行するとびまん性の脳萎縮をきたす。女性より男性に多い。**幻視・幻覚**（人物，小動物）や**パーキンソン症状**（寡動，筋強剛，振戦，小刻み歩行），覚醒レベルの変動（寝言が大きい，夜中に奇声を発する）などの特徴がある。初期には，現実的で詳細な幻視・幻覚が繰り返し出現し，抑うつ状態が多くみられる。自律神経の障害から起立性低血圧を起こしやすく，また起立困難にもなりやすいため，転倒には特に注意する。

③チェックリスト：レビー小体型認知症のチェックリストを表5-3に示す。

表5-3 ● レビー小体型認知症のチェックリスト

①もの忘れがある	⑥小股で歩く
②動作が緩慢になった	⑦妄想がみられる
③頭がはっきりしているときとそうでないときとの差が激しい	⑧睡眠時に異常な言動をする
④筋肉がこわばる	⑨うつ的である
⑤実際にはないものが見える	⑩転倒や失神を繰り返す

注）5個以上当てはまるものがあれば，レビー小体型認知症の可能性がある。
出典／井関栄三：レビー小体認知症とは〈別冊 NHK きょうの健康；認知症〉，NHK 出版，2011．一部改変．

****

* **身体的症状**：左脳が障害された場合は右半身麻痺や失語症（言語障害），右脳が障害された場合は左半身麻痺や左側空間無視が現れる。

* **レビー小体**：レビー小体が主に脳幹に現れると，パーキンソン病になるとされている。

4 前頭側頭型認知症（ピック病）

①原因：**前頭側頭型認知症**（frontotemporal dementia；FTD）は，前頭葉と側頭葉の脳萎縮によって起こる認知症である。

②特徴：50～60歳代に発症することが多い。初期症状として，記憶障害より人格や行動の変化がみられることが特徴である。具体的には，**脱抑制**（社会性の喪失，窃盗などの逸脱行動）や**常同行動**（毎日同じ時間に決まった行動を繰り返す），食行動の異常などが現れる。進行すると，言語機能の障害が目立つようになり，自発性低下や特有の摂食障害が現れる。末期には精神荒廃が目立つようになり，緘黙（口を閉じて喋らないこと），不潔症，痙縮などが出現し，寝たきりになる。

B　認知症の症状

　認知症の症状は，**中核症状**と認知症の**行動・心理症状**（behavior and psychological symptoms of dementia；**BPSD**）に分けられる（図5-3）。中核症状は，認知症で必ず出現する**認知機能障害**のことで，記憶障害，見当識障害，**実行機能障害**，高次脳機能障害（**失語，失行，失認**）などがある（表5-4）。これに対して，行動・心理症状は，中核症状に伴い環境要因・身体要因・心理要因などに関連して現れる様々な行動障害や心理障害のことをいう。認知症患者に必ず出現するとは限らない。行動・心理症状には，行動症状（睡眠障害，拒絶，**異食**など）と心理症状（不安，抑うつ，幻覚，**妄想**など）がある（表5-5）。

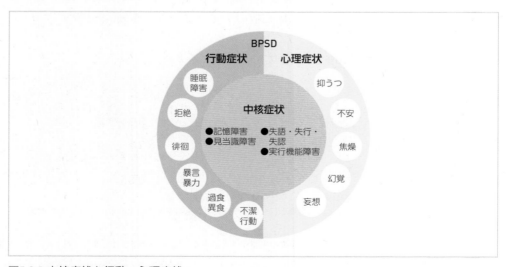

図5-3 ● 中核症状と行動・心理症状

表5-4 ● 認知症の中核症状

記憶障害		・**短期記憶の障害**：数秒〜数分前のことを記憶できない。ただし，長期記憶（過去の記憶）は保持されやすい ・**エピソード記憶**（思い出記憶）**の障害**：自分が体験したことのすべてを忘れてしまう
見当識障害		・**時間の見当識障害**：何年・何月・何日・何時であるのかわからない ・**場所の見当識障害**：自分がどこにいるのかわからない ・**人物の見当識障害**：自分のまわりにいる人と，自分との関係がわからない
実行機能障害		・計画を立てる，組織化する，順序立てる，抽象化するなど，物事の具体的な進め方がわからない
高次脳機能障害	失語	・**ウェルニッケ失語**：言葉を表出できるが，理解できない ・**ブローカ失語**：言葉は理解できるが，表出できない
	失行	・**観念失行**：一つ一つの動作はできるが，順序立てて実行できない ・**観念運動失行**：単純な指示による動作ができない ・構成失行：図形や絵の模写ができない ・着衣失行：衣服の着方・脱ぎ方がわからない
	失認	・**視覚失認**：視覚障害がないのに，対象物を見てもわからない ・左右失認：左右がわからない ・手指失認：何指（親指，人差し指など）なのかわからない

表5-5 ● 行動・心理症状

行動症状	睡眠障害	入眠困難（寝つけない），中途覚醒（何度も起きる，夜中に目が覚めた後眠れない），早朝覚醒（朝早く目が覚めてしまう），昼夜逆転
	拒絶	介護拒否（入浴や着替えなどの援助を嫌がる）
	徘徊	無目的（患者にとって目的はある）に歩き回る，帰宅行動
	暴言・暴力	感情がコントロールできない，些細なことで声を荒らげたり手をあげたりする
	異食	食べられない物を口にする
	失禁	トイレの場所がわからなくなる，尿意を感じにくくなる
	弄便	大便を自分のからだや寝具・壁などに擦りつける
心理症状	抑うつ	意欲の低下（やる気がなくなる，ボーッとしている）
	不安，焦燥	イライラしやすい，落ち着かない，1人になることを嫌がる
	幻覚	幻視（実際にないものが見える），幻聴（実際にいない人の声が聞こえる）
	妄想	疑い深くなる，事実でないことを現実のことのように思い込む（「財布が盗まれた（**物盗られ妄想**）」「夫が浮気をしている」など）
	せん妄	脳の機能が一時的に低下する急性意識障害（幻覚，興奮状態，睡眠障害）

・抑うつ，不安は比較的早期に出現しやすい。
・幻覚，妄想，徘徊は中期に多くみられる傾向がある。
・異食は認知機能が著しく低下した末期にみられる。

C 認知症の診断・治療

1．認知症の診断

　　認知症の診断には，認知機能低下の有無や原因疾患，重症度などを客観的に評価するために，診察や検査を行う。認知機能の評価法には，質問式（患者本人へ質問や課題を与えて，その回答から能力を評価する）と観察式（本人の観察から障害の程度や頻度を評価する）がある。質問式には，改訂長谷川式簡易知能評価スケール（HDS-R）やミニメンタルステート検査（Mini-Mental State Examination；MMSE），観察式には，FAST（Functional Assessment Staging of Alzheimer's Disease）やCDR（clinical dementia rating）などがある（表5-6）。

2．認知症の治療

　　認知症の治療では，認知症の進行を抑制し，行動・心理症状を鎮静化させる薬物療法と非薬物療法を組み合わせながら，できるだけ患者のQOLが保持できるように援助を行う。

1 薬物療法

　　1999（平成11）年以降，様々な薬が開発されており（表5-8），わが国で薦められている薬物として，中核症状に働きかける「抗認知症薬」，周辺症状を和らげる「抗精神病薬」「抗不安薬」「抗パーキンソン病薬」などが使用されている（表5-9）。いずれの薬も，完治は困難だとしても，処方によっては症状の進行を遅らせる効果が期待できる。

表5-6 ● 認知症の評価尺度

認知機能検査（質問式）
・改訂長谷川式簡易知能評価スケール（HDS-R）
・ミニメンタルステート検査（Mini-Mental State Examination；MMSE）
・Alzheimer's disease assessment scale（ADAS）

行動観察尺度（重症度）
・Functional Assessment Staging of Alzheimer's Disease（FAST）
・認知症高齢者の日常生活自立度判定基準（表5-7）
・clinical dementia rating（CDR）
・神経精神目録質問票（NPI）

日常生活動作能力（ADL）評価尺度
・N式老年者用日常生活動作能力評価尺度（N-ADL）
・instrumental activities of daily living scale（IADL）

感性評価尺度
・認知症情動検査（MESE）
・生活の質評価スケール9項目（寺田）

I　認知症　**199**

1 高齢者（老年期）とは何か

2 高齢社会の医療と看護の

3 高齢者看護の原則

4 高齢者看護の特徴

5 高齢者に多い疾患と看護

表5-7 ● 認知症高齢者の日常生活自立度判定基準

ランク	判定基準	みられる症状・行動の例
Ⅰ	何らかの認知症を有するが，日常生活は家庭内および社会的にほぼ自立している	
Ⅱ	日常生活に支障をきたすような症状・行動や意思疎通の困難さが多少みられても，だれかが注意していれば自立できる	
Ⅱa	家庭外でも上記Ⅱの状態がみられる	たびたび道に迷うとか，買い物や事務，金銭管理などそれまでできたことにミスが目立つなど
Ⅱb	家庭内でも上記Ⅱの状態がみられる	服薬管理ができない，電話の応答や訪問者との応対など一人で留守番ができないなど
Ⅲ	日常生活に支障をきたすような症状・行動や意志疎通の困難さがみられ，介護を必要とする	
Ⅲa	日中を中心として上記Ⅲの状態がみられる	着替え，食事，排便・排尿が上手にできない・時間がかかる。やたらに物を口に入れる，物を拾い集める，徘徊，失禁，大声・奇声をあげる，火の不始末，不潔行為，性的異常行為など
Ⅲb	夜間を中心として上記Ⅲの状態がみられる	ランクⅢaに同じ
Ⅳ	日常生活に支障をきたすような症状・行動や意思疎通の困難さが頻繁にみられ，常に介護を必要とする	ランクⅢに同じ
M	著しい精神症状や周辺症状あるいは重篤な身体疾患がみられ，専門医療を必要とする	せん妄，妄想，興奮，自傷・他害などの精神症状や精神症状に起因する問題行動が継続する状態など

表5-8 ● 認知症の薬物療法で使用される処方薬

一般名	ドネペジル	ガランタミン	リバスチグミン	メマンチン
商品名	アリセプト®	レミニール®	リバスタッチ®	メマリー®
適応	アルツハイマー型認知症（軽度～重度）	アルツハイマー型認知症（軽度～重度）	アルツハイマー型認知症（軽度～重度）	アルツハイマー型認知症（中等度～重度）
作用	アセチルコリンエステラーゼ阻害	アセチルコリンエステラーゼ阻害	アセチルコリンエステラーゼ阻害	NMDA受容体拮抗
		ニコチン受容体増強	ブチリルコリンエステラーゼ阻害	
併用の可否		メマリー®との併用可		
副作用	食欲不振，悪心，嘔吐，下痢	悪心，嘔吐，食欲不振	皮膚のかぶれ，悪心，嘔吐	頭痛，めまい，便秘，体重減少
備考	・3mg，5mgはジェネリックあり・10mgはアリセプトのみ	・錠剤・口腔内崩壊錠・内服液	・パッチ薬は国内初，標準サイズは五百円玉サイズ	・ドネペジルと併用すると，3年ほど延長できる進行を，5年ほど延長可能といわれる

表5-9 ● 認知症の症状に作用する治療薬

症状	薬の種類
中核症状	・弱興奮系：レミニール®，イクセロン®，リバスタッチ® ・覚醒系：メマリー®
周辺症状	○陽性の場合 　・第1選択：グラマリール®，抑肝散，ウインタミン® 　・第2選択：セレネース®，セロクエル®，セルシン®，リスパダール® ○陰性の場合：サアミオン®，シンメトレル®，アリセプト®

　服用時は，服薬時間と服用したことを確認することが必要となる。高齢者は，複数の疾患に罹患（りかん）していることが多いため，複数の薬を併用していることが多い。また，薬剤の効果・副作用が若い人に比べて強く出現する傾向がある。したがって，看護師は，高齢者が服用している薬をすべて把握し，医療機関から新たに投薬を受けた場合は，必ず主治医に相談する。高齢者が与薬を拒否する場合は，機嫌のよいときなど，時間を置いて服用を促したり，医師に相談して飲みやすい形状に変更してもらったりするとよい。

2　非薬物療法

　アメリカ精神医学会治療ガイドラインが目的別（刺激，認知，感情，行動）に紹介している主な療法について述べる（表5-10）。

● **音楽療法**　音楽療法は，音楽を聴いたり歌ったりすることで気持ちが落ち着いたり，気分が良くなったりする効果によって，活動性の向上や非言語的コミュニケーションの促進などを目的とする療法である。音楽を鑑賞する受動的音楽療法と，実際に歌を歌ったり，楽器を演奏したりする能動的音楽療法がある。

● **リアリティオリエンテーション**　リアリティオリエンテーションは，時間・場所・対人認知などの見当識を中心とした現実感覚を強化・訓練する療法である。認知症では，見当識障害によって「今は何月何日なのか」「今，自分がいる場所はどこなのか」がわからないなどの症状が出現する。リアリティオリエンテーションでは，年齢など個人情報についての質問に始まり，日時や季節・場所などについての質問を繰り返したりすることで，見当識障害の進行防止と改善を目的とする。

● **回想法**　回想法は，昔の出来事を思い出しながら語ることを促し，共感的に傾聴（けいちょう）することで心の安定を図る療法である。認知症では，短期記憶に低下がみられるものの，長期記憶は障害されにくい。昔の記憶を思い出そうとすると，自然と記憶力や

表5-10 ● 認知症患者への目的別療法

刺激	音楽療法，芸術療法，アロマセラピー，ペットセラピー
認知	リアリティ・オリエンテーション，認知刺激療法（メモリートレーニング）
感情	回想法，バリデーション
行動	環境調整（本人の行動を観察してトイレに印をつけるなど），在宅生活に戻るための訓練

集中力を使うことになるため，脳を活発に刺激することができる。また，他人とコミュニケーションを取りながら行うことによって，より前頭葉が活性化し，認知症の進行抑制が期待できるとされている。

D　認知症高齢者の看護

1．看護の基本姿勢

　認知症高齢者は，徐々に進行する記憶や認識の混乱によって，不安感や焦燥感，孤独感が生じやすい状態にある。認知症高齢者の看護では，患者の不安や孤独を受け止め，軽減し，なるべく安心した気持ちで過ごせるような働きかけが大切である。

　また，認知症高齢者は，認知・記憶機能の低下によって，それまでできていたことができなくなったりすることで，自尊心が傷ついている・傷つきやすい状態にある。そのため，患者を尊重したかかわりを心がけることが基本となる。

　行動・心理症状は，患者の不安な心理状態や環境への不適合によって生じることが多いため，患者が感じているストレスや不安感，焦燥感，孤独感などを理解するように努め，さらに，それらがなぜ生じているのかを推測しながら，患者が発しているメッセージを理解していく姿勢が必要となる。

　些細なことでも患者が「できること」を発見し，それをサポートしていくことが，患者の自尊心を向上し，患者自身の生きる力を活かすことにつながるのである。

●パーソン・センタード・ケア　近年，認知症ケアの現場においては「パーソン・センタード・ケア（person-centred care）」が注目されている。**パーソン・センタード・ケア**とは，イギリスの臨床心理学者トム・キットウッド（Kitwood, T.）が提唱した，認知症の人を1人の「人」として尊重し，その人の視点や立場に立って理解してケアを行うという考え方である。認知症の人の想いや感情などを中心に理解を進め，安心できる環境を整えて，「その人らしく」健康的に生活できるようなケアを目指している。

2．アセスメントの実際

　認知症高齢者の看護では，①老いを理解すること，②認知症疾患を理解すること，③全人的にその人らしさを理解することなどが大切である。そのためには，認知症の状態に加え，身体的・心理的機能や日常生活行動，生活習慣・生活歴，生活環境，家族の介護力，価値観などの多面的な情報収集が必要となる。

　認知症高齢者は，個人差があるものの，記憶力や理解力，話し方，言語能力，社会生活能力などの低下に伴って，コミュニケーション能力が低下する。認知症高齢者のアセスメント（図5-4，表5-11）においては，患者本人はもとより，家族などの協力を得て，できるだけ多くの情報を得ることが望ましい。

　身体機能および日常生活行動，心理・精神面，保持されている力，生活環境，家

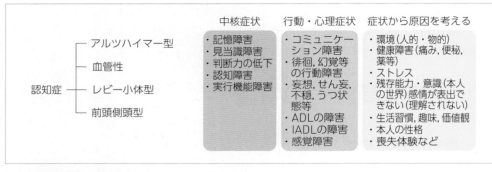

図5-4●認知症のアセスメント

表5-11●認知症の観察項目とアセスメントの視点

観察項目	行動・心理症状	アセスメントの視点
環境への適応	徘徊，妄想，せん妄，不潔行為，暴力，大声など	人的，物的（新しい人への不適応）
身体面（既往歴と現在の状態を含む）	体型，体力，姿勢，骨格・筋力（歩行・バランスとの関係），運動能力，呼吸，バイタル，浮腫，痛みなど	消化吸収の状態，体循環と血液の関係，免疫・代謝・ホルモン・神経との関係（体力・抵抗力・ストレスとの関係），薬使用の有無と副作用，認知症以外の疾病（高血圧，糖尿病，高コレステロールなど）
行動面	活発・不活発，大ざっぱ・無関心などの行動，夕方からの行動に変化があるか，入浴・食事・排泄・ある特定の人に同じ言動を繰り返して行ったり，質問したりするか	抵抗や拒否があるのはどんなときか，やりかけた行動が途中でできなくなるか，行動障害がみられるか
精神・心理的側面	幻覚，妄想，徘徊，性格・癖，過去の追憶，嗜好・趣味・レクリエーション，価値観，生きがい，宗教	欲求・目標の程度・意欲，価値観・信念，職業生活習慣から影響を受けた考え方，身体的・心理的・社会的要因による（喪失体験など）
認知力（日常の事柄を判断し意思決定を行う能力）	絵や字は書けるか，テレビなどを集中して見ているか，ベルを押すなどの操作ができるか，思い出すのは困難か，思い違いをしているか，過去と今とが混沌としているか，家族・職員の区別はできるか，日時・季節・場所がわかるか	知的能力の程度（読み書き計算・組み合わせと思考），短期記憶・長期記憶の両面の程度，老化・健康・障害に対する受け入れ（自覚）状況，学習効果，見当職障害の程度
コミュニケーション力	物，距離，色の区別がわかるか，音楽や日常の環境から出る音がわかるか，言葉による表現の程度，非言語による表現方法，情動（喜び・悲しみ・痛みの表現）	視力，聴力などの程度，情動の表現方法，意思を伝達，味覚，皮膚感覚，意思を伝達できるか，言葉は理解して話せるか，家族関係の状態

族関係などについてアセスメントを行う。

3．コミュニケーション技術

　　認知症高齢者は自分が受け入れられないと感じると，より強く自分の主張をして

逆効果を招くことになる。患者には常に尊厳をもった態度で接し，患者の発言に対してはまず肯定し，受容することが大切である。

　話しかけるときは，同じ内容を繰り返し話すような場合も，怒らず根気よく対応するようにし，また，事実とは異なることを言われた場合も，むやみに訂正・否定せずに受容し，高齢者に安心感を与えるように努める。たとえば，自分の娘と言われた場合は，娘でなくても否定せずに娘になりきる。患者が，実際には83歳でも，23歳の頃に戻ったように話をする場合は，患者本人が伝えようとしていることを理解しようと傾聴を心がけ，記憶を補いながら会話を発展させていけるようにする。

　認知症高齢者とのコミュニケーションに役立つ療法・技法に，バリデーションやユマニチュードなどがある。

- **●バリデーション**　バリデーションでは，認知症の人が騒いだり，徘徊したりすることも「意味がある行動」としてとらえる。なぜそのような行動をとるのかに立ち返り，共感や傾聴などをとおして信頼関係を深めることで，その人の"真のメッセージ"を理解するという基本的態度を重視する。手や肩などに触れるタッチングや，相手の言葉と同じ言葉を繰り返すリフレージングなど，14のテクニックがある。
- **●ユマニチュード**　ユマニチュードでは，認知症の人を「病人」ではなく，一人の人間として接することを重視する。そうすることで信頼関係が生まれ，行動・心理症状が改善するとされている。「見る」「話す」「触れる」「立つ」というコミュニケーションの４つの柱を基本とし，150を超える実践技術から成り立つ。

4．日常生活での留意点

　認知症高齢者は，認知症の進行に伴って中核症状が出現し，それまで自立していた日常生活行動が，様々な形で阻害されるようになる。そのため，生活行動に影響を与えている中核症状を的確にアセスメントし，援助していくことが重要となる。

1 環境

　認知症高齢者は，記憶障害や見当識障害によって環境の変化に適応することが困難になりやすい。在宅から病院・施設への移動など，生活場所が移動することをリロケーション（relocation）といい，生活環境の変化に対応できず，ストレスから様々な症状（錯乱状態，不穏，不眠，介護拒否など）が生じることを**リロケーションダメージ**という。特に，認知症高齢者では症状が出やすく，不安や混乱から認知機能障害や ADL の低下を起こすことがあるとされる。

　環境の変化を理解できずに混乱している場合は，現在の状況をわかりやすく説明し，落ち着いてもらうようなかかわりをする。また，新しい環境では自分の場所を見つけにくく，それがストレスになることがある。そのため，愛着がある物を自宅から持ってきて身近に置くなどして，自分だけの落ち着ける場所を一緒につくることも大切である。

2 食事

　食事は毎日の生活で欠かせないものである。リラックスできる食事環境を整え，

1　高齢者（老年期）とは何か
2　高齢社会の医療と看護
3　高齢者看護の原則
4　高齢者看護の特徴
5　高齢者に多い疾患と看護

楽しみながら食事を行い，満足感を得られるように援助する。

　失認があると，食べ物を見ても食べる物だと認識できないため，手でいじったり，放り投げたりすることがある。その場合は，「○○さんの大好きなサンマですよ」と声をかけたり，最初の数口を援助する。また，食べ方がわからないといった失行がみられる場合は，実際に箸を手に持つ動作を助けるなどの援助を行う。

　食べ物ではない物を食べてしまう異食行動がみられる場合は，無理矢理取り上げたりせずに，その患者の好きな食べ物と交換するなどの対応をするとよい。

3 排泄

排泄（はいせつ）

　排泄行動が自立していても，トイレの場所がわからないなどの認知機能の障害によって，失禁してしまうことがある。その場合は，トイレの標示を目立つように工夫する。尿意や便意を意思表示できずにトイレに間に合わず，失敗してしまう場合は，タイミングを見計らってトイレに行きたいかを確認し，誘導するなどの援助を行う。

4 清潔

　認知症高齢者は，清潔に無関心であることが多く，入浴を拒否することがある。その場合でも無理強いはしてはならない。無理やり入浴させられたという不快な感情が記憶として残り，さらなる拒否や抵抗につながるからである。その人のペースに合わせ，急かさないよう意識しながらかかわることで，信頼関係を築くことが大切である。

5. 4大認知症の疾患別・経過別看護

　次に，4大認知症の疾患別・経過別に看護の特徴を示す。

1 アルツハイマー型認知症の看護

	症状	ケア
初期	・趣味を楽しまない	・作動記憶を使用しないでできることを勧める
	・今したばかりのことを忘れる	・叱らないで受け入れる
	・病院受診を拒否する	・興味を別のところに向ける
中期	・怒りっぽい，被害的，寂しい	・スキンシップ，本人としっかり向き合う
	・幻覚，妄想，徘徊	・孤立させない ・一緒に行動，または見守る
	・つきまとい	・叱らないで見守る，理由を理解する
	・入浴拒否	・時間をかけ声をかける，温泉・銭湯などと言って誘う
	・作話	・話を否定しない
	・収集癖	・危険でなければ見守る
後期	・食事をしていないと訴える	・興味を，ほかに逸らすようにする
	・介護する人を怒鳴る，奇声を発する	・介護を専門家に任せる ・やむを得ないときは向精神薬を処方する

	症状	ケア
後期	・失禁，おむつはずし	・時間を決めてトイレへ誘導する，陰部の清潔保持
	・傾眠傾向	・手を握るなど，外部からの刺激を与える
	・歩行困難	・転倒予防
	・嚥下障害	・感染症予防

2　血管性認知症の看護

	症状	ケア
初期	・めまい	・からだを支えて転倒防止
	・まだら認知症	・できることは自分で行うよう励ます
	・やる気がわかない ・日中眠くなる	・日々の会話やスキンシップで刺激を与える
	・怒りっぽくなる	・理由を聞いて興奮を抑える
中期	・感情失禁	・静かな環境でペースを守り，個別ケアを行う
	・せん妄	・不安を取り除く，ゆっくり話しかける
	・被害妄想	・レクリエーション参加などで気を紛らわせる ・妄想を否定せず，訴えに耳を傾け共感する
	・半側空間無視	・食事の際は，皿などを回転して確認する
後期	・排泄障害	・時間を決めてトイレへ誘導する，陰部の清潔保持
	・歩行障害	・転倒・転落防止，移動時の介助
	・寝たきり状態	・褥瘡予防
	・嚥下障害	・口腔内清潔保持（ナイトケア），食事時の体位，水分補給
	・言語発達障害	・適切な言葉かけ，非言語コミュニケーションの活用

3　レビー小体型認知症の看護

	症状	ケア
初期	・憂うつで元気がない ・よく眠れない ・気力がない	・ミスやもの忘れで自信をなくさせない ・運動量を低下させず，一緒に行動する ・生活中心の中で役割をもってもらう
中期	・注意されても覚えていない	・根気強く伝える ・無理に抑止せず，一緒につき合う
	・幻視	・否定せず，話を合わせる
	・認知変動	・意識が明瞭なときに伝えるなどの工夫を行う
	・からだが傾く ・パーキンソン様症状	・転倒予防のために環境を整える

1 高齢者（老年期）とは何か

2 高齢社会の医療と看護

3 高齢者看護の原則

4 高齢者看護の特徴

5 高齢者に多い疾患と看護

	症状	ケア
後期	・目の前にあるだけ食べる	・口に入りそうなものは目の届かないところに置く
	・失禁	・時間を決めてトイレへ誘導する，陰部の清潔保持
	・幻視 ・夜間せん妄	・否定しない ・湯ざましなどを与える
	・起立性低血圧 ・歩行困難	・転倒防止，移動時介助
	・家族の区別ができない	・笑顔で接する

4 前頭側頭型認知症の看護

	症状	ケア
初期	・周囲に気遣いをしない ・抑制欠如 ・他人に共感や感情移入がなくなる ・わが道をいく行動	・スタッフ間の意思統一 ・本人の嫌がることをしない ・行動を理解し見守り，事故を防ぐ
中期	・人格・行動障害が顕著 ・同じ道を歩く，同じものを食べ続ける（常同行動） ・考え無精がよくみられる	・行動のパターンや特徴を知る ・同じ道を散歩するなど ・顔見知り・なじみの関係で一緒に行動する
後期	・身だしなみに無頓着 ・自発性がなく感情鈍麻 ・緘黙 ・やがて寝たきりになる	・生活歴（趣味，仕事）から興味を示しそうなことや，行動のパターンや特徴を手がかりにケアのヒントを知る ・表情を観察し，視覚に訴える非言語メッセージを活用

6．家族への看護

　　認知症と診断された家族は，①戸惑い・否定，②混乱・怒り・拒絶，③割り切り，④理解・受容といった心理的なプロセスをたどる。このプロセスは，一方向的に進むものではなく，各段階を行きつ戻りつしながら，最終的に理解・受容へとつながるとされている（図5-5）。

　　家族に対しては，認知症の正しい理解を促し，対処能力を高めることで，認知症高齢者への対応から生じるストレスに家族が対処できるように支援する。また，悩みや苦労を受け止め，直面した介護問題に向き合えるよう心理的ケアに努める。疲労が極限まで達しないよう，デイケアやショートステイなどのフォーマルサービスを活用し，レスパイトケアを促す。また，認知症患者の家族会などへの参加を勧めるなど，気持ちを自由に出せる場や機会を設け，虐待などに発展しないように認知症高齢者と家族を地域全体で支えていくシステムを構築していくことが重要となる。

●退院指導　　退院時には，介護の技術指導や，家族の介護力・支援内容の確認，薬の

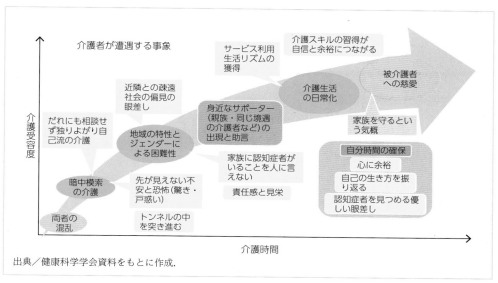

出典／健康科学学会資料をもとに作成.

図5-5 ● ある男性介護者の意識の変容 (例)

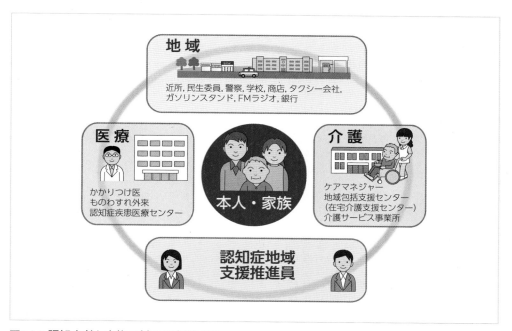

図5-6 ● 認知症者と家族に対する支援体制

　管理，緊急時の対応方法の確認などが必要となる．病院のケースワーカーに入院中の状態などの情報を伝え，家族以外のサポート体制や介護支援専門員（ケアマネジャー），地域包括支援センターの紹介などを行う（図5-6）．

Ⅱ うつ状態

1 高齢者のうつ病の特徴

　高齢者では，一般的なうつ病にみられるような著しい抑うつ気分は目立たずに非定型的な症状を示し，不眠や倦怠感，食欲不振，めまいなどの身体的症状や，不安・焦燥感などの訴えが多いことが特徴である。また，集中力，記銘力の低下を引き起こし，自発性の低下から生活行動が取りにくくなり，認知症と間違われることが多い。高齢者のうつは発見が遅れやすい傾向にある。うつ状態が進行すると自殺に至ることもあるため，早期の診断と治療が必要である。

2 検査・診断

　うつの診断は，ICD-10や老年期うつ病評価尺度（GDS-15）（表5-12）などの診断基準が用いられる。

3 うつ状態患者の看護

　高齢者は，身近な人の死や社会的役割の喪失，生活環境の変化，体調不良など様々

表5-12 ● 老年期うつ病評価尺度（GDS-15）

設問	質問内容	回答		得点
1	毎日の生活に満足していますか	いいえ	はい	
2	毎日の活動力や周囲に対する興味が低下したと思いますか	はい	いいえ	
3	生活が空虚だと思いますか	はい	いいえ	
4	毎日が退屈だと思うことが多いですか	はい	いいえ	
5	大抵は機嫌良く過ごすことが多いですか	いいえ	はい	
6	将来の漠然とした不安に駆られることが多いですか	はい	いいえ	
7	多くの場合は自分が幸福だと思いますか	いいえ	はい	
8	自分が無力だなあと思うことが多いですか	はい	いいえ	
9	外出したり何か新しいことをするよりも家にいたいと思いますか	はい	いいえ	
10	なによりもまず，物忘れが気になりますか	はい	いいえ	
11	いま生きていることが素晴らしいと思いますか	いいえ	はい	
12	生きていても仕方がないと思う気持ちになることがありますか	はい	いいえ	
13	自分が活気にあふれていると思いますか	いいえ	はい	
14	希望がないと思うことがありますか	はい	いいえ	
15	周りの人があなたより幸せそうに見えますか	はい	いいえ	
	合計得点			／15

※1，5，7，11，13には「はい」に0点「いいえ」に1点を，2，3，4，6，8，9，10，12，14，15にはその逆を配点し合計する。5点以上がうつ傾向，10点以上がうつ状態とされている

出典／鳥羽研二監：高齢者総合的機能評価ガイドライン，厚生科学研究所，2003.

な心理的ストレスからうつ状態に発展していくケースがある。看護者は，まず，うつ状態の高齢者の不安や悲しみなどの訴えに耳を傾け，受容的な態度で接することが重要である。食欲不振，倦怠感などの身体症状を訴えたり，認知症と間違われるような言動がみられることが多いので，確かな診断をして，早期に治療を開始できるよう促していくことが必要である。治療は，主として薬物療法が行われる。時間はかかるがじっくり根気よく治療を継続することの重要性を説明する。安易に励ましたりせず，自分のペースで行動できるよう温かく見守る姿勢が大事である。また，安心して十分休息できる環境を整えるため，家族に協力を求めることも必要である。特に回復期には，自殺の危険が高いといわれている。注意深い観察が必要となる。

Ⅲ　骨粗鬆症

1．骨粗鬆症の原因および治療

1　骨粗鬆症とは

　骨粗鬆症とは，骨量減少による骨強度の低下と，骨折のリスクが増大しやすくなる骨格疾患である。**原発性骨粗鬆症**と**続発性骨粗鬆症**に分類される。

1）原発性骨粗鬆症

　低骨量をきたす骨粗鬆症以外の疾患または，続発性骨粗鬆症がなく，骨密度が若年成人（20～44歳）平均値70％未満の状態をいう。原発性骨粗鬆症には，閉経後骨粗鬆症と老人性骨粗鬆症がある。閉経後骨粗鬆症は，閉経により女性ホルモンであるエストロゲンの分泌が少なくなることで，骨量が減少し発症する。老人性骨粗鬆症は，加齢に伴うカルシウムやビタミンＤの欠乏，運動不足などにより骨吸収と骨形成のバランスが崩れ，骨吸収が優位になり（アンカップリング），骨量が減少し発症する。

2）続発性骨粗鬆症

　内分泌性・栄養性・薬物性・先天性・不動性などの原疾患があり，２次的に骨量の低下が起きる状態である。

2　骨折

　高齢者は，骨粗鬆症による骨の脆弱化や筋力の低下，中枢神経の変化による転倒などによって骨折を発症しやすい。

　骨粗鬆症に伴う骨折で発生率の高い部位は，脊椎骨，大腿骨頸部，橈骨遠位端部（手首），上腕骨近位端部（肩），肋骨である（図5-7）。

　高齢者に最も多くみられる骨折は，圧迫骨折である。特に胸腰椎移行部，第７胸椎付近に多く，多発すると背中が円くなる。これを**円背**という。転倒すると，大腿骨頸部や橈骨遠位端部を骨折することが多い。また，肋骨骨折などは頻度が多い。

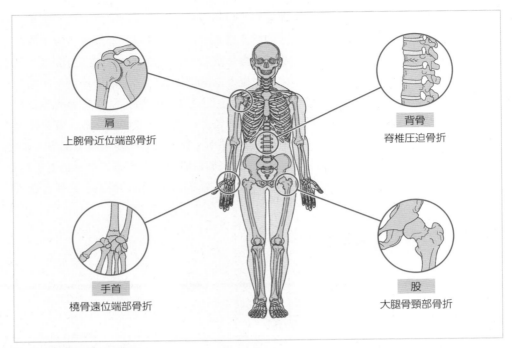

肩
上腕骨近位端部骨折

背骨
脊椎圧迫骨折

手首
橈骨遠位端部骨折

股
大腿骨頸部骨折

図5-7 ● 骨折しやすい部位

3　治療

骨粗鬆症の治療は，骨量の減少防止と骨折予防である。

1）薬物療法

骨粗鬆症治療薬は，亢進した骨吸収を抑える吸収抑制薬と，骨形成を高める骨形成促進薬が使用される。

2）食事療法

カルシウムとその吸収を円滑にするビタミンDを多く摂取するようにする。また，尿中へのカルシウムの排泄を抑制するビタミンKを摂取するようにする。

3）運動療法

運動は骨形成を促進するため，歩行や骨に荷重をかけるスクワット，大腿四頭筋・中殿筋・背腰筋増強のための運動を勧める。

2．骨粗鬆症の予防

骨粗鬆症の予防は，**骨量の維持**である。閉経や加齢，胃切除などは予防できないが，肝臓疾患や腎臓疾患を悪化させないこと，**カルシウム含有食品を多く摂る**こと，**からだを動かす**ことが骨粗鬆症の悪化予防になる。

3．骨粗鬆症患者の看護

骨量低下の予防のため，次の指導をする。

1）　**食事**

　　高齢者は食生活が偏る傾向にあり，特にカルシウムやたんぱく質が不足しがちになる。骨量を維持・低下させないためには，**カルシウム，ビタミンD，ビタミンK**の摂取が必要である。これらが多く含まれている食品を摂取するよう指導する。

2）　**運動**

　　運動は，骨量低下防止に最も効果的である。また，転倒・骨折予防にも有効とされている。個人に合わせた運動の指導をする。

Ⅳ　変形性膝関節症，脊柱管狭窄症

1．変形性膝関節症

1　変形性膝関節症とは

　　関節軟骨に慢性の退行性変化が起こり，関節の形態が変化する疾患である。主に加齢現象に伴うものと外傷性のものに分けられる。加齢現象に伴うものは，長い年月をかけて膝の関節に変性が起こるもので，**高齢女性**に多い。膝の疼痛によって歩行が障害され，膝関節の可動域制限，下肢の筋力低下がみられる。その結果，活動範囲が縮小することになる。外傷性のものは，ジョギングやハイキングなどにより過度に負担がかかり，関節に炎症を起こすものである。この場合は，痛みが急激に出現する。

2　治療

　　主に，疼痛の軽減と関節水症を減少させるための薬物療法（非ステロイド性抗炎症薬）と運動療法が行われる。疼痛が強いからといって運動療法を避けていると筋力が衰え，廃用症候群が起きる可能性がある。運動療法では，大腿四頭筋訓練，股関節外転筋訓練などの指導が重要である。疼痛や歩行障害が進行した場合は，手術療法（人工膝関節置換術）が行われる。

3　変形性膝関節症患者の看護

　　変形性膝関節症は，痛みを伴い徐々に歩行障害をきたしADLが低下する。疼痛の緩和が看護の大きな視点である。膝関節痛を誘発する正座や階段昇降など，膝への負担を増強する生活動作の制限や，椅子を使用する生活環境への改善などを指導する。また，肥満は膝への加重負担となるため，体重のコントロールが必要となる。同時に下肢の筋力強化のため，大腿四頭筋訓練，股関節外転筋訓練の指導をする。

2．脊柱管狭窄症

1　脊柱管狭窄症とは

　　脊柱管が何らかの原因で変形したりすることで，脊柱管が狭くなり，脊髄から枝

　分かれした神経根や神経周囲の血管が圧迫されることで起こるのが，脊柱管狭窄症
である。最も多いのは，腰の馬尾神経が圧迫されることで起こる腰部脊柱管狭窄症
である（図5-8）。主な要因は，加齢である。

　症状は，**間欠性跛行**が特徴的である。歩き始めは無症状であっても，しばらく歩
くと腰や脚に痛みやしびれが生じ，歩けなくなる。しかし，しばらく休むと痛みや
しびれがとれ，再び歩けるようになる。

　腰痛，下肢痛，脚のしびれ，知覚異常，脚部の脱力感などがある。重症になると，
残尿感，失禁，頻尿，排便異常などの膀胱・直腸障害が現れることもある。

2 診断

　問診，視診（背中や腰部の状況，歩き方），触診に加え，単純Ｘ線撮影，脊髄造
影検査（ミエログラフィー），CT検査，MRI検査などを行い，診断する。

3 治療

　保存療法として，痛みやしびれなどの緩和のための薬物療法，理学療法，神経ブ
ロックなどが行われる。

　保存療法では症状が取れず，日常生活に支障をきたすようになった場合は，椎弓
切除術，椎弓開窓術，脊椎固定術などの手術療法が行われる。

4 脊柱管狭窄症患者の看護

　脊柱管狭窄症は間欠性跛行を特徴とし，腰痛，下肢のしびれ，脱力などの症状で
外出が億劫になり，あまり外に出なくなる。その結果，筋力が低下し，日常生活動
作に支障をきたすようになる。痛みを取るための薬物療法，理学療法の援助をはじ
め，肥満予防，正しい姿勢のとり方，腹筋・背筋の強化運動の指導を行う。

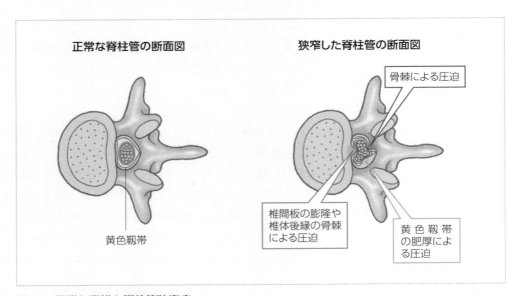

図5-8 ● 正常な脊椎と脊柱管狭窄症

V　大腿骨頸部骨折

1　大腿骨頸部骨折とは

　大腿骨頸部骨折は，**骨粗鬆症**を有する高齢女性に多く，転倒を契機に発症することが多い（骨量が減少し骨が脆弱になり，外力が加わることにより骨折しやすくなる）。転倒後，股関節痛を訴え，腫脹が現れ，歩行困難・歩行不能となる。

　骨折部位により内側骨折（頸部骨折）と外側骨折（転子部骨折）に分けられる。

2　診断

　2方向の単純X線撮影で診断する。2方向のX線撮影で診断が明らかでないときは，MRI検査で診断する。

3　治療

　手術療法と保存療法を行う。痛みを早く取り，歩行能力を回復させるため第1選択として手術療法が行われる。

　骨折の程度の判定・治療法は，**ガーデンの分類**（表5-13）が用いられる。ガーデンのステージⅠ・Ⅱでは骨接合術（図5-9）が，Ⅲ・Ⅳでは人工股関節置換術（図5-10）が行われる。高齢者の場合は，全身状態，歩行能力・認知力の程度などに配慮して治療法を決定する。

4　大腿骨頸部骨折患者の看護

1）精神的ケア

　骨折直後は，患部の痛みと安静による苦痛を生じる。高齢者の場合は，激痛による身体的ストレスと突然の入院・手術という環境の変化に適応できず，せん妄状態になる可能性が高い。術前・術後をとおして，せん妄の予防に努める。痛みの緩和のため鎮痛薬の使用や，体位の工夫をする。患者に対しては，現在の状況，手術法，術後の経過などの説明を十分に行い，理解してもらい，不安の軽減，精神的なケアをする。

表5-13 ● ガーデンの分類

ステージⅠ	ステージⅡ	ステージⅢ	ステージⅣ
骨性連絡の残った不完全骨折	完全骨折で転位のないもの	完全骨折で骨頭は回旋転位しているもの	完全骨折で骨折部が離開しているもの

一次圧縮骨梁群

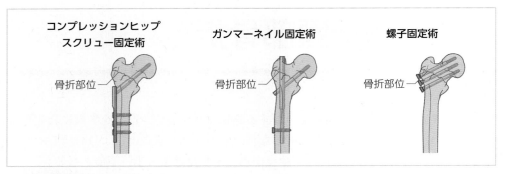

図5-9 ● 骨接合術

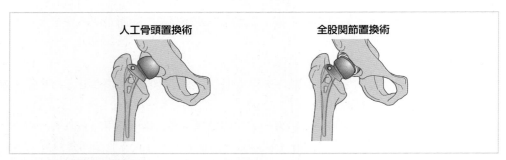

図5-10 ● 人工股関節置換術

2) 合併症予防

(1) 腓骨神経麻痺の予防

仰臥位時に下肢が外旋位になると，腓骨頭部が長時間圧迫され，腓骨神経麻痺[*]を起こしやすい。術前・術後をとおして，神経障害の有無に注意する。下肢のしびれ，知覚異常，特に，第1，2趾部背側の知覚障害の有無の観察をする。同時に足指や足関節の背屈運動が行えるかの観察を行う。クッションや枕を用いて回旋中間位（膝の皿を真上に向ける）をとり，良肢位の保持をする（図5-11）。

(2) 褥瘡予防

患者は，患肢の痛みや安静により，同一体位をとりがちになる。そのため，褥瘡が発生しやすくなる。体位変換は痛みを増強するが2～3時間ごとに行い，場合によってはエアーマットを使用し，褥瘡予防をする。

(3) 脱臼予防

人工骨頭置換術を行った場合は，股関節の屈曲，内転，内旋により股関節脱臼を起こしやすい。脱臼予防のため，術直後から下肢の間に外転枕（三角枕）を使用し脱臼予防をする（図5-12）。特に術後3週間は脱臼しやすいため，脱臼予防のための姿勢の指導を行う。

---

[*]**腓骨神経麻痺**：腓骨神経は，足関節の背屈運動，下腿外側，母趾・第2趾の知覚を支配しているため，腓骨小頭周囲の疼痛，母趾，足関節の背屈運動の低下，母趾・足背の知覚鈍麻，下腿外側から母趾にかけてのしびれの観察をする。臥床中も足首の運動をするよう指導する。

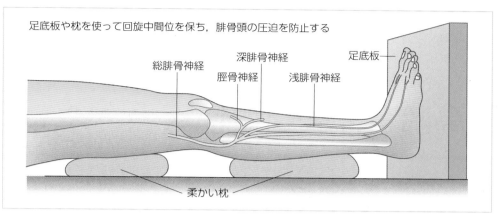

足底板や枕を使って回旋中間位を保ち，腓骨頭の圧迫を防止する

総腓骨神経　脛骨神経　深腓骨神経　浅腓骨神経　足底板

柔かい枕

図5-11 ● 腓骨神経麻痺予防の肢位

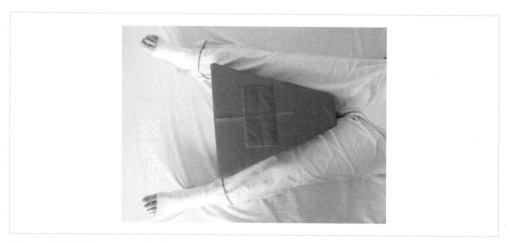

図5-12 ● 脱臼予防のための指導

3）　そのほかの合併症

　　高齢者は安静臥床や手術により，肺炎，尿路感染，創部感染，深部静脈血栓症[※]などの合併症を起こしやすい。ベッド上安静期から健側肢の運動を促し，術直後は体位変換，ベッド挙上を行い，リハビリテーション計画に沿った早期離床への支援をする。

4）　退院へ向けての指導

　　杖歩行が可能になると，退院となる。退院に向け転倒予防，日常生活での注意点を説明し，理解してもらう。人工骨頭置換術を行った場合は，股関節脱臼の予防[※]や人工関節摩耗の予防のため，生活様式を再構築しなければならない。日常生活を

[※]**深部静脈血栓症**：高齢者は，加齢による静脈環流の低下と安静による下肢静脈のうっ血により，深部静脈血栓症を起こしやすい。予防として弾性ストッキングを着用する。

[※]**股関節脱臼の予防**：股関節脱臼予防のため，次の姿勢は避ける。正座，かがんで床に手を伸ばす，座って足を組む，膝を抱えて足に触る，腰を反らせる。

送るうえでの注意点を指導する。転倒予防のための指導は，大腿四頭筋セッティング運動，下肢挙上（straight leg raising；SLR）運動，端座位での膝の伸展運動，プッシュアップ運動など下肢筋力保持のための運動の方法を指導する。

Ⅵ 高齢者に多い慢性疾患

A 脳血管障害

1. 脳血管疾患とは

　脳の血管の閉塞や破綻により脳に障害を生じる疾患である。高齢になるほど罹患率が高い。急性な発症であり，意識障害，運動麻痺，構音障害，感覚障害，嚥下障害などの症状がみられる。

　要因として，高血圧，糖尿病，脂質異常症，不整脈，喫煙・飲酒が大きく影響する。**脳梗塞**（図5-13）・**脳出血**（図5-14）・**クモ膜下出血**（図5-15）に分類される。

1 脳梗塞

　血管の閉塞により生じる疾患であり，大きくラクナ梗塞，アテローム血栓性脳梗塞，心原性脳塞栓症に分類される。

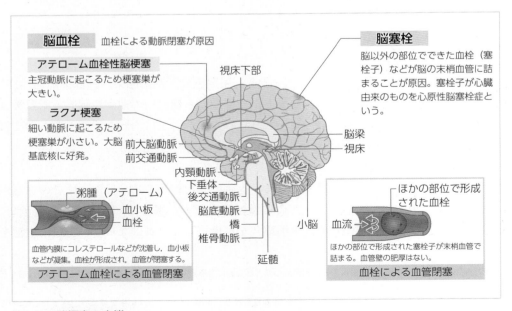

図5-13 ●脳梗塞の病態

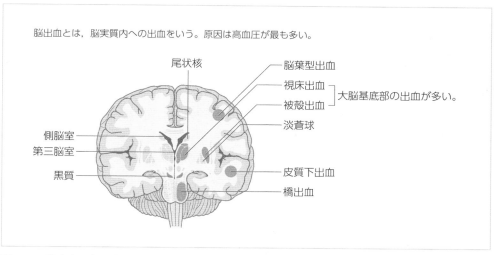

脳出血とは，脳実質内への出血をいう。原因は高血圧が最も多い。

尾状核
脳葉型出血
視床出血
被殻出血 } 大脳基底部の出血が多い。
淡蒼球
側脳室
第三脳室
黒質
皮質下出血
橋出血

図5-14●脳出血の好発部位

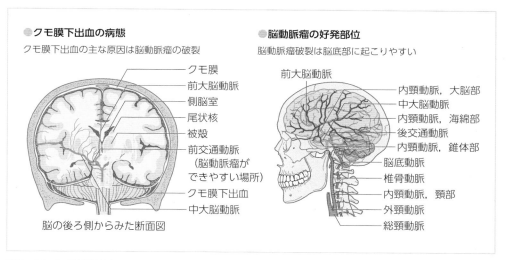

●クモ膜下出血の病態
クモ膜下出血の主な原因は脳動脈瘤の破裂

クモ膜
前大脳動脈
側脳室
尾状核
被殻
前交通動脈
（脳動脈瘤が
できやすい場所）
クモ膜下出血
中大脳動脈

脳の後ろ側からみた断面図

●脳動脈瘤の好発部位
脳動脈瘤破裂は脳底部に起こりやすい

前大脳動脈

内頸動脈，大脳部
中大脳動脈
内頸動脈，海綿部
後交通動脈
内頸動脈，錐体部
脳底動脈
椎骨動脈
内頸動脈，頸部
外頸動脈
総頸動脈

図5-15●クモ膜下出血

　脳梗塞の前駆症状として，**一過性脳虚血発作**（transient ischemic attack；TIA）が起こることがある。症状としては，片麻痺・感覚障害，失語，視野障害，複視，めまいなどが現れる。数分～数十分で症状は治まる。

1）ラクナ梗塞

　脳の細い血管に動脈硬化が起こり閉塞する。ラクナとは，「小さなくぼみ」という意味で1.5cm以下の梗塞巣のものをいう。

2）アテローム血栓性脳梗塞

　脳の太い血管に動脈硬化が起こり閉塞する。

3）心原性脳塞栓症

　心臓・大動脈・頸部血管に作られた血栓が血流によって脳動脈に運ばれ閉塞する。

心疾患，特に**心房細動**などによって引き起こされる。

2 脳出血

脳実質内に出血を起こす状態をいう。高血圧が長期に持続すると脳出血を起こしやすい。

3 クモ膜下出血

脳動脈瘤・脳動静脈奇形・外傷などにより，クモ膜下内に出血した状態をいう。脳動脈瘤破裂によるものが多い。

突然起こる激しい頭痛，悪心・嘔吐が特徴的である。

2．検査・診断

脳血管障害は急激に発症し，刻々と病態が変化する。発症後は速やかに治療を開始する必要がある。神経学所見，頭部 CT，MRI が重要な検査である。

3．治療

1 脳梗塞の治療

発症早期に血行を再開し，障害を最小限に抑えるため，**血栓溶解薬・血小板凝集抑制薬**を投与する。

発症から4.5時間（4時間半）以内の場合は，血栓を溶解する遺伝子組み換え組織プラスミノゲン活性化因子（recombinant tissue plasminogen activator；rt-PA）静注入法が，施設基準を満たしている専門病院で行われる。

慢性期では，再発予防のため，高血圧，脂質異常，糖尿病，心房細動などの動脈硬化の危険因子のコントロールを行う。

2 脳出血の治療

高血圧に対する降圧管理，脳圧管理が行われる。出血部位や血腫量により血腫除去術を行う。

3 クモ膜下出血の治療

脳動脈瘤破裂によるクモ膜下出血は，再出血の予防をしながら，**開頭クリッピング術，コイル塞栓術**が行われる。

4．リハビリテーション

リハビリテーションは，急性期，回復期，慢性期に分けられる。急性期リハビリテーションは，発症直後からベッドサイドで開始する。回復期リハビリテーションは，座位保持ができ，訓練室での訓練が可能になった時期から行われる。片麻痺などの後遺症の改善や ADL の自立に向けて，自宅復帰への援助をする。慢性期リハビリテーションは，症状が落ち着いた段階で，在宅や施設（デイケア）で介護保険を利用して実施される。

5．脳血管障害患者の看護

1　急性期の看護

急性期では，再発防止や脳ヘルニアなどの合併症を早期に発見するための観察が重要となる。**バイタルサイン**，**意識障害の程度**，**麻痺の状態**など，全身状態の観察を行う。

重篤な合併症がなければ，発症後できるだけ早い時期からベッドサイドリハビリテーションを開始し，**早期離床**を図る。急性期は，血圧の変動が起こりやすいため，バイタルサインに注意しながら離床を進めていく。特にこの時期は，褥瘡と関節の拘縮予防が重要である。良肢位の保持，2〜3時間ごとの体位変換を行う。関節の拘縮予防には，**関節可動域訓練**を行う。麻痺している患側だけでなく，健側も行う。徐々に**座位保持訓練**を行っていく。

2　回復期の看護

この時期は，急性期を脱し，訓練室での本格的なリハビリテーションが行われる。座位のバランス訓練，座位の耐久力向上訓練，さらに，起立・着席訓練，移乗訓練，歩行訓練と進んでいく。看護者は，理学療法士から訓練の状況を情報共有し，日常生活のなかで「できること」「援助が必要なこと」を把握し，**自立への援助**を行っていく。高齢者の場合はベッドから離れて日常生活を行うことが訓練になるため，食事はベッド上ではなく，椅子や車椅子に座った状態で摂取する，または，食堂に行く。ポータブルトイレの使用やトイレに行くなど，**日常生活動作を拡大**していく援助を行う。

行動が拡大していくと，患者は「自分でできる」「看護師に迷惑をかけないよう自分でやろう」と1人で移動し，転倒する場合があるため，注意する。高齢者の転倒は，骨折の危険があり，転倒して骨折すると，転倒への恐怖がリハビリテーション訓練の妨げになる場合もあるため，患者の行動を細かく観察する。同時に，完全に自立するまでは看護師を呼ぶよう，繰り返し説明することが重要である。

3　慢性期の看護

慢性期は，再発予防が重要である。再発予防のため服薬の必要性をはじめ，食事・排泄などの生活習慣の指導が大切である。入院中から，具体的な注意点の指導を行っておく。退院し自宅で生活すると，発病による後遺症により今までと違う生活を送らなければならない。活動の範囲が狭くなったり，外に出ることを億劫がったりし，運動機能や体力の低下，精神面の低下を起こす可能性がある。閉じこもりにならないような援助が必要である。また，家族が介護に疲弊することも多くある。訪問介護，訪問看護，訪問リハビリテーションなど介護保険サービスの活用をするように支援が必要である。

B　パーキンソン病

1．パーキンソン病とは

　中脳黒質の神経細胞が消失し，脳内の神経伝達物質であるドパミンの欠乏によって起こる進行性変性疾患である。50～60歳代の中年以降に多く，65歳以上で数百人に１人という高確率で発症する。

●**4大症状**　**安静時振戦**，**筋固縮**，**無動・寡動**，**姿勢反射障害**が特徴的である（図5-16）。初発症状は一側からみられることが多く，進行すると対側にも症状が現れる。歩行開始時すぐに歩き出せない（すくみ足），前傾前屈姿勢，加速歩行，小刻み歩行，方向転換困難などがみられる。また，立位で軽く肩を押されると，耐えきれずに倒れてしまう姿勢反射障害もみられる。進行に伴い，頑固な便秘，排尿困難や尿失禁，起立性低血圧などの自律神経症状の出現頻度も高い。抑うつ症状のような精神症状もみられる。終末期には，寝たきりになる。

2．検査・診断

　ホーン–ヤールの重症度分類で進行の段階・障害レベルを評価する（表5-14）。

　問診・神経所見の診察，頭部CT・MRI，神経心理検査，自律神経検査などで診断する。

3．治療

　薬物療法を中心として行い，並行して運動療法を行う。70～75歳以上の高齢者，認知症を発症している場合や，運動症状改善の必要性が高い場合には，レボドパで治療を開始する。

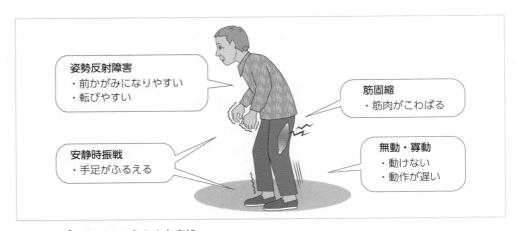

図5-16●パーキンソン病の４大症状

表5-14 ● ホーン – ヤールの重症度分類

ステージⅠ	症状は一側性で，機能的障害はないがあっても軽微
ステージⅡ	両側性の障害があるが，姿勢保持の障害はない。日常生活，職業は多少の支障はあるが行いうる
ステージⅢ	立ち直り反射が障害され，活動はある程度制限されるが，職種によっては就労が可能である　軽度〜中度の機能障害はあるが，自力での生活が可能
ステージⅣ	高度の機能障害を呈し，自力で生活することができない。介助なしに立つこと，歩くことはどうにか可能である
ステージⅤ	立つことが不可能となったり，日常生活に全面介助が必要となる。介助がない限り寝たきり，または車椅子に座ったままの生活を余儀なくされる

1）薬物療法

　レボドパ，ドパミン受容体作動薬，抗コリン薬などを症状に合わせて副作用が出ないように薬の種類と量を決める。

2）運動療法

　リハビリテーション・筋力維持のための運動を行い，ADL の維持を図る。

4．パーキンソン病患者の看護

■1 服薬管理

　患者や家族が薬物療法の意味や長期内服の必要性を理解できるよう説明し，正しく内服させることが重要である。特に，レボドパは突然中断・減量した場合や，全身状態が悪化した場合に，高熱，意識障害，高度の筋硬直などを起こす悪性症候群とよばれる病態が現れることがある。薬の有害作用，必要性，投与量の決め方や悪性症候群の危険性について十分に説明し，確実な服薬指導を行う。また，薬剤を服用していても，症状の日内変動や急激な変化が現れることを家族に伝えておく。

　レボドパは最も強力な抗パーキンソン薬であるが，有害作用として，悪心，起立性低血圧，幻覚，妄想などがみられる。また，レボドパの長期服用に伴う有害作用として，薬の有効時間が短くなり，次の服用までに効果が薄れてくる**ウェアリング - オフ**（wearing off）**現象**や，薬の投与に関係なく，急激に症状がよくなったり（on）悪くなったり（off）する**オン - オフ**（on-off）**現象**が起きる。

　長期経過のパーキンソン病患者は，レボドパ誘発性の**ジスキネジア**（口，舌，顎，四肢に生じる不随意運動）が生じやすくなるため注意する。

　薬効や症状の変化（日内変動）を知るため，服薬記録を書くことは生活援助の方法をアセスメントするのに役立つ。からだの動きがよいときに食事や運動をするようにする。動きが悪いときは，転倒の危険があるので注意するよう説明する。個々の薬効・症状に合わせた生活援助の方法を患者・家族と一緒に考える。

■2 転倒・外傷予防

　小刻み歩行や前方突進現象などによる転倒や，振戦による外傷の危険性に注意し，環境整備などの事故防止に努める。前方に倒れそうになるときは，向かい合って手を引くようにするとよい。

　すくみ足は，歩行に合わせて「いち・に，いち・に」と声をかけ，リズムをとるようにする。また，床に線を書き，線をまたいで歩くようにするなど，視覚的な手がかりによって改善する。

　理学療法・作業療法を行い，ADL の回復を図る。

3　便秘予防

　抗コリン薬服用中は，便秘に注意し，1日1回は排便があるよう習慣づける。自然排便がないときは，下剤や浣腸などで調整する。

C　心不全

1．心不全とは

　心不全は疾患名ではなく，様々な原因によって現れる病態である。心臓のポンプとしての働きが低下し，全身の臓器に必要な血液量を送ることができなくなった状態をいう。左心のポンプ機能低下により起こる左心不全と，右心のポンプ機能低下により起こる右心不全に分けられる（図5-17）。急激に悪化する場合を**急性心不全**，慢性的に進行する場合を**慢性心不全**という。心不全を起こす主な疾患として，虚血性心疾患，高血圧症，弁膜症，心筋症などがある。

1　左心不全

　左心のポンプ機能の低下により，左房圧が上昇し，肺静脈に血液がうっ滞し，肺うっ血となる。心拍出量の低下による症状では，頭痛，動悸，全身倦怠感，冷汗，乏尿，血圧低下などが起こる。肺うっ血による症状は，労作時の息切れ，呼吸困難や咳・喘鳴が起こる。進行すると発作性呼吸困難，起座呼吸が起こる。さらに進行すると肺水腫の状態となる。

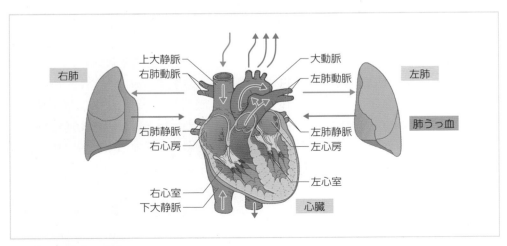

図5-17 ●心不全の病態

2 **右心不全**

右心のポンプ機能低下により，右房圧が上昇し右房・静脈系に血液がうっ滞する。右心不全症状として，体循環系のうっ血による四肢末梢の浮腫（ふしゅ），頸（けい）静脈怒張，肝腫大（肝うっ血），腹水などがみられる。

3 **急性心不全**

急性心不全は，心筋梗塞などにより急激に心臓のポンプ機能が低下し，呼吸困難を起こす。心原性ショック・心停止を起こす危険がある。

4 **慢性心不全**

慢性心不全は，心臓のポンプ機能の低下が長時間続き，心機能が慢性的に低下している状態である。喘息（ぜんそく）様症状がある場合は，慢性心不全の急性増悪（ぞうあく）が疑われる。

2．検査・診断

心不全の診断は，胸部Ｘ線検査，心電図，心エコー，心臓カテーテル検査，血液検査BNP*の検査により，心不全症状と原因疾患の特定を行い，心機能の評価を行う。この所見が治療法の指標となる。

●**重症度分類**　重症度や病態評価のために，心エコー，12誘導心電図，血液ガス分析などを行う。また，ニューヨーク心臓協会（New York Heart Association）による **NYHA 分類**は問診で短時間に行える（表5-15）。

3．治療

心不全の治療は，**安静，服薬，水分・塩分制限**などで，心負荷の軽減と，心収縮力の増強が基本となる。急性心不全と慢性心不全で異なる。

1 **急性心不全の治療**

急性心不全や，慢性心不全の急性増悪時には，重症度の判定と治療方針の決定にフォレスター分類が広く用いられる（表5-16）。

急性心不全では，血行動態の安定を図るため安静とし，酸素吸入，利尿薬，硝酸

表5-15 ● NYHA 分類

Ⅰ度	心疾患はあるが身体活動に制限はない。日常的な身体活動では著しい疲労，動悸，呼吸困難あるいは狭心痛を生じない。
Ⅱ度	軽度ないし中等度の身体活動の制限がある。安静時には無症状。日常的な身体活動で疲労，動悸，呼吸困難あるいは狭心痛を生じる。
Ⅲ度	高度な身体活動の制限がある。安静時には無症状。日常的な身体活動以下の労作で疲労，動悸，呼吸困難あるいは狭心痛を生じる。
Ⅳ度	心疾患のためいかなる身体活動も制限される。心不全症状や狭心痛が安静時にも存在する。わずかな労作でこれらの症状は増悪する。

＊**血液検査BNP**：血中のBNP（brain natriuretic peptide；脳性ナトリウム利尿ペプチド）値は，心不全の重症度を評価する検査である。

表5-16●フォレスター分類による急性心不全の治療方針

	Ⅰ型	Ⅱ型	Ⅲ型	Ⅳ型
病態	肺うっ血（−） 心拍出量正常	肺うっ血（＋） 心拍出量正常	肺うっ血（−） 心拍出量低下 末梢循環不全	肺うっ血（＋） 心拍出量低下 末梢循環不全
治療	鎮痛，安静 食塩制限 酸素吸入	利尿薬 血管拡張薬	輸液 強心薬	利尿薬 血管拡張薬 強心薬 補助循環

薬，カルペリチド，強心薬などを，点滴を中心に用いる。肺うっ血がある場合は血管拡張薬を使用し，体うっ血がある場合は主に利尿薬を使用する。末梢循環不全がある場合，もしくは低血圧症の場合は，カテコールアミンの静脈注射を行う。

2 慢性心不全の治療

●薬物療法　慢性心不全では，無理に心収縮力を高めるのではなく，生命予後の延長に加え，QOLに配慮した薬物療法を考慮する。まず，アンジオテンシン変換酵素阻害薬が用いられ，重症度に応じてβ遮断薬*，利尿薬を導入する。心房細動を伴う心不全では，ジギタリスを用いる。ジギタリス服用時は中毒症状が出現しやすいため，血中濃度を確認し，効果と有害作用の観察を行う。

4．心不全患者の看護

1 急性心不全患者の看護

急性心不全では，激しい呼吸困難の症状が出るため緩和のための援助を行う。安静とし，起座位や半座位（ファーラー位）をとることで，静脈還流が減少し，呼吸困難が軽減される。患者にとってできるだけ呼吸しやすく安楽な姿勢を保持する。痰の貯留，肺うっ血によって呼吸困難が増強するため，痰の喀出・吸引，酸素吸入を行い，呼吸困難の緩和を図る。

2 慢性心不全患者の看護

高齢者の心不全の増悪は，原疾患の悪化や感染によるものも多いが，服薬の中断，塩分・水分の過剰摂取など日常生活習慣の改善ができないため起こり，再入院を繰り返すことが多い。生活のなかで心不全の急性増悪に影響を及ぼす要因を見いだすとともに，予防のための指導が必要である。心不全手帳（図5-18）などを使用し，血圧や体重測定の自己管理の重要性も指導する。

1）服薬管理

心不全患者は，強心薬や血管拡張薬，利尿薬など重要な薬を服薬していかなければならない。飲み忘れや中断をしないよう服薬の必要性を指導する。

＊β遮断薬：β遮断薬は急性心不全では禁忌である。

毎日の記録					記入例 を参考に，記入しましょう。								

わたしの理想体重は　58　kgです　　　わたしの目標血圧は　120 ／ 80　mmHgです

	日	月	火	水	木	金	土	日	月	火	水	木	金	土
月／日	6／5	6／6	6／7	6／8	6／9	6／10	6／11	6／12	6／13	6／14	6／15	6／16	6／17	6／18
体重 (kg)	59.0	59	58.8	58.6	58.5	58.8	58.7	57.9	57.8	57.5	57.8	57.6	57.7	58.0
血圧(mmHg) 朝	110／72	112／80	119／79	105／69	123／83	110／70	118／72	111／71	120／85	115／72	122／88	108／80	113／75	120／80
夕	111／71	120／85	108／69	105／72	110／72	108／69	105／70	111／70	113／75	110／70	120／80	105／69	115／72	111／71
脈拍 (回／分)	68	72	78	62	66	69	79	73	82	65	63	70	68	66
自覚症状 息切れ	有・無	有・無	有・無	有・無	有・無	有・無	有・無	有・無	有・無	有・無	有・無	有・無	有・無	有・無
むくみ	有・無	有・無	有・無	有・無	有・無	有・無	有・無	有・無	有・無	有・無	有・無	有・無	有・無	有・無
疲れやすさ	有・無	有・無	有・無	有・無	有・無	有・無	有・無	有・無	有・無	有・無	有・無	有・無	有・無	有・無
食欲低下	有・無	有・無	有・無	有・無	有・無	有・無	有・無	有・無	有・無	有・無	有・無	有・無	有・無	有・無
不眠	有・無	有・無	有・無	有・無	有・無	有・無	有・無	有・無	有・無	有・無	有・無	有・無	有・無	有・無
メモ														

図5-18 ● 心不全手帳（例）

2）塩分制限

　心不全増悪を防ぐための基本である。食塩は**1日6g以下**にするよう指導する。薄味のため食欲が低下したり，ストレスがたまることもある。だし汁や酢などを使用し塩分を減らすための具体的な方法を指導する。

3）水分制限

　1日の水分量は，医師の指示によって決める。1日の水分量をペットボトルを活用し測ったり，使うカップを決め，1日何杯飲めるかを覚えてもらう。口渇（こうかつ）が激しいときは，氷片を口に含み，口の渇きを癒す方法を教える。

　毎日決まった時間に**体重**を測り，水分オーバーになっていないか，また，**浮腫**（ふしゅ）の有無の観察法も指導する。

4）運動

　過度な安静や運動制限により，廃用症候群を起こすことがある。医師の指示により心機能に応じた運動量を確認し，適度な運動（心臓リハビリテーション）によって運動耐用能を維持する。

5）排便コントロール

　高齢者は，**便秘**になりやすい。心不全患者は排便時にいきむ時間が長いと血圧が上昇し，心臓に負担がかかる。そのため，便秘を予防することが重要である。

　そのほか，入浴のしかた，睡眠を十分に取る，禁煙，節酒など，日常生活の指導を行い，急性増悪を予防する。

1　高齢者・老年期とは何か
2　高齢社会の医療と看護
3　高齢者看護の原則
4　高齢者看護の特徴
5　高齢者に多い疾患と看護

D 糖尿病

1. 糖尿病とは

　糖尿病は，**インスリンの作用不足によって起こる慢性の高血糖状態を主徴とする代謝疾患**である。発症原因によって分類される。1型糖尿病，2型糖尿病，そのほかの特定の機序，疾患による糖尿病，妊娠糖尿病に分けられる。高齢者は，末梢組織でのインスリン感受性と糖利用の低下により，耐糖能が低下する。高齢者に多い糖尿病は**2型糖尿病**である。

　糖尿病における高血糖は，脳梗塞，心筋梗塞などの大血管症発症の危険因子である。

(1) 1型糖尿病

　膵臓のランゲルハンス島β細胞が自己免疫などの原因で破壊され，インスリン分泌量が不足することによる。

(2) 2型糖尿病

　インスリン分泌低下とインスリン抵抗性が関与し，インスリンの作用不足による。

(3) そのほかの特定の機序，疾患による糖尿病

　膵臓疾患，甲状腺機能亢進症などのホルモン異常，ステロイド薬の影響などの原因で起こる。

(4) 妊娠糖尿病

　妊娠によりインスリンの作用を弱めるホルモンが分泌されるために起こる。

●**症状**　糖尿病の主症状は，**口渇，多飲，多尿，体重減少，全身倦怠感，末梢神経症状（しびれ，疼痛），視力低下**などである。高齢者は，口渇，多飲，多尿などの特異的症状が現れにくいため，ほかの疾患から発見されることも多い。

　糖尿病の3大合併症には，**糖尿病性網膜症，糖尿病性神経障害，糖尿病性腎症**がある。そのほか，動脈硬化症，潰瘍，壊疽などがある。

2. 検査・診断

　糖尿病の診断には，①糖尿病型（血糖値：空腹時≧126mg/dL，ブドウ糖負荷試験2時間値≧200mg/dL，随時≧200mg/dL。HbA1c≧6.5％）を2回確認（1回は必ず血糖値で確認），②糖尿病型（血糖値に限る）を1回確認＋慢性高血糖症状の存在の確認，③過去に「糖尿病」と診断された証拠があるの①〜③いずれかを用いる。

　高齢者では，糖負荷後血糖値が上昇することが多いため，空腹時血糖値で糖尿病と診断されなくても，糖負荷後血糖値から診断されることが多い。

3．治療

1 糖尿病の管理目標

　治療の目標は，糖尿病の血管合併症予防のため，血糖値を正常化することである。しかし，高齢者は，心身機能の個人差が著しく，重症低血糖を起こしやすいという特有の問題がある。日本糖尿病学会や日本老年医学会によると，高齢者の血糖コントロールの目標は，患者の特徴，身体機能，健康状態，年齢，認知機能，併発疾患，重症低血糖のリスク，余命などを考慮して個別に設定するという考え方になってきている。

　治療は，**食事療法**，**運動療法**を基本とし，薬物療法も併用される。

　2型糖尿病は，通常，体内でのインスリン分泌がある程度保たれているため，原則として食事療法と運動療法を行う。

2 食事療法

　食事療法の基本は，摂取エネルギーの適正化であり，指導には，日本糖尿病学会の食品交換表を使用する。近年は，食後血糖値の上昇を示す指標である**グリセミックインデックス**（血糖上昇係数，glycemic index；**GI**）を用いた食事療法も注目されている。GI 値が低い食品を選ぶことは，食後の高血糖・高インスリン血症を抑制することにつながるため，糖尿病治療において効果が期待されている。理解が難しい患者には，できるだけわかりやすい説明を何度も繰り返し行う。また，家族の協力を得ることも重要である。

3 運動療法

　運動は，糖尿病代謝異常の是正に有効である。筋肉への糖の取りこみを促進し，血糖値が改善されるばかりでなく，大血管症の予防，ADL の維持，認知機能低下の予防にもつながる。

　定期的な**有酸素運動**はインスリン抵抗性を改善するため，ウォーキングやジョギング，水泳などを勧める。高齢者の場合，心肺機能に問題があったり，膝関節や腰に疼痛があり強度な運動ができないことがあるため，その人に合った運動を指導する。また，転倒予防のための指導も大切である。

4 薬物療法

　食事療法・運動療法を実施しても，血糖値や HbA1c が改善されない場合は，**経口血糖降下薬**が投与される。経口血糖降下薬で効果が不十分なときは，インスリン注射を行う。

　薬物療法を行う際は**低血糖**，低カリウム血症に十分注意する。糖尿病治療薬による低血糖は，特に後期高齢者，多剤服用患者，腎不全患者，食事摂取低下患者などに多いため注意する。発熱や下痢，嘔吐，食欲不振時など体調を崩したとき，いわゆるシックデイ*に低血糖を起こしやすいため，シックデイ対策も重要な指導である。

---

*　**シックデイ**：糖尿病患者が急性感染症で発熱や下痢・嘔吐が続いたり，食欲不振などで食事ができず，血糖値のコントロールができなくなったりする状態をいう。

4．糖尿病患者の看護

　　生活習慣病である糖尿病は，加齢が因子となり高齢者に発症する危険性が高い。糖尿病は，進行すると大血管，小血管に影響し重大な症状を招く。しかし，血糖値をコントロールすることにより合併症を防ぐことができる。このことを踏まえ生活の改善をしていく必要性を理解させることが重要である。疾病の理解をはじめ，食事療法，運動療法，薬物療法の具体的な指導が重要となる。外来や入院で糖尿病教室に参加してもらい，生活習慣改善の方法を理解してもらう。長年生きてきた高齢者が生活習慣の改善をしていくことは難しい部分もあるが，患者，家族によく向き合い，少しでも生活を楽しみながら療養ができるよう支援していく。

　　主な指導内容は，**食事療法，運動療法，薬物療法，低血糖時の対応，感染予防，自己血糖測定**などである。

E　高血圧症

1．高血圧症とは

　　心臓から送り出された血液が，動脈の血管壁を押す圧力のことを血圧という。持続的に血圧が高い状態を**高血圧症**という。加齢に伴い血管壁の硬化が起きるため，高齢者に多い。心筋梗塞や脳血管疾患などの心・血管系の疾患の危険因子である。

　　「高血圧治療ガイドライン2019」の基準では，診察室血圧が収縮期血圧140mmHg以上かつ／または拡張期血圧90mmHg以上が高血圧とされる。

●**高齢者高血圧の特徴**　加齢に伴う動脈硬化により，収縮期血圧の上昇と拡張期血圧の減少がみられ，結果として脈圧が開大する。高齢者は，収縮期血圧のみが高くなる収縮期高血圧を呈する。また，起立性低血圧や脱水による低血圧，食後低血圧など，血圧が変動しやすい。

2．治療

1　生活習慣の改善

　　高齢者にとって長年の生活習慣を変えることは難しいことであるが，減塩指導，特に肥満者には減量(体重コントロール)，運動指導など生活習慣改善の指導をする。

2　薬物療法

　　生活指導や食事療法の効果が不十分なときは，降圧薬による薬物療法を行う。高齢者の降圧薬の選択は，併用療法を含めて非高齢者と同様である。75歳未満の成人には，収縮期血圧130mmHg/拡張期血圧80mmHg未満，75歳以上の高齢者には，収縮期血圧140mmHg/拡張期血圧90mmHg未満を目安に降圧薬を投与する（表5-17）。75歳以上の高齢者に対しては，降圧薬は常用量の半量から開始し，段階的に最終の降圧目標を目指す。降圧薬内服中は，急激な血圧低下，不整脈，意識障害

表5-17 ● 高齢患者の降圧目標

	診察室血圧	家庭血圧
75歳未満の成人	130/80mmHg未満	125/75mmHg未満
75歳以上の高齢者患者	140/90mmHg未満	135/85mmHg未満

出典／日本高血圧学会高血圧治療ガイドライン作成委員会編：高血圧治療ガイドライン2019，ライフサイエンス出版，2019，p.53．一部改変．

などの有害作用に注意する。使用される主な降圧薬は，利尿薬（サイアザイド系），カルシウム拮抗薬，アンジオテンシン阻害薬，アンジオテンシンⅡ受容体拮抗薬，β遮断薬である。グレープフルーツには，カルシウム拮抗薬の働きを増強させる成分が含まれているので一緒に服用すると，血圧が下がりすぎてめまいなどを起こすおそれがあるので注意するよう指導する。

3. 高血圧症患者の看護

■1 自己血圧測定の指導

　血圧は，体調・活動の状態・精神状態などで変動する。近年，家庭で測定できる血圧計が普及している。家庭での普段の血圧を自己測定し，記録するよう指導する（図5-19）。外来診察のときに医師に見せ，治療の参考にしてもらうよう，家庭での正しい血圧測定の方法を指導する。

■2 生活習慣の改善指導

1）減塩指導

　「高血圧治療ガイドライン2019」では，1日に摂る食塩を **6g未満** にすることを推奨している。「醤油の代わりに酢や香辛料を使用する」「味噌汁やスープは，野菜をたくさん入れて素材の味を楽しむようにする」といった，塩分を抑える具体的な方法を指導する。ただ，味付けの極端な変化による食事摂取量低下から低栄養になる場合があるため，減塩の指導にあたっては全身状態の管理にも注意する。

2）エネルギー制限

　肥満の場合は適正体重を目指すべきであるが，急激な減量は有害となることもあるため，個別に長期的な無理のない減量を行う。

3）運動療法

　運動は，からだを動かすことで血管を広げる効果がある。呼吸をしながら全身の筋肉を使って行うウォーキングや水泳など **有酸素運動** がよい。

　ただし，運動による転倒リスクが高いこと，関節障害のリスクが増えること，心負荷を考慮して通常の速さでの歩行が推奨されている。レジスタンス運動（筋に負荷をかける運動）も血圧低下の有用性が示されているが，75歳以上では有用性の根拠が少ない。

4）節酒指導，禁煙指導

　過度なアルコール摂取は血圧を上昇させる。喫煙も高血圧の危険因子である。アルコール多飲者には節酒，喫煙者には禁煙指導をする。

●**家庭での正しい血圧の測り方**
・可能であれば，朝と夕
・朝は目覚め後30分以内。夜は寝る
　前
・座って安静にしてから測る
・２回測って，２回目を記録する

●家庭で測る血圧が低いからと，自己
　判断で服薬を中止しないよう注意す
　る。家庭血圧を主治医に見せ，内服
　の調整をする。

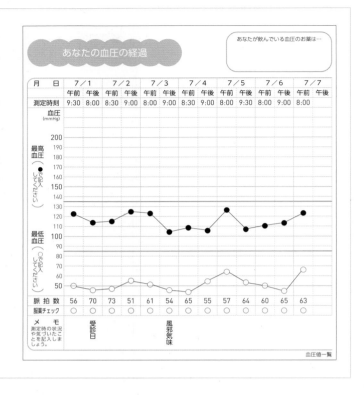

図5-19 ● 血圧日記

F　慢性閉塞性肺疾患

1．慢性閉塞性肺疾患とは

　慢性閉塞性肺疾患（chronic obstructive pulmonary disease；**COPD**）とは，
慢性の気流閉塞を特徴とする疾患で，慢性気管支炎・肺気腫は COPD として統一
されている。

　長期間に及ぶ喫煙や有害物質・大気汚染など，様々な環境要因が深く関係してい
る。肺胞壁・肺血管が障害される進行性の疾患である。高齢になるほど有病率は高
くなる。

●**症状**　慢性的な咳嗽，喀痰，労作時の息切れがみられ，進行すると軽い労作や体動
でも息切れし呼吸困難が進行する。呼吸機能の悪化により生活が制限され，ADL
や QOL に大きく影響する。

2．検査・診断

　胸部Ｘ線撮影，胸部 CT，呼吸機能検査（スパイロメーター），血液検査（動脈
血液ガス分析）などを行い，重症度の確認を行う。

　　COPD の診断には，呼吸機能検査（スパイロメーター）を行い，努力肺活量（FVC）と１秒量（$FEV_{1.0}$）を測定する。

● **診断基準**　１秒量を努力肺活量で割った１秒率（$FEV_{1.0\%}$）＊が70％未満であると，COPD と診断される。

3．治療

　　治療は，喫煙（きつえん）している患者には病気への理解を促し，禁煙を勧める。症状軽減のため薬物療法として気管支拡張薬や去痰薬の投与，また，抗炎症作用があるステロイド薬を経口，吸入薬として投与する。残存呼吸機能を最大限に活用するための呼吸理学療法，**在宅酸素療法**（HOT）を行う。

4．慢性閉塞性肺疾患患者の看護

　　COPD は呼吸機能障害であり，常に呼吸困難の症状があるため，少しでも症状が緩和でき，日常生活を送ることができるよう援助することが重要である。呼吸困難によって生活に障害が現れると，気持ちの落ち込みや外出することが億劫（おっくう）となり，次第に運動不足になり，筋力が低下してしまう。症状緩（かん）和（わ）のための呼吸療法や運動，栄養，睡眠などの日常生活の指導が必要である。

■1 **呼吸理学療法**
　　残存機能を最大限に生かして楽に呼吸ができるよう呼吸法（口すぼめ呼吸，腹式呼吸）の指導をする。

1）　**口すぼめ呼吸**
　　口笛を吹くようにして息を吐く呼吸法（図5-20）。

2）　**腹式呼吸**
　　息を吸うときに大切な横隔膜を上下に動かす呼吸法（図5-21）。

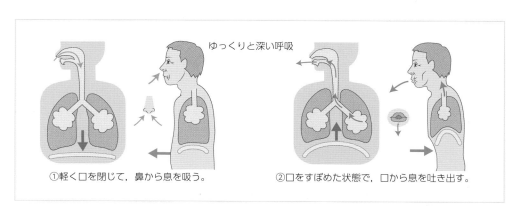

ゆっくりと深い呼吸

①軽く口を閉じて，鼻から息を吸う。　　②口をすぼめた状態で，口から息を吐き出す。

図5-20 ● 口すぼめ呼吸

＊１秒率（$FEV_{1.0\%}$）＝１秒量／努力肺活量（FVC）×100％

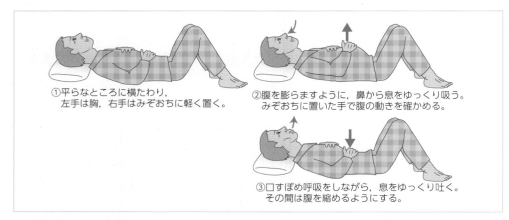

①平らなところに横たわり，左手は胸，右手はみぞおちに軽く置く。

②腹を膨らますように，鼻から息をゆっくり吸う。みぞおちに置いた手で腹の動きを確かめる。

③口すぼめ呼吸をしながら，息をゆっくり吐く。その間は腹を縮めるようにする。

図5-21 ● 腹式呼吸

2 生活動作に関する指導

日常生活を送るときも息切れを緩和するため，呼吸のしかたや**口すぼめ呼吸**と**腹式呼吸**を応用する方法（図5-22）を指導する。

全身の筋力が低下しないよう運動の必要性や，十分な睡眠，筋力増強のため高エネルギー，高たんぱく質食を摂るよう栄養指導をする。

3 感染予防

COPD の患者がかぜやインフルエンザなどにかかると，重症化することがある。手洗い・うがいの励行や，インフルエンザワクチン・肺炎球菌ワクチンの予防接種を受け，感染予防をするよう指導する。

VII 悪性腫瘍（がん）

悪性腫瘍とは，一般に発育が速く，周囲の組織を破壊し，血液やリンパによってほかの臓器に転移しやすい腫瘍のことをいう（がんともいう）。発がん要因は，加齢による遺伝子・ホルモンバランスの変化，生活習慣，環境因子（発がん物質）の蓄積，免疫低下による感染症などといわれている。1981（昭和56）年以降死因順位は第1位を占め，高齢者の罹患率は高い。悪性腫瘍の種類は，3つに分類される。1つは白血病，悪性リンパ腫，骨髄腫などの**血液がん**，2つ目は上皮細胞とよばれる胃，大腸といった消化器，肺，皮膚などに発生する**がん腫**，3つ目は上皮細胞ではない神経，筋肉，骨に発生する**肉腫**である。

1．診断

体液検査，触診，血液検査（腫瘍マーカー），内視鏡検査，病理組織検査，画像診断（X線・CT・MRI・PET）などで診断する。

●歩くとき

歩くときは、口すぼめ呼吸の「吐いて」から歩き始め、
「吐いて、吐いて、吐いて、吐いて、吸って、吸って」
というようにリズムをつけるようにする。

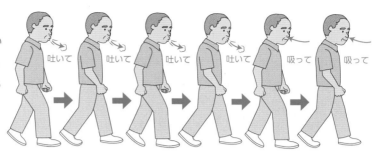

吐いて　吐いて　吐いて　吐いて　吸って　吸って

●階段を上るとき

階段を上るときは、「吐いて、吐いて、吐いて、吐いて」で足を進め、「吸って、吸って」で立ち止まるようにする。時間はかかるが、急な階段でも息切れを和らげながら登ることができる。

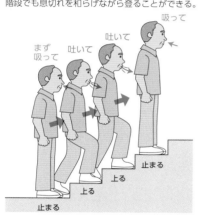

まず吸って　吐いて　吐いて　吸って
止まる　上る　上る　止まる

●排便のとき

排便時の無理な力みは息切れなどの原因になるため、息を吐きながら動作を行うようにする。和式トイレは、「かがむ」「立ち上がる」といった動作で負担が大きくなるため、なるべく洋式トイレを選ぶ。

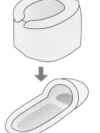

洋式便座を和式トイレにかぶせることで、洋式トイレに変更できる補助用具などを利用する。

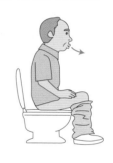

●入浴するとき

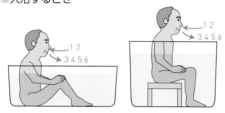

1 2　3 4 5 6

脱衣場には、なるべく椅子を置く。また、洗い場や浴槽の床はすべりにくい構造にし、椅子を置く。転倒しそうになったときにつかむことができるよう、浴室の壁や、浴槽に手すりをつける。食事直後や深夜の入浴は控える。

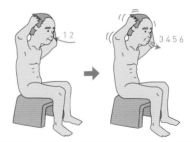

1 2　3 4 5 6

体を洗うときは口すぼめ呼吸でリズムをつけながら、息を吐くときに洗うようにする。洗髪時は頭を下げずに、なるべくシャワーを頭からかぶるようにする。

図5-22●息切れを楽にする方法

2．治療

　主な治療は，手術療法，化学療法，放射線療法であり，これを3大療法という。これらは，単独で行われることもあるが，併用して行われることが多い。そのほか，免疫療法，温熱療法なども行われる。

❶ 手術療法

　悪性腫瘍に対する手術療法は，がんの原発巣と転移巣を切除する治療法である。手術は，切除する部位・範囲などにより治療後の生活に大きく影響を与えることが多い。切除によって失われる身体機能をできる限り小さくし，失われた機能を補い，治療後の生活の質を向上させるための援助が必要である。

❷ 化学療法

　化学療法は抗がん剤を用いてがん細胞の分裂を抑制し，破壊する治療法である。手術療法・放射線療法は，局所に対する治療であるが，化学療法は全身に対する治療である。そのため，がん細胞を破壊するだけでなく，正常な細胞も損傷させてしまうため，脱毛，口内炎，悪心・嘔吐，下痢，便秘，貧血などの副作用が起きる。

❸ 放射線療法

　放射線療法は，X線やγ線，電子線をがん細胞に照射しがん細胞の分裂，増殖を抑える治療法である。臓器の形態や機能を温存することが可能な治療法である。手術療法に比べると，からだを傷つけたり痛みを感じたりすることは少ない。

　副作用は，治療中に現れる**急性放射線障害**と，治療終了後半年以上経過してから起こる**晩発性放射線障害**がある。急性放射線障害の症状は，脱毛，皮膚炎，白血球減少，悪心・嘔吐，食欲不振，全身倦怠感などであり，晩発性放射線障害は，肺線維症，脳障害，膀胱炎，血尿，下血などがある。

3．悪性腫瘍患者の看護

　悪性腫瘍に対するどの治療法も進歩してきているが，身体機能，精神機能が低下している高齢者にとっては，診断するための検査を含めどの治療も侵襲が大きい。高齢者の身体機能，精神機能の状態を考え治療法の選択が行われるが，看護者は，意思決定の場においてその高齢者の意思が尊重されるよう，支援していくことが重要である。また，各期，治療法において，高齢者の身体的・精神的特徴をよく踏まえ看護することが求められる。

❶ 精神的支援

　悪性腫瘍に罹患し，診断の告知を受けたときから患者は，身体的症状による苦痛に加え，治療や予後に関する不安などの様々な精神的苦痛を強いられる。各治療期において看護者は，患者の訴えや想いを傾聴し，安心して治療を受けることができるよう苦痛の緩和に努める。

❷ 副作用に対する苦痛の緩和

　化学療法・放射線療法を受ける患者は，個々により異なるが副作用症状の発現がある。看護者は，化学療法・放射線療法を受ける患者の一般状態の観察とともに副作用の観察を行う。副作用症状があっても，遠慮や我慢をしてつらさを訴えない患者に対しては，注意深く観察する必要がある。悪心・嘔吐に対しては制吐剤を投与し，症状を緩和するなど身体的苦痛の緩和に努める。それと同時に精神面の支援を行う。

3　**栄養摂取への援助**

　　患者は，疾患による精神的苦痛・治療の苦痛，副作用による口内炎，味覚障害，悪心・嘔吐，食欲不振などにより，十分な栄養を摂取できなくなることが多い。それにより栄養状態が悪化し，回復の妨げになる可能性もある。体力の維持のために栄養価の高い食事摂取の援助をする。家族の協力を得てその患者の嗜好を取り入れたり，食事の温度，食べ方を工夫し，栄養摂取できるようにする。

Ⅷ　感染症

A　呼吸器疾患

1．肺炎

1　**肺炎とは**

　　肺炎とは，細菌やウイルスの感染により肺に炎症が起こった状態である。原因となる細菌やウイルスが，口腔や鼻腔から肺の中に侵入し，細菌やウイルスの感染力が人体の免疫力を上回った場合に発症する。高齢者は，免疫力の低下，栄養状態不良，誤嚥などにより肺炎にかかりやすく，死亡例の9割を占める。

●**分類**　病院外の通常の社会生活で発症する**市中肺炎**と入院後48時間以降に病院内で発症する**院内肺炎**に分類される。

　　また，食物や唾液を誤嚥することで起きる**誤嚥性肺炎**は嚥下機能，咳嗽反射が低下している高齢者に多く発症する。

　　誤嚥性肺炎には，食物や水分で明らかにむせ誤嚥し，肺炎になる顕性肺炎と，知らず知らずのうちに，食物や唾液を誤嚥し肺炎になる不顕性肺炎がある。

●**症状**　肺炎の主な症状は，**咳，発熱，悪寒，喀痰，呼吸困難**などである。高齢者は症状が現れにくいため，食欲不振，意識障害，全身倦怠感，脱水症状などの全身症状の観察が必要である。

2　**検査・診断**

　　肺炎の診断は，胸部Ｘ線検査の浸潤影と血液検査の白血球増加，Ｃ反応性たんぱく（CRP）で診断する。原因菌を特定するため，喀痰培養検査が行われる。

●**誤嚥性肺炎の診断**　嚥下造影，水飲み試験，反復唾液嚥下試験などの嚥下機能評価を行い，誤嚥性肺炎の診断をする。

3　**治療**

　　肺炎の治療は，原因菌を特定し，その原因菌に有効な抗菌薬を使用する。

4　肺炎患者の看護

1)　安静・安楽の保持

　発熱，呼吸症状に伴う苦痛を軽減するため，安静を促し体力の消耗を防ぐ。発熱や水分・食事摂取困難のため，高齢者は特に脱水を起こしやすいので注意する。全身状態の観察を行い，水分の補給，点滴による補液を行う。楽な呼吸ができるよう**セミファーラー位**とし，安楽な体位を保持する。低酸素血症を呈す場合は酸素療法が必要となる。酸素療法の必要性をよく説明し，確実に酸素を取り入れられるようにする。

2)　喀痰喀出の援助

　気道の浄化のため，痰の喀出を促す。自力で痰を喀出しやすくするための援助をする。体位ドレナージや，スクイージングを行い喀出しやすくする。手元にティッシュペーパーを置き，痰が取れるようにするなど，自力で痰を喀出してもらう。痰の粘稠度が強い場合は，ネブライザーで痰を軟らかくして喀出しやすくする。喀出力が低下していて自力で喀出できない場合は，吸引し気道を浄化する。

3)　栄養補給

　発熱，咳，喀痰喀出は，エネルギーの消費量が大きいため，適切な栄養補給をする。食欲が出ず，食事が摂取できないときは，少量で栄養が摂取できるゼリーや栄養食などを勧め，栄養を補給する。

　嚥下障害があり，誤嚥を起こしやすい場合は，摂取時の体位，姿勢に注意する。食形態を工夫し，栄養補給をする。

4)　口腔ケア

　誤嚥性肺炎の予防には，口腔を清潔に保つための口腔ケアや，う蝕の治療が有効である。

2. インフルエンザ

1　インフルエンザとは

　インフルエンザは，インフルエンザウイルスによる感染症である。主に**飛沫感染**により罹患するが，痰や鼻汁が付着した手指による**接触感染**をすることもある。高齢者では肺炎などの合併症による死亡も少なくない。

2　検査・診断

　インフルエンザは，ウイルス感染後，1～2日の潜伏期後発症する。咽頭痛・鼻汁・悪寒などの前駆症状に次いで，突然の高熱（38～41℃），全身倦怠感・脱力感・関節痛などがみられる。

　確定診断は，鼻汁・咽頭粘膜からのインフルエンザ抗原迅速診断による。

3　治療

　抗インフルエンザウイルス薬をできるだけ発症早期に投与し，ウイルスの増殖を抑え発熱期間を短縮する。

　治療薬には，ザナミビル水和物（リレンザ®），オセルタミビルリン酸塩（タミ

フル®），ペラミビル水和物（ラピアクタ®），ラニナミビルオクタン酸エステル水和物（イナビル®）などがある。

4　インフルエンザ患者の看護

●**予防**　インフルエンザの予防は，インフルエンザワクチンの接種である。ワクチン接種によりインフルエンザ発症を完全に抑えることはできないが，罹患時の症状を軽減し，かぜ症状・高熱による苦痛の緩和を行う。有用性は明らかになっているため，毎年10月頃より高齢者に対して公費負担でワクチン接種を推奨している。高齢者施設・病院では，インフルエンザの感染拡大防止のため，流行前に職員もワクチン接種することが望ましい。罹患すると，発熱や食事摂取量の低下により脱水症になりやすいので，十分な水分補給をする。

　感染率が高いため，感染拡大を防止するには専用病室（個室）での管理が望ましい。患者が検査などで室外に移動するときは，サージカルマスクを装着してもらう。また，看護者は手指衛生を励行し，患者の痰や鼻汁が付着しているティッシュなどのゴミはビニール袋に入れ，口を縛り，感染性ゴミ箱に捨てるなど，感染対策を実施する。

B　その他の感染症

1．MRSA

1　MRSA とは

　MRSA（methicillin-resistant staphylococcus aureus）は，ペニシリン剤をはじめとして，β-ラクタム剤，アミノ配糖体剤，マクロライド剤などの多くの薬剤に対し多剤耐性を示す黄色ブドウ球菌による感染症である。病院内で発症する**院内感染**の起炎菌である。有効な治療薬が少ないことから問題化している。健康者が接触しても重篤な感染症状を引き起こすことはないが，免疫力が低下した患者に感染すると**日和見感染**を起こすことがある。特に，手術後の創部感染，骨感染（骨髄炎・関節炎），感染性心内膜炎，血管内カテーテル留置患者などでは，重篤となり適切な治療をしないと死亡への転帰となることもある。

2　治療

　MRSA に対する抗菌薬で代表的なものは，バンコマイシン塩酸塩[*]である。そのほか，テイコプラニン，アルベカシン硫酸塩などがある。

3　MRSA 患者の看護

　院内で感染者が出た場合は，感染を拡大させないことが重要となる。MRSA の場合は，主に**接触感染**なので接触予防策を徹底して行う。ただし，咽頭や喀痰から

＊**バンコマイシン塩酸塩**：MRSAの治療薬に使用されているが，近年バンコマイシン耐性黄色ブドウ球菌の出現の報告がされていることから，その使用法に十分な注意が必要とされている。病院では，MRSA患者の抗菌薬使用については，感染症医師や感染症対策チームの指示に従い取り扱われるようになっている。

1　高齢者（老年期）とは何か
2　高齢社会の医療と看護
3　高齢者看護の原則
4　高齢者看護の特徴
5　高齢者に多い疾患と看護

検出された場合は，飛沫感染対策も行う。ほかの患者への感染防止のため関連職員（リハビリ職員，検査科職員など）に必要な情報を伝達する。また，患者・家族に感染予防策について十分説明する。院内感染予防に職員が神経質になるあまり，患者に疎外感を与えることがないように，プライバシーの保護を考え言動に十分注意を払う必要がある。消毒薬として80％エタノールが有効である。

2．ノロウイルス感染症

1 ノロウイルス感染症とは

　ノロウイルス感染症は，冬季に流行する感染性腸炎の一つである。ノロウイルスは，感染力が強いため集団感染を起こしやすい。感染経路のほとんどは，**経口感染**であるがヒトからヒトへの飛沫感染もある。主な症状は，嘔吐・下痢・腹痛である。頭痛・発熱・筋肉痛・倦怠感も伴うことがある。

2 治療

　ノロウイルスに効果がある抗ウイルス薬はないため，対症療法が行われる。高齢者では，嘔吐・下痢による脱水症状を起こしやすいため水分摂取と栄養管理を行う。脱水症状が強い場合は，補液を行い，電解質・代謝性アシドーシスの補正をする。

3 ノロウイルス感染症患者の看護

　嘔吐・下痢に対するケアを行う。高齢者の場合は，嘔吐しているときは吐物を誤嚥したり詰まらせて窒息する危険があるので十分注意する。

●**精神的負担への援助**　ほかの患者への感染予防のため，感染した患者は，ほかの患者と接触しないよう活動制限をしなくてはならない。身体的な負担に併せ不安感を伴い精神混乱を起こしやすい。生活環境を整え不安を取り除く援助が必要となる。

●**感染拡大防止**　ノロウイルスは，感染力が強いため厳重な感染対策が必要である。患者の吐物や糞便の処理をするときは，ウイルスが飛び散らないように十分注意する。トイレの消毒や環境消毒にも気を配り，感染拡大を防止する。消毒液は，0.1％次亜塩素酸ナトリウムを使用する。

3．疥癬

1 疥癬とは

　疥癬は疥癬虫（ヒゼンダニ）がヒトの皮膚の角質層に寄生して発症する皮膚病である。皮膚の直接接触や，寝具・衣類などを介して感染し，老人ホームや介護施設での集団感染が問題となることが多い。疥癬虫が産卵のため角質層にもぐりこみ，横穴（疥癬トンネル）を形成する。

　ヒゼンダニの寄生数で，一般的にみられる**通常疥癬**と**角化型疥癬（ノルウェー疥癬）**に分けられる。角化型疥癬は免疫力が低下した高齢者に発症しやすい。

●**症状**　約1か月の潜伏期間を経て発症し，腋窩，腹部，鼠径部，陰嚢に半米粒大の紅色丘疹や暗赤色結節，手指間，手掌に線状の皮疹（鱗屑，丘疹，小水疱）が多発する。激しい瘙痒感を伴い，夜間に増強する。

2 治療

　ヒゼンダニの駆除のために，イベルメクチンの内服と，外用薬であるクロタミトン軟膏（オイラックス®軟膏），安息香酸ベンジルを全身に塗布する。ステロイド外用薬は皮膚症状の悪化を招くため，禁忌である。

3 疥癬患者の看護

● **精神的負担への援助**　角化型疥癬の場合は，ほかの患者への感染防止のため原則として個室管理を行う。ほかの感染症と同様，隔離，活動制限に伴う精神的負担への援助をする。

● **感染拡大防止**　感染拡大防止のため適切な対応が必要である。通常疥癬は，感染力が弱いため，標準予防策（スタンダードプリコーション）に従った感染対策でよい。

　角化型疥癬は，感染力が強いため，治療開始後１～２週間の個室管理が必要である。その間は，予防衣やディスポーザブル手袋を着用する。リネンや洗濯物は，落屑が飛び散らないようにビニール袋に入れ，殺虫剤を噴霧し24時間密閉する。洗濯は，50℃以上の湯に10分間浸けた後に通常の洗濯をするか，乾燥機を使用する。清掃は，落屑を残さないよう掃除機をかける。処置は，可能な限り病室で行うようにする。車椅子やストレッチャーを使用した場合は，掃除機をかけ，殺虫剤を散布する。

参考文献
・厚生労働省老健局高齢者支援課：平成24年厚生労働省老健局高齢者支援課の資料.
・川井元晴：MIC 軽度認知症ってなんでしょう，ぽーれぽーれ，419号，2015.
・佐藤眞一：認知症「不可解な行動には」理由がある，ソフトバンク新書，2012.
・小坂健司，羽田野政治：レビー小体型認知症の介護がわかるガイドブック，MC メディカ出版，2010.
・東京都福祉保健局：高齢者の生活実態（東京都社会福祉基礎調査），1995.
・池田研二：前頭側頭葉変性症と前頭側頭型痴呆の概念と分類，老年精神医学雑誌，16（9），2005.
・小池妙子，他編著：人間福祉とケアの世界；人間関係／人間の生活と生存，三和書籍，2005.
・小池妙子：認知症のAさんを自宅で介護する夫と専門職のかかわり，介護福祉，95：92-99，2014.
・小池妙子：在宅の認知症家族介護者が抱える葛藤と支援の方向性，第５回健康生きがい学会誌，2014，p.1-14.
・小池妙子：在宅において認知症者に対し男性家族介護者が抱える葛藤と支援の方向性，在宅医療助成報告書，2014，p.1-31.
・小池妙子：弘前医療福祉大学認知ケア論講義資料，2014.
・小池妙子：青森県社会福祉協議会講演資料，2015年7月.
・小池妙子：最近の認知症事情と認知症ケア（公開講座より），弘前医療福祉大学紀要，7（1）：61-67，2016.
・Naomi Feil 著，藤沢嘉勝監訳，篠崎人理，高橋誠一訳：バリデーション，第2版，筒井書房，2002.
・クリスティン・ブラインデン，永田久美子監：痴呆の人から学ぶ；クリスティン・ブラインデンさん講演より，VHS 1 - 3 巻，高齢者痴呆介護研究・研修東京センター，2004.
・米国精神医学会治療ガイドライン
・藤井昌彦，平桜あき子，他：認知症情動機能検査法，Geriatrics and Gerontology International，2014（3）：508-513.
・回想法・ライフレヴュー研究会編：回想法ハンドブック，中央法規，2001.
・山田皓子：認知症の人と上手に付き合うには，青森中央学院大学看護学部，ミニ公開講座資料，2015年6月.

> **学 習 の 手 引 き**
> **1.**　認知症の人に関する書籍を読んで，感想をまとめてみよう。
> **2.**　認知症の種類と特徴，看護のポイントを整理してみよう。
> **3.**　骨粗鬆症予防，大腿骨頸部骨折の合併症予防を説明してみよう。
> **4.**　高齢者に多い慢性疾患の看護をまとめてみよう。

1 高齢者（老年期）とは何か
2 高齢社会の医療と看護の
3 高齢者看護の原則
4 高齢者看護の特徴
5 高齢者に多い疾患と看護

第5章のふりかえりチェック

次の文章の空欄を埋めてみよう。

1　認知症高齢者の看護

　認知症の症状は，記憶障害や見当識障害などの　1　症状と，睡眠障害や抑うつなどの　2　症状（BPSD）に分けられる。認知症高齢者とのコミュニケーションにおいては，患者が事実とは異なることを話した場合も訂正・否定せずに受容し，患者が伝えようとしていることを理解しようと　3　を心がける。

2　大腿骨頸部骨折患者の看護

　　4　症を有する高齢女性に多く，転倒を契機に発症することが多い。合併症として，　5　麻痺を起こしやすいため，症状の有無を観察する。術後はリハビリテーション計画に沿った　6　への支援を行う。

3　脳血管障害のある高齢者の看護

　脳梗塞の前駆症状として　7　（TIA）が起こることがある。重篤な症状がなければ，発症後，リハビリテーションを開始し早期離床を図る。褥瘡と関節の拘縮予防が重要となり，関節の拘縮予防には　8　訓練を行い，徐々に　9　訓練を行う。

4　パーキンソン病患者の看護

　主な症状として　10　，筋固縮，無動・寡動，姿勢反射障害がある。薬物療法時には，薬の有効時間が短くなり，次の服用までに効果が薄れてくる　11　現象や，症状が急激によくなったり悪くなったりする　12　現象が起きる。抗コリン薬服用中は　13　に注意し，予防に努める。

5　心不全のある高齢者の看護

　呼吸困難緩和のため，起座位や　14　位を保持する。心不全増悪を防ぐための塩分制限では，食塩が1日　15　g以下になるよう指導する。　16　症候群予防のため，過度な安静や運動制限は行わない。ジギタリス製剤の服用時は　17　を確認する。

6　慢性閉塞性肺疾患のある高齢者の看護

　診断基準は一秒率　18　％未満である。治療法に　19　（HOT）などがある。呼吸困難緩和のため，腹式呼吸や　20　呼吸を指導する。

7　疥癬患者の看護

　皮膚の　21　層に寄生して発症する。　22　疥癬は免疫力が低下した高齢者に発症しやすく，ほかの患者への感染防止のため　23　管理が必要となる。

巻末付録　准看護師試験問題・解答

学習の総仕上げに，実際の試験で出題された問題を解いてみよう。

問題　1　ストレーラー（シュトレーラ）の生理的老化の原則で，誤っているのはどれか。

1　普遍性
2　内在性
3　突発性
4　有害性

問題　2　介護保険について，正しいのはどれか。

1　保険者は，都道府県である。
2　第1号被保険者は，40歳以上である。
3　自立の認定を受けた者は，介護給付は受けられない。
4　要介護3が最も重い。

問題　3　加齢に伴う身体的変化で正しいのはどれか。

1　残気量の低下
2　低音域の聴力低下
3　収縮期血圧の低下
4　腸管の蠕動運動の低下

問題　4　高齢者施設の特徴について，正しいのはどれか。

1　グループホーム（認知症対応型共同生活介護）は，少人数（9名以下）で共同生活する施設である。
2　介護老人福祉施設では，自宅での生活を目指して機能訓練を行う。
3　介護老人保健施設では，医師の配置は義務付けられていない。
4　小規模多機能型居宅介護の登録利用定員数は，10名以下である。

解答1　3
3：突発性→進行性

解答2　3
1：都道府県→市町村，2：40歳以上→65歳以上，4：要介護3→要介護5

解答3　4
1：残気量の低下→増加，2：低音域→高音域，3：収縮期血圧の低下→上昇

解答4　1
2：常時介護が必要で，居宅で介護困難な場合，入所して日常生活上の世話を受けることができる，3：入所者100人に対し常勤医師1人の配置が義務付けられている，4：10名以下→29名以下

問題 5 小規模多機能型居宅介護で正しいのはどれか。

1 長期間の宿泊を目的としている。
2 地域密着型サービスの1つである。
3 要支援の高齢者のみが利用できる。
4 訪問入浴サービスを目的とする施設である。

問題 6 フレイルについて正しいのはどれか。

1 高齢者医療確保法における75歳以上の高齢者のこと。
2 高齢者の心身の機能低下と深く関連する転倒・失禁などのこと。
3 老いていくことを受入ながら社会的に適応して老後生活を送れる状態。
4 加齢に伴って生理的機能が低下しストレスに対する脆弱性が亢進した状態。

問題 7 ブレーデンスケールの観察項目で誤っているのはどれか。

1 栄養状態
2 知覚の認知
3 摩擦とずれ
4 褥瘡の深さ

問題 8 レビー小体型認知症の症状で正しい組み合わせはどれか。

a 幻視
b 感情失禁
c 常同行動
d 小刻み歩行

    1 a, b   2 a, d   3 b, c   4 c, d

解答5 **2**
1，4：自宅に生活拠点を置く要介護者に「通い」「泊り」「訪問介護」を組み合わせて介護サービスを提供する施設，3：要支援の高齢者→要介護の高齢者

解答6 **4**
1：後期高齢者，2：加齢変化，3：サクセスフルエイジング

解答7 **4**
4：ブレーデンスケールの観察項目は，①知覚の認知，②湿潤，③活動性，④可動性，⑤栄養状態，⑥摩擦とずれ，の6項目である

解答8 **2**
2：レビー小体型認知症には，幻視・幻覚やパーキンソン症状，覚醒レベルなどの特徴がある

索引

看護学入門　11巻　老年看護

2009年11月25日　　第1版第1刷発行
2012年11月26日　　第2版第1刷発行
2013年11月25日　　第3版第1刷発行
2016年11月30日　　第4版第1刷発行
2019年11月25日　　第5版第1刷発行
2021年11月26日　　第6版第1刷発行
2024年11月25日　　第6版第4刷発行

定価（本体1,800円＋税）

編　集　　小池　妙子 ©

＜検印省略＞

発行者　　亀井　淳

発行所　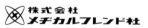

https://www.medical-friend.jp
〒102-0073　東京都千代田区九段北3丁目2番4号　麹町郵便局私書箱48号　電話(03) 3264-6611　振替00100-0-114708
Printed in Japan　落丁・乱丁本はお取り替えいたします　　　　　　　　　印刷／奥村印刷㈱　製本／㈱村上製本所
ISBN978-4-8392-2283-3　C3347　　　　　　　　　　　　　　　　　　　　　　　　　　　　　　　001011－067

看護学入門 シリーズ一覧

新刊　基礎分野

■ 人間と生活・社会　　　■ 論理的思考の基盤